新烹饪系列规划精品教材

# 烹饪营养与食疗

PENGREN YINGYANG YU SHILIAO

主　编　袁　娅　贺化帛
副主编　王玉宝　王福良
参　编　张晓媚　李海英



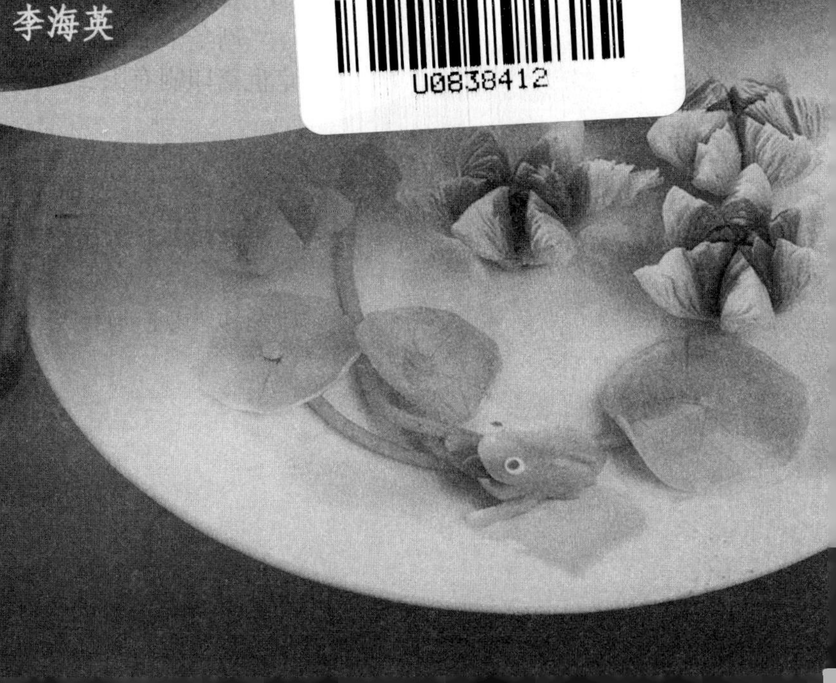

中国商业出版社

**图书在版编目(CIP)数据**

烹饪营养与食疗/袁娅,贺化帛主编.—北京:中国商业出版社,2018.9

ISBN 978-7-5044-5849-0

Ⅰ.烹… Ⅱ.①袁…②贺… Ⅲ.①烹饪-营养学-教材②食物疗法-教材 Ⅳ.R154 R247.1

中国版本图书馆 CIP 数据核字(2007)第 039480 号

责任编辑:张超美

中国商业出版社出版发行

010-63180647 www.c-cbook.com

(100053 北京广安门内报国寺 1 号)

新华书店经销

北京世嘉印刷有限公司印刷

* * * * *

787×1092 毫米 1/16 开本 印张 16.5 270 千字

2018 年 9 月 第 1 版 2018 年 9 月第 3 次印刷

**定价:45.00 元**

* * * *

(如有印装质量问题可更换)

# 编写说明

“民以食为天”，中华美食文化源远流长。近年来我国各地餐饮服务市场尤为繁荣，据《中国职业技术教育》杂志报道：目前我国有400多万家餐饮企业，2200万从业人员，收入连续多年以两位数增长，烹饪行业教育市场很大。针对目前烹饪餐饮人才需求特点，全国职业培训教学工作指导委员会商贸专业委员会邀请了全国烹饪餐饮专业教学较突出的职业院校，在江西省井冈山召开了教学研讨会，及时地编写了这套烹饪系列教材。

在本系列教材的编写过程中，喜逢国务院在北京召开全国职业教育工作会议，根据会议精神指示：大力发展中国特色的职业教育，以服务社会主义现代化建设为宗旨，培养数以亿计的高素质劳动者和数以千万计的高技能专业人才，努力实现我国职业教育发展新跨越。为此，我们又对该系列教材加以完善和充实，本着“够教、够学、够用”的原则，以专业基础课和专业实训课为主而编写。

本系列教材主要具有以下几个特点：(1)严格按照“双纲”制的新模式编写，即教育部职业教育教学大纲及劳动和社会保障部专业职业资格技能考试大纲；(2)学科设置采用专业理论和实训并举，突出烹饪专业人才培训的特点，部分学科理论与实操课程比达到1∶2；(3)整套教材是由多年一线教学教师精心编写，并采取“互动式”教学方法的新模式，突出教材活泼性和实用性的特点；(4)引进与创新并重，积极引进新内容和新方法，有一定的创新和改进，突出教材前瞻性特点。

《烹饪营养与食疗》一书结合我国当前对技能型、复合型、紧缺型人才需要的状况，以培养中高技能型的烹饪人才为主导，着重介绍营养学基础知识、烹饪原料营养价值、合理烹饪、平衡膳食、食疗保健基础知识、食养和食疗等，遵循继承、发展与创新的原则，突出反映了烹饪学科领域的新趋势、新知识、新技术、新成果的“四新”内容，做到兼收并蓄，不拘一格，旨在体现烹饪知识的前瞻性、创见性、科学性和实践性，以及学科间的交叉与渗透。

《烹饪营养与食疗》是烹饪系列教材之一，可作为中、高等职业院校烹饪、旅游、餐饮管理等专业教材，也可作为烹饪技师培训和餐饮行业职工培训教材。

本书由广西商业技师学院袁娅老师、上海市饮食服务学校贺化帛老师担任主编；广西商业技师学院王玉宝老师、王福良老师担任副主编；山东城市服务学院张晓媚老师、江苏省徐州技师学院李海英老师也参与了本书的编写工作。最后由袁娅老师总纂。

其中袁娅编写：绪论、第四章 平衡膳食、附录一、二、三、四、五、六；贺化帛编写：第五章 食疗保健基础知识；王玉宝编写：第六章 食养和食疗；王福良编写：第三章 合理烹饪；张晓媚编写：第一章 营养学基础知识；李海英编写：第二章 烹饪原料营养价值。

本书在编写过程中，得到编者所在院校的领导及同事的热情帮助和大力支持，在此一并致谢。

由于编写时间仓促，本书疏漏之处在所难免，我们企盼在今后的教学实践中，能有所改进和提高，恳请读者不吝赐教，以便进一步修订，使之日臻完善。

烹饪系列教材编委会

2018 年 9 月

# 目 录

# 绪 论

● **学习目标**

通过学习了解烹饪营养与食疗研究的对象,懂得本课程学习的主要内容,掌握学习本课程的目的及方法,为以下各章内容学习打下基础。

● **基本内容**

1. 烹饪营养与食疗研究的对象
2. 合理营养与健康的关系
3. 学习本课程的目的及方法

## 一、烹饪营养与食疗研究的对象

营养是人体为了维持正常生理、生化、免疫功能以及生长发育、新陈代谢、修补组织等生命现象而摄取、消化、吸收和利用食物中的有效成分的综合过程。

营养素是食物中所含的能够维持人体正常生理功能、生命活动和生长发育所必需的成分,包括蛋白质、脂类、碳水化合物、维生素、无机盐和水。

烹饪营养研究对象:营养学的基本理论、各类烹饪原料的营养价值、平衡膳食、合理烹饪及营养配餐的基本原则和要求。

食养是通过调节正常的膳食达到养生保健的目的。在饮食营养中首先强调不要偏食,各种食物合理搭配才能保证人的健康;其次食养中强调饮食要有节制,不可贪食过饱,如"饮食自倍,肠胃乃伤","肥者令人内热,甘者令人中满";三是饮食中生熟冷热要有度;四是饮食营养要适应环境,要因时、因地、因人而异,这与现代营养学家提出的营养素的供给要根据气候、地区、劳动强度及生理特点的变化而变化的观点是一致的。

食疗是在中医理论的指导下,利用食物的特性来调节膳食中的营养成分,达到治疗疾病、恢复人体健康的目的。食疗和食养的区别在于,食疗是在人体有病或不健康的状态下,有一定目的地调控饮食的方法。包括:一是将食物经过一定的调制烹饪,充分发挥其医疗作用;二是配入适当的药物,虽然用药,但通过处理而赋予食物的形式,使患者乐于接受。后一种食疗方法说是中药的一种特殊形式亦未尝不可,例如肉苁蓉粥、车前子粥等药粥。这种药物与食物配伍的食疗,不宜由病人随意服用,而应该遵照医嘱,且要有一定的疗程。当前国内外正在推广的"药膳"主要倾向于此类食疗范围。

## 二、合理营养与健康的关系

(一)促进生长发育

生长是指细胞的繁殖和细胞间的增加,表现为全身各部分、各器官、各组织的大小、长短和质量的增加;发育是指身体各系统、各器官、各组织功能的完善。影响生长发育的主要因素有营养、运动、疾病、气候、社会环境和遗传因素等,其中营养因素占重要地位。人体细胞的主要成分是蛋白质,新的细胞组织的构成、繁殖、增大都离不开蛋白质,故蛋白质是儿童和青少年发育的重要物质基础。此外,碳水化合物、脂类、维生素、无机盐和水营养素也是必不可少的。近年来,人们普遍认为人体的身高与饮食有关系,如日本青少年的身高普遍比二次世界大战时期增加了 12 厘米左右,我国儿童的身高、体重也较新中国成立之前有明显的增长,这都与食物营养质量的提高有关。

(二)提高智力

营养状况对人类的智力影响极大。1980 年联合国粮农组织报告,有 1.5 亿非洲人面临饥荒,这些地方的孕妇由于营养不良,其子女的学习能力明显地受到不利的影响。儿童时期和婴幼儿时期,需要足够的营养物质,如二十二碳六烯酸、卵磷脂、蛋白质等。特别是二十二碳六烯酸的供给,如摄入不足,就会影响大脑的发育,阻碍大脑智力开发。

(三)促进优生

影响优生的因素有遗传和营养两方面。世界上有些地区,孕妇的饮食缺乏营养,结果导致胎儿畸形、流产、早产。如孕妇的饮食中缺乏叶酸则引起胎儿神经管畸形;饮食中缺乏维生素 $B_{12}$,则会产生水脑现象。

(四)增加机体免疫功能

免疫是机体的一种保护反应,如免疫能力低下,则易受各种病菌的侵害,营养不良患者的吞噬细胞对细菌攻击的应答能力降低。而食物中的一些营养物质如维生素 E、维生素 A、维生素 C、微量元素、谷胱甘肽、类黄酮等物质都具有提高免疫能力的作用。

(五)促进健康长寿

人体的衰老是自然界的必然过程,长生不老的秘方虽然没有,但摄取均衡的营养,则完全可以延缓衰老,达到健康长寿的目的。有针对性地补充营养和保健品,避免热量和脂肪的过多摄入,防止高血压、心血管病、糖尿病等疾病的产生和复发,以达到延年益寿的目的。

(六)防止疾病

合理营养可以增进健康,而营养不足或营养过剩都可以引起疾病。由于营养不足所引起的疾病为营养缺乏病,如缺铁性贫血、佝偻病、夜盲症、甲状腺肿大等。由于营养过剩引起的疾病称为"富贵病",如糖尿病、心血管病等。营养不足或营养过剩,一方面与营养摄取不当有关,另一方面也与缺乏营养知识有关。普及营养知识,合理摄取营养,对于防治疾病具有重要意义。

近代营养学是在生理学和生物化学的基础上逐渐形成的,饮食治疗学又是在近代营养学、烹饪学、病理学、临床医学等基础上发展起来的一门综合性学科,它既研究人体的新陈代谢,又研究人体的正常生理与异常病理及不同人群的饮食要求,从而达到营养与健康的合理调整。

## 三、学习本课程的目的及方法

使学生了解、掌握和运用营养与食疗知识,从饮食品的营养价值和食疗两个方面掌握它们对人体健康影响的规律,提高饮食品的食用价值,从而制作出既符合营养原则,又色、香、味、形、质俱佳的饮食品。

烹饪营养与食疗与许多学科有着密切联系。它涉及生理学、生物化学、生物学、中医学、病理学、临床医学、烹饪原料学、烹饪工艺学等方面的知识。因此，在学习本课程时，应注意学习方法，贯彻理论联系实际原则，将烹饪营养与食疗基本理论运用于烹饪工艺和实际生活中，切实解决一些对人体健康不利的问题。

## 本章小结

本章阐述了烹饪营养与食疗研究的对象，尤其是在营养与健康的关系方面作了重要描述，合理营养可以增进健康，而营养不足或营养过剩都可以引起疾病。

**关键概念**

营养　营养素　食疗　食养

## ◆ 思考与练习

**一、填空题**

1. (　　)是人体为了维持正常生理、生化、免疫功能以及生长发育、新陈代谢、修补组织等生命现象而摄取、消化、吸收和利用食物中的(　　　　)的综合过程。

2. (　　)是食物中所含的能够维持人体正常生理功能、生命活动和生长发育所必需的成分，包括(　　　)、(　　)、(　　　　)、(　　　)、(　　　)和(　)。

3. (　　)是通过调节正常的膳食达到养生保健的目的。

4. (　　)是在中医理论的指导下，利用食物的(　　)或调节膳食中的(　　)成分，达到治疗疾病、恢复人体健康的目的。

**二、问答题**

1. 合理营养与健康有何关系？
2. 你认为合理营养应从哪些方面着手？
3. 人体健康应包括哪些方面？

# 第一章 营养学基础知识

● **学习目标**

通过本章学习，掌握人体所需要的营养素的种类、性质及其对人体的生理功能；了解六大营养素之间的关系及相互影响，以及膳食营养素的适宜摄入量；了解食物的消化、吸收与排泄过程。以正确引导食物消费，促进建立健康的生活方式。

● **基本内容**

1. 营养素的有关问题
2. 热能及其计算
3. 食物的消化吸收与排泄

## 第一节 营养素

人类为了维持正常的生命，满足生活及工作的需要，必须从自然界摄入食物，食物中含有人体所需要的六大营养素，即糖类、脂类、蛋白质、维生素、矿物质及水。

### 一、糖类

糖类也称碳水化合物，是由碳、氢、氧三种元素组成的一大类有机化合物。它是植物进行光合作用的主要产物，也是人类获取能量的最主要和最经济的来源。人类膳食中大约有40% ~80%的能量来源于糖类。

（一）糖的分类与性质

营养学上将糖类分为单糖、双糖和多糖三类。

1. 单糖

食物中的单糖主要有葡萄糖、果糖和半乳糖。单糖是糖类最简单的组成形式，具有甜味，易溶于水，不经消化过程便可被人体吸收利用。

葡萄糖：葡萄糖是最重要的单糖，主要存在于植物性烹饪原料中。有些糖类完全由葡萄糖构成，如淀粉；有些则是由葡萄糖与其他单糖缩合而成，如蔗糖。人体血液中的糖，称为血糖，就是葡萄糖。葡萄糖广泛分布于大多数水果和蔬菜中，水果中含量较多，尤以葡萄中含量最多。

果糖：果糖是最甜的一种糖，多存在于水果中，蜂蜜中含量最多，因而蜂蜜的甜度很大。果糖被吸收后，经肝脏转变成葡萄糖被人体利用。

半乳糖：半乳糖很少以单糖的形式存在，它是乳糖的重要组成成分，稍具甜味。半乳糖在人体中也是转化为葡萄糖后才被利用。半乳糖具有重要的生理作用，它是人体神经组织和软骨组织的重要组成成分。

2. 双糖

双糖是由两分子单糖脱水缩合而成，多易溶于水，有甜味。它天然存在于食品中。常见的双糖有蔗糖、麦芽糖和乳糖等。

蔗糖：蔗糖是由一分子葡萄糖和一分子果糖缩合而成，它广泛存在于植物的根、茎、叶、果实和种子中，尤以甘蔗和甜菜中含量较多。人们日常食用的红、白、砂糖等均为蔗糖。蔗糖比较甜，广泛应用于食物的烹饪加工中，具有调味增鲜的作用。

麦芽糖：麦芽糖是由两个葡萄糖分子脱水形成的，通常可由淀粉水解而来，存在于谷类食物中，尤以麦芽含量居多。含淀粉类的食物在口腔里经唾液淀粉酶的作用，可变为麦芽糖。麦芽糖在食品工业和烹饪行业中经常用到，如烹饪中常用的饴糖，其主要成分就是麦芽糖。

乳糖：是由一分子葡萄糖和一分子半乳糖构成，只存在于乳及乳制品中，食物中的乳糖可以在人体肠壁上产生的乳糖酶的作用下分解成葡萄糖和半乳糖，但部分成人体内缺乏乳糖酶，因此不能消化乳糖而造成腹泻，医学上称之为乳糖不耐症。成人体内乳糖酶含量的多少与饮食类型、种族及遗传因素等有关，在非欧洲人种中乳糖酶缺乏较常见。

上述糖的甜度不一，一般以蔗糖的甜度为标准 100 来看，其他糖的甜度分别是：果糖 173.3；葡萄糖 74.3；麦芽糖 32.5；半乳糖 32.1；乳糖 16。

3. 多糖

多糖是由多个单糖分子脱水缩合而成的，一般无甜味，不易溶于水，多数经消化酶作用可分解为单糖。存在于食品中的多糖主要有淀粉、糖元、纤维素和果胶等。

淀粉：淀粉由许多葡萄糖组成，为人体能量的主要来源。淀粉主要存在于植物细胞中，尤其是植物的根、茎和种子细胞中。谷类、豆类、薯类及坚果类等含量丰富，是人类碳水化合物的主要来源。

淀粉根据其结构可分为直链淀粉和支链淀粉。淀粉并不溶于水，加热和水的存在可使淀粉颗粒膨胀，从而使包裹它们的细胞膜破裂，这样才能让消化液对它产生作用，所以加热后的淀粉容易被机体消化。淀粉在消化道内经酶的作用，可依次分解为糊精、麦芽糖和葡萄糖，最后以葡萄糖的形式被人体吸收。

糖原：糖原又称动物淀粉，是动物体内糖的储存形式，主要存在于动物的肝脏和肌肉中，称为肝糖原和肌糖原。当人们食入的糖类和脂肪过多，热能超过生理需要时，多余的热能便转化为糖原，储存于肝脏和肌肉中，当热能不足时，糖原又分解为葡萄糖供机体利用。人体内储存的糖原总量约为 350 克左右，约占全日所需热能的 60%，因此必须每天按餐供给足够的食品，否则就会动用体脂和机体蛋白质来满足机体热能的消耗。

纤维素与果胶：纤维素、半纤维素、果胶、木质素等可统称为膳食纤维，是植物体内的多糖类物质。膳食纤维中单糖分子的化学键大多不能被人体的消化酶破坏，因此不能被吸收利用，但仍然具有重要的生理作用。纤维素、果胶等具有吸收水分及吸水后膨胀的特性，能刺激胃肠的蠕动及消化腺分泌，有助于食物的消化，且能缩短粪便和有毒物质在肠道内停留的时间,故可防止便秘,降低结肠癌的发病率。另外,纤维素、果胶等还具有降低血液胆固醇的作用。

(二)糖类的生理功能

1. 供给热能

糖类是人体最主要和最经济的供能物质,它在体内氧化完全、产热迅速、耗氧量少,1 克糖类在体内完全氧化可产生 4 千卡热能,与蛋白质相似,但经济价值比蛋白质低得多。研究证明,心脏活动主要靠磷酸葡萄糖和糖原供给能量,且中枢神经系统只能利用葡萄糖提供的热能,故当血液中葡萄糖浓度降低时,会影响大脑的能量供给,产生注意力不集中、头晕,严重者可出现昏迷、休克甚至死亡。

2. 构成机体组织

糖类是构成机体的重要物质,参与许多生命过程。糖蛋白是细胞膜的组成成分之一;粘蛋白是结缔组织的重要成分;而糖类是糖蛋白、粘蛋白和糖脂不可缺少的成分。遗传物质中的 DNA 和 RNA 也都含有糖类。

3. 帮助肝脏解毒

肝糖原作为机体碳水化合物的贮存形式,对肝脏本身也具有一定的保护作用。当体内肝糖原储备较多时,肝脏对某些化学毒物如乙醇、四氯化碳、砷等具有较高的解毒能力,对各种细菌感染引起的毒血症也有较高的解毒作用。因此,保证身体糖类的供给,保持肝脏含有丰富的肝糖原,既能保护肝脏本身免遭有害因素的损害,又能保持肝脏的正常功能。肝炎病人可适当多吃糖。

4. 辅助脂肪氧化和抗生酮作用

脂肪在体内需要糖类的配合才能彻底代谢分解。脂肪在分解过程中产生的乙酰辅酶 A 必须在葡萄糖代谢中产生的草酰乙酸的配合下,进入三羧酸循环,才能彻底氧化成 $CO_2$ 和 $H_2O$,同时放出能量。若碳水化合物供应不足时,乙酰辅酶 A 无法进入三羧酸循环而彻底氧化,则向形成酮体的方向代谢,形成酮尿,造成酮中毒。若膳食中碳水化合物充足则能抑制酮体的产生,此谓抗生酮作用。

产生酮中毒的可能原因之一是饥饿。此时糖原很快被耗光,人体不得不动用脂肪储备,而脂肪在提供能量的代谢过程中因缺少糖类的辅助作用形成大量酮体。发生酮症的另一原因是糖尿病,糖尿病人血液中虽然有葡萄糖,但不能被机体正常利用,因此该病对脂类代谢的影响,就如同在饥饿状态下没有糖类来源一样。

5. 节约蛋白质的作用

机体摄入蛋白质的同时摄入碳水化合物,可以节约蛋白质单纯作为热能供应的消耗,从而有利于氮在体内的储留。同时蛋白质的热能代谢产物还会增加肝、肾等内脏器官的负担,对这些内脏器官造成一定的损害。因此在食物中提供足够量的糖类可以减少机体动用蛋白质提供能量,此谓糖类对蛋白质的节约作用。

6. 提供膳食纤维,促进人体代谢

膳食纤维虽然不能被人体消化吸收,但仍然对人体具有重要的作用,其生理意义主要有以下几方面。

(1)促进肠道的蠕动,有利于粪便的排出

膳食纤维在肠中可吸收和保持水分,从而增大了粪便的体积,刺激消化道的蠕动和减少食物通过肠道的时间,因此有利于粪便的排泄。膳食过精,纤维素含量低,是导致很多肠道疾病发生的重要原因,如便秘。同时,由于粪便在肠道停留的时间较长,粪便中的有毒物质会长时间对肠道产生毒性作用,也会增加结肠癌、直肠癌等的发病率。因此,膳食纤维对肠道肿瘤具有一定的预防作用。

(2)降低血糖和血胆固醇

膳食纤维可延缓小肠对葡萄糖的吸收,使血糖浓度不会因为摄食而增加很快;同时,膳食纤维也会吸附在胆固醇、脂肪酸的表面,影响它们的吸收,达到降低血脂、血胆固醇的作用。

(3)控制体重和减肥

由于膳食纤维可以减缓胃排空的速度,同时还可以增加粪便中脂肪的排出量,起到控制能量摄入、减少脂肪吸收的作用,达到减肥目的。

此外,糖在烹调上还具有调味、增色的作用。

(三)糖类营养不良对人体健康的影响

碳水化合物摄入不足、禁食、过度活动或激素失调等原因可使血液中葡萄糖值降到正常值以下,发生低血糖症。低血糖症的最严重后果是中枢神经系统功能紊乱,严重时甚至能引起低血糖昏迷和死亡。

膳食纤维供给不足在经济发达地区人群中比较常见,与过多地摄入动物性食物而植物性食物摄入不足有关。膳食纤维不足,易导致便秘、痔疮、高血脂等,肠道肿瘤的发病率也较高。

碳水化合物摄入过量,对人体健康同样会造成不利影响。当碳水化合物摄取过多时,机体获得的能量超过了消耗,多余的能量将转化为脂肪储存在人体的皮下和内脏的周围,且这种储存几乎是无限的,因此,碳水化合物摄入过多将导致肥胖,而肥胖又是很多疾病的诱因。

随着食品工业的发展,精制糖主要是蔗糖的消费不断增加,这对人体健康带来了不利的影响。蔗糖是一种极强烈的酸性物食品,会使血液迅速酸性化,造成酸性体质,减低身体免疫系统的功能,降低白细胞的杀菌能力,同时又有缺钙的危险。除可引起龋齿外,很多资料显示,随着蔗糖摄入量的增加,冠心病的发病率也呈上升趋势,且因食糖引起的高脂血症日后可以促成动脉粥样硬化。

同样,膳食纤维也不是摄入的越多越好,当摄入量过多时,会影响其他营养素的吸收,特别是蛋白质、无机盐的消化吸收,因此,膳食纤维的摄入也应该适量。

(四)糖类的食物来源与推荐摄入量

膳食中糖类的主要来源为植物性食物,如谷类、豆类、薯类等,它们的主要成分是淀粉;蔬菜、水果等也是人体糖类的重要来源,它们除含有少量单糖、双糖外,也是纤维素和果胶的主要来源;乳糖只存在于哺乳动物的乳汁中,蔗糖等精制糖也是人体糖类的一个来源。

我国以粮食作为主食,一般不会出现糖类的缺乏,考虑三大营养素的平衡,膳食中糖类的推荐摄入量,一般以占总热能的55% ~65%为宜,对于一般劳动者,折算成糖类的量,约为350克左右,或粮食约400克,膳食纤维的推荐摄入量为25 ~35克。

## 二、脂类

脂类主要包括甘油三酯、磷酯和固醇类，与糖类和蛋白质共同构成人体三大产热营养素，它除了可向机体提供能量外，还具备其他方面的作用。食物中的脂类95%是甘油三酯，类脂只占5%，且常与脂肪同时存在，因而营养学上常把其通称为脂肪。在人体储存的脂类中，甘油三脂可达到99%。正常人体内脂类的含量仅次于蛋白质，但个体间含量变化的差异较大。

（一）脂类的分类

脂类根据其结构和功能，一般分为甘油三酯、磷脂和固醇类等。

1. 甘油三酯

也称脂肪或中性脂肪，是由一分子甘油和三分子的脂肪酸结合而成。由于甘油所连接的脂肪酸分子结构不同，造成脂肪的性质也有所不同，因此脂肪酸的性质也就决定了脂肪的性质。构成甘油三脂的脂肪酸的种类很多，根据它们的结构和对人体的生理功能，可将其分为饱和脂肪酸和不饱和脂肪酸两大类。

（1）饱和脂肪酸

是指组成脂肪酸的碳链中不含有双键的脂肪酸。一般动物性脂肪中饱和脂肪酸的含量比较高。脂肪酸的饱和程度越高，熔点就越高，故动物性脂肪大多在常温下以固体和半固体状态出现。

（2）不饱和脂肪酸

当组成脂肪酸的分子中含有双键时，就称为不饱和脂肪酸。如果碳链结构中只含有一个双键，称为单不饱和脂肪酸；若含有两个或两个以上的双键，则称为多不饱和脂肪酸。植物性脂肪中不饱和脂肪酸的含量比较高，由于不饱和脂肪酸的熔点低于饱和脂肪酸，因此大多数植物性脂肪在常温下呈液态。所以，习惯上也将动物性脂肪称为脂，植物性脂肪称为油。

在不饱和脂肪酸中，有一些人体不能合成而又不可缺少，必须从食物中获得的脂肪酸称为必需脂肪酸。目前可以肯定的必需脂肪酸是亚油酸（C18 ： 2n－6），虽然亚麻酸（C18 ： 3n－3）和花生四烯酸（C20 ： 4…）也有必需脂肪酸的活性，但可以由亚油酸合成得到。

必需脂肪酸对人体具有重要的生理功能，它是细胞膜的重要构成物质，对细胞膜的结构特别重要；必需脂肪酸还参与体内胆固醇的代谢，胆固醇必须与必需脂肪酸结合后才能在体内运转，进行正常代谢。故必需脂肪酸具有降低血液胆固醇浓度的作用。另外，对于X射线引起的皮肤损害，必需脂肪酸也具有一定的保护作用。长期从事放射工作的人，应多吃一些含必需脂肪酸丰富的食物。

亚油酸主要来源于植物种子油，花生四烯酸来源于动物性脂肪，亚油酸在大豆油中含量较多。

2. 磷脂

磷脂，是指甘油三酯中的一个或两个脂肪酸被含有磷酸的其他基团取代的脂类物质。它具有多种形式，如存在于组织和血浆中的甘油磷脂、蛋黄中的卵磷脂、神经细胞的神经鞘磷脂以及糖脂等等。磷脂是细胞膜的构成成分，是细胞进行物质代谢的重要载体,同时对脂肪的代谢、吸收和转运具有重要的意义。

3. 固醇类

固醇类是具有环形结构的脂类化合物,包括动物固醇和植物固醇,植物固醇中主要有谷固醇、豆固醇、麦角固醇等。动物固醇最重要的是胆固醇。它存在于所有的动物中,在动物的脑及神经组织中特别丰富,在蛋黄和动物的内脏中含量也较高。胆固醇是形成类固醇类激素、胆盐、维生素 D 和细胞膜等必不可少的物质,尤其是青少年的生长发育不可缺少的物质。但胆固醇可以在人体内合成,因此一般情况下不会缺乏。如果摄入过多,还会对机体健康产生不利影响,调查表明,体内胆固醇含量较高的人群发生高脂血症、动脉粥样硬化和心脏病的可能性也较大。

4. 糖脂

糖脂包括脑苷脂和神经节苷脂等,分子中含有糖、脂肪酸和神经鞘氨醇,但不含有磷。糖脂种类很多,是神经组织的重要成分。

(二)脂类的消化吸收

膳食中的脂肪,必须分解为单个的甘油分子和脂肪酸,才能透过消化壁上皮细胞转运到血液和淋巴循环中,供给机体各种组织细胞利用。

人体的胃中只有少量的脂肪酶,故胃对脂肪的消化作用很小,只限于初步的乳化,然后逐渐将其排入肠腔。脂肪的含量越高,在胃中的停留时间越长。

脂肪进入小肠后,来自胆囊中的胆汁首先将其乳化成细小的颗粒,再加上小肠蠕动所起的搅拌作用,使脂肪与胰腺分泌的胰脂酶充分混合,逐渐将其分解为甘油分子和脂肪酸,然后被小肠粘膜细胞吸收。

当吸收的甘油和脂肪酸大大超出人体的需要量时,则以甘油三酯的形式存在于腹腔、皮下等脂肪细胞中,且没有量的限制。因此长期脂肪摄入量过多会导致脂肪的不断积累,产生肥胖。

(三)脂类的生理功能

脂类对人体具有重要的生理功能,主要表现在:

1. 供给热能与储备热能

脂肪是一种高热能营养素,每克脂肪在体内氧化可产生 9 千卡热量,比糖类和蛋白质的发热量高得多。这是由于脂肪分子中碳、氢元素的比例较高而氧元素的比例较低的缘故;因体内能量的释放几乎全是通过碳、氢元素的氧化来实现的。同时,脂肪又是极好的能量储备形式,食物中糖类、脂肪、蛋白质产生的全部过剩能量,都以甘油三酯的形式储藏在体内的脂肪细胞中,1 克脂肪储存的能量是 1 克水合糖原储存能量的 6 倍,并且糖原对能量的储存是有限的,但脂肪的储存几乎是无限的。

研究证明:人在空腹时有 50% 的热能来自储存脂肪的氧化,绝食 1 ~ 3 天,有 85% 的热能来自脂肪。由于体脂的变动较大,故有可变脂之称。

2. 构成组织细胞

脂肪是构成人体细胞的重要成分,如体内的脂肪细胞主要是脂肪,磷脂和固醇是细胞膜的主要成分,特别是在脑和神经组织中含量更高。如果除去水分,脑组织中脂类的含量大约能占 51% ~54%。人体的皮下脂肪层,在生理上也是很重要的,因它的导热性能差,故可以防止体内热量的过分外散,具有保持体温的作用。胖人相对而言冬天不怕冷而夏天怕热,就是这个道理。

人体的皮下脂肪组织广泛存在于皮下、内脏和关节周围,起着保护层的作用,并可固定脏器,对机械性撞击也能起到一定的缓冲作用;关节腔内还有滑液,具有一定的润滑作用。

3. 帮助脂溶性维生素的消化吸收

脂肪是脂溶性维生素 A、D、E、K 和胡萝卜素的溶剂。它们只有溶于脂肪,随着脂肪的吸收而被机体吸收利用。因此在制作含胡萝卜素较多的蔬菜时,应多加油脂。另外,油脂中也常含有脂溶性维生素。

4. 供给必需脂肪酸,调节生理功能

脂肪中含有的必需脂肪酸对人体具有重要的生理作用(如前所述),它们大多与脂肪同时存在。当脂肪供给不足时,可能会造成必需脂肪酸的缺乏。

5. 改善膳食的感官形状,使膳食具有较大的饱腹感

脂肪作为重要的烹调原料,可以改善食物的色、香、味、形,促进食欲;同时,由于脂肪在胃中消化缓慢,停留时间较长,因此饱腹感较强。

(三)脂类营养价值的评价

不同的脂肪,其所含的脂肪酸分子不同,营养价值也不尽相同。评价脂肪的营养价值,应从以下三方面入手。

1. 脂肪的消化率

脂肪的消化率与其熔点有密切的关系,熔点越低,其消化率越高。一般熔点接近体温或低于体温的,其消化率较高。脂肪的熔点与脂肪酸的不饱和程度有关,不饱和程度越高,熔点就越低。由于植物性脂肪中不饱和脂肪酸的含量比较高,所以,消化吸收率也高于动物性脂肪。表 1-1 是常见食用油脂的熔点和消化率。

**表 1-1　常见食用油脂的熔点和消化率**

| 脂肪名称 | 熔点(°C) | 消化率(%) | 脂肪名称 | 熔点(°C) | 消化率(%) |
|---|---|---|---|---|---|
| 羊脂 | 44~45 | 81 | 花生油 | 室温液体 | 98 |
| 猪脂 | 36~50 | 94 | 豆油 | 室温液体 | 98 |
| 牛脂 | 42~50 | 89 | 芝麻油 | 室温液体 | 98 |
| 奶油 | 28~36 | 98 | 葵花籽油 | 室温液体 | 96.5 |
| 椰子油 | 28~33 | 98 | 棉籽油 | 室温液体 | 98 |

2. 必需脂肪酸的含量

必需脂肪酸的多少也是评价脂肪营养价值高低的一个重要因素。由于必需脂肪酸对人体具有重要的作用,其含量越高,则脂肪的营养价值就越高。一般来说,植物性脂肪中含有较多的亚油酸和亚麻酸,而动物性脂肪中必需脂肪酸的含量一般较少,这是植物性脂肪营养价值高于动物性油脂的另一原因。常用油脂中必需脂肪酸的含量见表 1-2。

表 1－2　　常用油脂必需脂肪酸的含量(%)

| 种类 | 必需脂肪酸 | 种类 | 必需脂肪酸 |
|---|---|---|---|
| 豆油 | 54.5 | 猪油 | 9.0 |
| 花生油 | 29.2 | 羊油 | 3.2 |
| 麻油 | 37.7 | 牛油 | 7.2 |
| 葵花籽油 | 68.9 | 奶油 | 2.39 |

3.脂溶性维生素的含量

天然食物中,脂溶性维生素往往存在于脂肪中,因此脂肪是人体脂溶性维生素的重要来源。若脂肪中含有较多的脂溶性维生素,则其营养价值就相对较高。一般来说,动物的皮下脂肪组织中几乎不含维生素,动物的内脏、奶及蛋黄中含有较多的 $V_A$ 及 $V_D$,植物性脂肪中含有丰富的 $V_E$。

从以上评价脂肪营养价值的指标综合评定,植物性脂肪熔点较低、必需脂肪酸的含量比较高,同时含有较多的维生素 E,因此其营养价值比较高;而动物性脂肪中特别是动物的体脂,含有较多的饱和脂肪酸,熔点高,且不含有脂溶性维生素,因此其营养价值较低。

值得一提的是:动物的奶油、肝油、蛋黄油中含有一定量的必需脂肪酸,维生素的含量也较高,营养价值也是很高的,但日常消费量较少。

(四)膳食脂肪的来源与推荐摄入量

膳食中脂肪主要来自各种植物油及动物脂肪。此外,各种食物特别是动物性食物如肉、鱼、奶、蛋等,都含有一定量的脂肪;植物性原料除油料作物的种子和一些硬果类外,一般含量都较低。

按现行标准,我国成年人脂肪的每日推荐摄入量应占总热能的 20%～25%,据此推算,每人每天大约需要 50～60 克左右脂肪(包括各种食物中所含的脂肪及烹调用油)。

随着生活水平的提高,膳食中动物性食品的比例不断增加,造成脂肪的摄入量也不断增加。而脂肪摄入过多,会造成热能过剩,以致过多的脂肪在体内堆积,从而使高血压、高血脂等心血管疾病的发病率升高。一些数据还表明,癌症的发病率也与脂肪的摄入过多呈正相关性。因此,适当控制膳食中脂肪的摄入量,对于健康是非常重要的。

当然脂肪摄入过低时,也会出现一些问题,因为缺少必需脂肪酸,维生素也感不足,可能会出现皮下脂肪过少、皮肤干燥、湿疹等。但这种情况很少见。

## 三、蛋白质

蛋白质是一切生命的物质基础,是人体细胞的重要组成成分。可以说,没有蛋白质就没有生命。蛋白质在人体中的分布十分广泛,几乎所有的组织中都含有蛋白质,如人体的皮肤、肌肉、血液、毛发、指甲等。在人体的新陈代谢过程中,每时每刻都有组织、细胞的衰老与死亡,产生组织蛋白的丢失;同时也不断有组织、细胞的新生,这就需要我们每天通过食物获得一定量的蛋白质。若食物中的蛋白质不能满足人体代谢的需要,就会对人体健康产生影响,出现缺乏症;相反,若供给量大大超过人体需要,不但会造成不必要的浪费,对人体健康也是不利的。

(一)蛋白质的组成与消化吸收

1. 蛋白质的组成与结构

蛋白质是一种极为复杂的有机化合物,从元素组成上看,主要是由碳、氢、氧、氮四种元素组成,大多数还含有硫和磷,有些蛋白质还含有铁、铜、锌、锰等。这些化学元素先以一定的方式化合成氨基酸,然后不同种类和数量的氨基酸分子再结合形成蛋白质分子。

在蛋白质分子中,氨基酸是通过一种特殊的化学键—肽键连接在一起,形成肽链,这是蛋白质的初级结构,称为一级结构。在肽链一级结构的基础上,通过卷曲、折叠、螺旋等过程,蛋白质形成了线形、球形、弯曲等不同立体结构,也就是蛋白质的二、三、四级结构。这样一来,虽然组成蛋白质的基本成分氨基酸只有 20 多种,但由于一个完整的蛋白质分子氨基酸组成种类、数量、排列顺序和立体结构的差异,就产生了千差万别、功能各异的多种蛋白质,从而造就了自然界丰富多彩的物种体系。

2. 蛋白质的消化吸收

人体对蛋白质的消化是从胃开始的。胃液中含有酸性很强的胃酸,可以使食物中蛋白质的立体结构产生一些改变,从而引起蛋白质的变性,蛋白质变性后更加有利于消化酶的作用;胃液中还含有胃蛋白酶,能消化一部分蛋白质成多肽。

蛋白质的消化作用主要在小肠中进行。在小肠中,由胰腺分泌的胰蛋白酶和糜蛋白酶使蛋白质分解为氨基酸和部分二肽、三肽,被小肠粘膜细胞吸收。再在小肠粘膜细胞分泌的肠肽酶的作用下,最终分解为氨基酸,然后被运送到肝脏和其他组织器官利用。

(二)蛋白质对人体的生理功能

蛋白质对人体的生理功能主要概括为以下几点。

1. 构成机体组织

蛋白质是人体所有组织、细胞的主要成分。儿童的生长发育期需要蛋白质来完成组织细胞的新生,因此需要大量的蛋白质;成年人虽然身体不再增长,但组织蛋白却在不断更新,也需要一定量的蛋白质;另外当有疾病和组织损伤时,也要依靠蛋白质补充修复。

2. 调节生理机能

蛋白质是体内各种重要物质的组成成分,如体内催化一切物质代谢的酶、使体内环境稳定并调节着许多重要生理过程的激素及可抵抗外来微生物和其他有害物质入侵的抗体等等,均是由蛋白质构成的;另外,血浆蛋白具有调节血液渗透压的作用;血液的凝固、视觉的形成、人体的运动等也都与蛋白质有关,所以蛋白质是生命的物质基础,是生命存在的一种形式。

3. 供给热能

蛋白质在体内分解代谢时,也能放出能量供人体利用。每克蛋白质在体内氧化大约可产生 4 千卡的热能。但是将蛋白质作为身体热能的来源是很不经济的,并且还要增加肝、肾的负担,所以应有足够的糖类和脂肪来供给热能。

在正常情况下,蛋白质供给人体的能量只占很小的一部分,大约为人体需要的

10% ~15%。但是如果人体能量供给不足,机体就会通过分解蛋白质来保证能量的需要,合成组织蛋白的过程就要受到影响,从而对健康产生危害。

成人体内蛋白质约占体重的16% ~19%,每日约有3%的蛋白质进行代谢更新,其中大部分用于合成新的组织蛋白质,只有一小部分分解成尿及其他代谢产物排出体外。摄入的蛋白质经消化吸收后,成年人主要用于组织蛋白的更新,婴幼儿、青少年、孕妇、乳母等除维持组织蛋白的更新外,还要合成新组织。因此,他们需要更多的蛋白质。

(三)食物蛋白质营养价值的评价

各种食物中蛋白质的组成成分不同,因而其营养价值也不一样。评价一种食物蛋白质营养价值的高低,一般都从以下四个方面入手。

1. 食物蛋白质的含量

食物中蛋白质的含量是评价食物蛋白质营养价值的基础,食物蛋白质含量高是其营养价值高的基本条件。在自然界的食物中,只有蛋白质含有氮元素,且其含量基本上是固定的,大约为16%,故可通过测定含氮量来推算出蛋白质的量。

蛋白质的含量 = 氮含量 ×6.25（100/16）, 6.25 称为蛋白质系数。

2. 必需氨基酸的含量及比例

人体利用蛋白质是以氨基酸的形式来利用的,氨基酸是蛋白质的基本组成单位。蛋白质在人体内经消化酶的作用,被分解为氨基酸,然后按人体的需要重新合成人体蛋白。在组成蛋白质的20多种氨基酸中,并不是所有的氨基酸都必须由食物蛋白质来提供,有的氨基酸可以在体内由其他氨基酸转化,有的氨基酸还可在体内代谢中由其他物质合成,但是有一些氨基酸在体内不能合成,或者合成的速度不能满足人体的需要,必须由食物蛋白质来提供,我们把这些人体不能合成或者合成的速度远远不能满足机体的需要,而必须通过食物获得的氨基酸称为必需氨基酸。对于成年人来说,必需氨基酸有八种,即赖氨酸、色氨酸、苯丙氨酸、苏氨酸、蛋氨酸、亮氨酸、异亮氨酸、缬氨酸。此外,组氨酸对婴幼儿来说也是必需氨基酸。除必需氨基酸外,另外的十几种氨基酸也是人体需要的,但能够在体内合成,不一定必须通过食物供给,称为非必需氨基酸,如谷氨酸、甘氨酸、丝氨酸等。

机体的蛋白质合成过程是极为复杂的,它既需要必需氨基酸,也需要非必需氨基酸。合成不同类型的蛋白质所需要的必需氨基酸的种类和数量也各有不同。如果某一种氨基酸过多或过少,就会干扰另一些氨基酸的利用。在正常情况下,合成机体蛋白质时,各种必需氨基酸的需要和利用处在一定的比例范围之内,故必需氨基酸之间,存在着一个相对比值,以适应机体蛋白质合成的要求。即有一定的模式,也叫氨基酸模式。食物蛋白质在消化吸收后的必需氨基酸模式越是接近于人体的需要,其实际被利用的效价就越高。

由于食物蛋白质被人体消化吸收后的最重要的功能是合成人体需要的蛋白质,因此,食物中必需氨基酸的含量多少,各种必需氨基酸之间的比例组成,对人体蛋白质合成的速度影响很大。所以,食物中必需氨基酸的含量和组成比例,是影响食物蛋白质营养价值的一个重要因素。

在目前已知的天然食物中,鸡蛋蛋白质中的必需氨基酸与人体的需要最为接近,故其营养价值高于其他食物蛋白质。如果食物中一种或几种必需氨基酸缺乏或数量不足，将使食物蛋白质合成机体蛋白质的过程受到限制，这一种或几种氨基酸就叫作限制氨基酸，且以其不足程度大小依此称为第一、第二和第三限制氨基酸。例如大米、小麦蛋白质中赖氨酸最感不足，故其第一限制氨基酸均为赖氨酸。

**表 1－3　几种食物蛋白质中的限制氨基酸**

| 食物 | 第一限制氨基酸 | 第二限制氨基酸 | 第三限制氨基酸 |
| --- | --- | --- | --- |
| 小麦 | 赖氨酸 | 苏氨酸 | 缬氨酸 |
| 大米 | 赖氨酸 | 苏氨酸 | 缬氨酸 |
| 玉米 | 赖氨酸 | 色氨酸 | 苏氨酸 |
| 花生 | 蛋氨酸 | 苏氨酸 | 苏氨酸 |
| 大豆 | 赖氨酸 | 苏氨酸 | 苏氨酸 |

3. 蛋白质的消化率

蛋白质的消化率是指食物蛋白质在消化道内被酶所分解的程度。蛋白质的消化率越高，则被人体吸收的可能性就越大，营养价值就越高。因此，蛋白质的消化率也是评价食物蛋白质营养价值的一项重要指标。由于食物中蛋白质的含量并不能直接测定出来，但是可通过测定含氮量来计算出蛋白质的量，因此，蛋白质的消化率在进行检测时，我们可用食物中被人体消化吸收的氮的数量与食物中的总氮量之比来表示：

蛋白质的消化率＝（食物中被消化吸收氮的数量/食物中的含氮总量）×100%

＝[（食物中含氮总量－粪便中含氮量）/食物中的含氮总量）]×100%

许多因素可影响食物蛋白质的消化率，如蛋白质本身的结构与性质、烹调加工方法等；特别是食物中存在的膳食纤维，会大大降低蛋白质的消化率。因此，植物性蛋白质的消化率一般较动物蛋白低；但如果在加工过程中去除其所含的部分纤维，可大大提高其消化率。如大豆整粒食用时消化率仅为60%，而加工成豆腐，消化率可提高到90%以上。

一般烹调加工方法，奶类蛋白质的消化率为97%～98%、肉类蛋白质为92%～94%、米饭及面制品为80%左右，玉米面窝头为66%。

4. 蛋白质的利用率

蛋白质利用率是指食物蛋白质被消化吸收后在体内被利用的程度。测定蛋白质利用率的指标和方法很多，其中最常用的是蛋白质的生物价。

蛋白质的生物价，也叫生理价值，它是用食物蛋白质被人体吸收的氮与吸收后在体内储留氮的比值来表示的：

蛋白质的生物价＝（氮在体内储留量/氮在体内吸收量）×100%

氮在体内储留量＝氮在体内吸收量－（尿中含氮量－尿内源氮）

氮在体内吸收量＝食物中含氮量－（粪中含氮量－肠道代谢废物氮）

其中尿内源氮是机体不摄入蛋白质时，尿中所含的氮量，来自于组织蛋白质的分解。

蛋白质被人体利用越多，生物价也就越高，营养价值也越高。几种常见食物蛋白质的生物价见表 1－4 所示。

表 1－4　　几种常见食物蛋白质的生物价(%)

| 名称 | 生物价 | 名称 | 生物价 | 名称 | 生物价 |
| --- | --- | --- | --- | --- | --- |
| 大米 | 77 | 鱼 | 83 | 鸡蛋白 | 83 |
| 小麦 | 67 | 牛奶 | 85 | 猪肉 | 74 |
| 大豆 | 64 | 全鸡蛋 | 94 | 牛肉 | 76 |
| 玉米 | 60 | 鸡蛋黄 | 96 | 虾 | 77 |

蛋白质生物价受很多因素的影响。一般来说,动物蛋白的生物价要高于植物蛋白,而以鸡蛋蛋白质的生物价为最高。但是,自然界没有任何一种食物蛋白质完全符合人体需要。因此,单独增加食物中某种蛋白质的量不可能提高蛋白质的生物价。如果将多种食物混合食用,由于食物蛋白质氨基酸之间的互相补偿,使氨基酸比值更接近人体需要,从而提高膳食蛋白质的生物价。这种由于多种食物混合食用,而提高蛋白质生物价的现象称为蛋白质的互补作用。蛋白质的互补作用在烹饪原料的选择、调配和改善膳食蛋白质的营养价值上具有重要的意义。

表 1－5　　几种食物混合后蛋白质的生物价(%)

| 混合食物的比例 | 混合前的生物价 | 混合后的生物价 |
| --- | --- | --- |
| 小麦　40<br>玉米　40<br>大豆　20 | 67<br>60<br>64 | 70 |
| 大豆　33<br>小麦　67 | 64<br>67 | 77 |
| 大豆　20<br>玉米　40<br>小米　40 | 64<br>60<br>57 | 73 |

以上是评价食物蛋白质营养价值的常用方法和指标。一般在日常生活中,我们可以根据食物中蛋白质的含量、消化率、生物价及必需氨基酸的组成等因素综合评价,将食物蛋白质分为完全蛋白质、半完全蛋白质和不完全蛋白质三大类。

(1)完全蛋白质。这类蛋白质所含必需氨基酸的种类齐全,数量充足,比例适宜,适合人体的需要。如果把此种蛋白质作为人体蛋白质的惟一来源,不但能保证人体的日常需要,还能促进儿童的生长发育。大多数的动物蛋白均属此类。如奶类、蛋类、鱼类、家禽家畜肌肉部分的蛋白质;植物性食物中,大豆的蛋白质也属于完全蛋白质。

(2)半完全蛋白质。此类蛋白质中,必需氨基酸的种类尚全,但组成比例不能完全符合人体的需要,如果将它们作为膳食中蛋白质的惟一来源时,只能维持生命,但不能满足儿童生长发育的需要。小麦和大米中的蛋白质多属此类。

(3)不完全蛋白质。这类蛋白质所含的必需氨基酸种类不全,若将它们作为膳食中惟一的蛋白质来源时,既不能促进生长发育,也不能维持生命。属于此类蛋白质的有玉米中的玉米胶蛋白、动物结缔组织和肉皮中的胶质蛋白、豌豆中的豆球蛋白等。

(五)蛋白质的食物来源与推荐摄入量

1. 蛋白质的食物来源

蛋白质广泛存在于动物性原料和植物性原料中,动物性食物中的蛋白质含量比较高,可达到15%以上,同时质量也好,属于优质蛋白质。如畜禽肉类、鱼虾类、蛋类、乳类等。植物性食物如谷类、豆类、薯类等也含有一定量的蛋白质,但谷类蛋白质的含量较低,一般为8%~10%,质量也较差,但由于摄入量高,仍是我们人类蛋白质的重要来源。豆类、硬果类中的蛋白质的含量较高,质量也较好,属于优质的植物蛋白。

2.蛋白质的推荐摄入量

蛋白质的推荐摄入量一般以热能的10%~15%为宜,按此标准,对于轻体力劳动者来说,成年男性为75克/每天,女性为65克/每天;中等体力劳动者男性为80克/每天,女性为70克/每天。一般情况下,至少应有1/3来自于动物蛋白质和豆类,这样对人体健康较为有利。另外,特殊生理期的人,如孕妇、乳母和生长发育期的青少年,蛋白质的供给量应适当增加。

3.提高食物蛋白质营养价值的措施

我国传统膳食中,植物性蛋白质占很大的比重。为了提高膳食中蛋白质的营养价值,除可增加一定量的动物蛋白质外,还可利用蛋白质的互补作用。一般来说,虽然大多数植物蛋白质的营养价值都很低,但由于各种食物蛋白质的氨基酸构成比例不同,所以从营养价值角度分析,仍然各有优缺点。例如,一般豆类蛋白质缺少含硫氨基酸但富含赖氨酸,而大多数谷类蛋白质却恰恰相反,上述两种食物混合食用,可提高蛋白质的利用率约10%~30%。不同蛋白质的互补作用实际上是所含氨基酸成分相互补充的结果。我国民间传统的饮食方法,如杂合面、腊八粥、全家福等,都具有蛋白质互补的优点。

利用蛋白质互补原理,提高蛋白质营养价值时,要遵循以下原则:

(1)食物种类越多越好

提倡食物多样化,食物搭配的品种越多,蛋白质互补的效果就越好。

(2)食物的种属越远越好

动、植物食物的搭配,比单纯植物性食物间的搭配更有利于提高蛋白质的营养价值。因为有些相同种类的食物限制氨基酸比较接近,蛋白质的互补效果不明显,而食物种属越远,食物蛋白质氨基酸构成上才能相差较大,有利于氨基酸构成上的互补。

(3)同时食用

氨基酸在体内只能较短时间停留,不能长期储留。停留时间大约4~5小时。当它不能用于机体蛋白质的合成时,就很快地降解。因此,不同的食物食用的时间间隔不要超过5小时,这样才能充分发挥蛋白质的互补作用。

(六)蛋白质营养不良对人体健康的影响

当膳食蛋白质供给不足时,对婴幼儿、青少年的影响最为明显。因为他们正处于生长发育期,对蛋白质的需求量较大,质量要求也较高。如果不能满足需要,就会影响他们的生长发育;严重时,还会引起智力发育不良,对疾病的抵抗力下降。

成年人膳食中长期缺乏蛋白质,也会给机体带来不良影响,这种影响最早出现在新陈代谢旺盛的组织器官,如肠道、肝脏、血液等,会出现腹泄、贫血、甚至营养性水肿,身体抵抗力也较差。目前,世界上仍有许多地方的人民,由于粮食的供给得不到保障,对蛋白质的需要也不能满足,而出现严重的蛋白质缺乏症。

与蛋白质缺乏症相反,由于生活水平的提高,也有部分人蛋白质的摄入量远远超出了需要量。蛋白质过多对人体健康也是不利的。当膳食中蛋白质超出人体需要时,多余的蛋白质不能储存在体内，而只能排泄，这样一来，一方面造成不必要的浪费，另一方面由于蛋白质的代谢要通过肝、肾，还增加了肝脏和肾脏的负担。这对于人体健康也是不利的。

## 四、维生素

维生素(Vitamin)是维持人体细胞生长和正常代谢所必需的一类低分子有机化合物。它们都存在于天然食物中，人体大都不能合成，或合成的数量少而不能满足机体的需要，必须经常由食物供给。维生素在人体内既不参与机体的组成，也不供给能量，机体对各种维生素的需要量很小，但却是维持机体正常生命活动所必需的营养素，如果缺乏其中的任何一种都将引起疾病。因此，维生素对人体具有重要的生理意义。

人类对维生素的认识是从研究维生素缺乏病开始的。经过上百年的努力，目前已发现了多种维生素。各种维生素的名称开始完全是按照它们被发现的顺序，在维生素之后加上英文大写字母 A、B、C、D、E 等，以后随着深入了解其特有的生理和治疗作用，即不同的维生素具有不同的生理功能，又出现了其他名称，如维生素 A 为抗干眼病维生素、维生素 D 为抗佝偻病维生素、维生素 C 为抗坏血酸等。各种维生素化学组成和分子又不断地被研究并能进行人工合成，所以许多维生素以其化学结构命名，如维生素 A 命名为视黄醇、维生素 $B_1$ 为硫胺素等等。

维生素种类很多，化学结构差别很大，生理功能也各不相同。在营养学上，通常按其溶解性质的不同，可分为脂溶性和水溶性维生素两大类。所谓的脂溶性维生素，即指可溶于脂肪及脂溶剂如苯、乙醚等，而不溶于水。这类维生素有维生素 A、D、E、K 及胡萝卜素。水溶性维生素指该类维生素可溶于水，如维生素 B 族和维生素 C。两类维生素的异同点见表 1－6。

表 1－6　**脂溶性维生素与水溶性维生素的异同点**

| | 脂溶性维生素 | 水溶性维生素 |
|---|---|---|
| 化学组成 | 仅含碳、氢、氧 | 除含碳、氢、氧外，还含有硫、钴等 |
| 溶解性 | 溶解于脂肪及脂溶剂 | 溶于水 |
| 化学性质 | 比较稳定，但易氧化 | 比较活泼，特别在碱性环境下，加热等也会破坏 |
| 吸收与排泄 | 随脂肪吸收，少量从胆汁排泄 | 从肠道经血液吸收，过量时，从尿液、汗液等排泄 |
| 储存性 | 可储存在人体内，如肝脏等器官 | 一般在体内很少储存 |
| 缺乏症 | 出现的时间比较缓慢 | 出现的时间比较快 |
| 过多症 | 一次性大量摄入或长期少量摄入时会引起过多症 | 几乎不会出现，除非在极大量摄入的情况下 |
| 食物来源 | 动物性食物，特别是肝脏、瘦肉、肾脏等 | 各种植物性食物，如蔬菜、水果、谷类等 |

当膳食中长期缺乏某种维生素时，即可引起代谢紊乱，影响正常生理功能，造成维生素缺乏症。导致维生素缺乏的原因主要是食物摄入量不足或食物中维生素含量太少；食物的储存、烹调不当，使维生素遭受破坏和损失；生理需要量增加，如孕妇、乳母等；消化吸收不良，如长期腹泻，脂肪消化吸收不良影响脂溶性维生素的吸收。

从目前的食物供给情况来看，很少会有严重的维生素缺乏。因此，除一些特殊情况外，人群中典型的维生素缺乏症很难被发现。但往往会出现疲劳、对疾病的抵抗力下降、失眠、食欲不振、劳动效率降低等不典型的症状，而容易被人们忽略。时间长了，就会对人体健康产生严重的影响。目前这种情况已引起人们的重视。

人体需要的维生素种类很多，我们不能一一介绍，从实用营养的观点来看，容易缺乏的维生素是A、D、$B_1$、$B_2$、尼克酸和C。现分别介绍如下。

(一)脂溶性维生素

1. 维生素A和胡萝卜素

维生素A又名视黄醇或抗干眼病维生素，胡萝卜素在体内可转变为维生素A，故称为维生素A原。

(1)理化性质

维生素A与胡萝卜素不溶于水，溶于脂肪及大多数有机溶剂。通常情况下，它们的性质比较稳定，一般烹调加热无严重的破坏作用，对酸、碱也比较稳定；但长时间剧烈加热，如油炸食品则可使其破坏。在存放的过程中，也易被空气中的氧氧化破坏，高温可加速其氧化；紫外线也加速此种氧化破坏作用。脂肪酸败时，使所含的维生素A严重破坏。当食物中含有磷脂、维生素E和C或其他抗氧化剂时，维生素A和胡萝卜素较为稳定。

维生素A必须溶解于脂肪中才能被消化吸收，因此膳食中有充足的油脂可促进其吸收。如果脂肪吸收发生障碍，则维生素A的吸收大为减少。

(2)生理功能

①参与视网膜内视紫质的合成或再生，维持正常视觉，防治夜盲症。

视紫红质是眼球中的感光物质，它是由维生素A和视蛋白结合而成的，能感受弱光，使人在昏暗光线下看清事物。若膳食中缺乏维生素A，则视紫红质的合成和再生受阻，使眼睛的暗适应能力降低，从而出现夜盲症(俗称雀目)。

②维持上皮组织细胞的健康，增强对传染病的抵抗力。

维生素A在上皮组织细胞的正常生长与分化中起着重要作用。现代研究表明，维生素A参与粘膜细胞中糖蛋白的合成，从而维护上皮细胞组织的健全和完整。维生素A缺乏时，皮肤、粘膜的上皮细胞发生萎缩、毛囊角化、皮肤干燥脱屑，削弱了防止细菌侵袭的天然屏障，使传染病的发病率增高。有的肾结石也与泌尿道角质化有关。但过量摄入维生素A，对上皮感染的抵抗力并不随剂量而增高。

③促进动物生长和骨骼的发育。

维生素A可以促进蛋白质的生物合成、骨骼生长、骨细胞的正常分裂，因此可促进生长发育。如果缺乏维生素A，可造成婴幼儿生长发育障碍。维生素A还可促进牙齿的正常发育，缺乏时会影响牙齿珐琅质细胞的正常生长，不能形成均匀细密的牙齿珐琅保护层，使珐琅质形态细胞变化产生裂纹或凹陷；维生素A缺乏还可使生成牙质的成牙细胞萎缩。所以在儿童牙齿发育的时候，保证足量维生素A非常重要。

④维持正常的生殖机能。

动物实验发现，缺乏维生素A可引起合成性激素所必需的酶类活性下降，进而影响到肾上腺、生殖腺及胎盘中类固醇激素的产生，使生殖能力明显下降。通过大鼠、猪、牛、狗等动物实验，因缺乏维生素A而表现出的生殖异常包括妊娠不良、早期发育不良和胎盘受损等，严重时可引起胎儿死亡。在人体也出现过类似问题，孕妇膳食中缺乏维生素A，妊娠前三个月的流产率会增加。

⑤防止组织癌变。

近年研究发现,维生素A类物质的代谢产物视黄酸类有延缓或阻止癌前病变、防止化学致癌的作用。特别是对上皮组织的肿瘤,临床上应用于辅助治疗已取得较好效果。β-胡萝卜素有很好的抗氧化作用,能通过提供电子抑制活性氧的生成达到清除自由基的目的,进而使得它在延缓衰老、防治心血管疾病和肿瘤方面发挥作用。

(3)食物来源与推荐摄入量

维生素A只存在于动物性食物中,植物性食物中含有胡萝卜素。维生素A的最好来源是动物的肝脏、鱼卵、奶油、全奶和禽蛋等。胡萝卜素的良好来源是有色蔬菜和水果,尤其是黄、红色蔬菜含量更高,如胡萝卜、辣椒、菠菜、韭菜、小油菜等,水果中的杏及柿子中含量也较丰富。

关于维生素A的推荐摄入量,我国规定13岁以上者,为600~1000微克视黄醇当量,孕妇、乳母可适当增加,为1200微克视黄醇当量。

由于胡萝卜素不能直接发挥维生素A的生理功能,它们在人体内要经过转化,六分子的胡萝卜素才能转化成一分子的维生素A,因此,将它们称为维生素A原。

胡萝卜素的消化吸收率不高,但食物中的脂肪能帮助维生素A和胡萝卜素的吸收。因此,烹调含胡萝卜素丰富的植物性食物时,应多加油,或者与动物性食物一起烹调,可以增加其吸收。

维生素A是脂溶性维生素,吸收后可以在体内,特别是肝脏储存,长期或短时间内过量摄入都有可能引起中毒,主要表现为恶心、呕吐、食欲不振、易激动、肝脾肿大、脱发等,皮肤会出现瘙痒、皮疹,指甲也变脆、易断等。可见,维生素A过多对人体健康危害也很大。

2. 维生素D

维生素D又名抗佝偻病维生素,主要包括维生素$D_2$(麦角钙化醇)和$D_3$(胆钙化醇),它除了可通过食物提供以外,还可以来源于人体自身的合成。

(1)理化性质

维生素D为白色晶体,溶于脂肪和脂溶剂,化学性质比较稳定,在中性及碱性环境中能耐高温和氧化,如在130℃下加热90分钟,其生理活性仍然存在;但在光及酸性环境中会逐渐分解。故通常的烹调加工不会引起维生素D的损失,但脂肪酸败可使其破坏。

(2)生理功能

维生素D的主要功能是调节体内钙、磷的正常代谢,促进钙、磷的吸收和利用,维持儿童和成人骨质钙化,促使儿童骨骼生长,保持牙齿正常发育。缺乏时,儿童将引起佝偻病,成人则可引起骨质软化病,特别是孕妇和哺乳期的妇女,更易发生骨质软化病。

(3)膳食参考摄入量与食物来源

在正常情况下,一般成年人只要经常接触日光,是不会发生维生素D缺乏的。因为在人体的皮下脂肪组织中,含有一种叫7-脱氢胆固醇的物质,它经过日光的照射后,可转化为维生素D。但是当生理情况对维生素D的需要量增加时,如生长发育期的婴幼儿和孕妇、乳母等,则需要通过食物予以补充。

含维生素D丰富的食物主要是动物性食物,如动物内脏、禽蛋、鱼肝油等,奶油、奶酪、鱼卵等的含量也比较高,而瘦肉、鲜奶中仅含微量。故以奶为主食的六个月以内的婴儿,应适量补充鱼肝油,但切不可过量。对一般人群来讲,选择维生素D含量丰富的食物，同时经常进行户外活动，接受日光照射，是预防维生素 D 缺乏的良好措施。

中国居民维生素 D 的参考摄入量，普通成年人每天 5 微克，婴幼儿、孕妇、乳母以及 50 岁以上的老人为 10 微克。

注意：维生素 D 同维生素 A 一样，也不是摄入的越多越好，通过食物一般不会造成维生素 D 过多症，如果长期摄入过量的维生素 D 补充剂，就有可能中毒。主要表现是恶心、食欲下降、多尿、皮肤瘙痒，血管及其他器官不必要钙化。中国营养学会制定了维生素 D 的最高可耐受摄入量：每人每天不超过 20 微克。

3. 维生素 E

维生素 E 又称生育酚，或称抗不孕维生素，动物实验发现它与动物的生殖能力有关。维生素 E 是淡黄色的油状物，不溶于水而溶于有机溶剂。在酸性环境中比较稳定，但可被碱、紫外线（或阳光）所破坏，也易氧化。因为它对氧不稳定，故为脂肪良好的抗氧化剂。

（1）生理功能

维生素 E 是一种很强的抗氧化剂，能防止不饱和脂肪酸的自动氧化，从而维持细胞膜的正常脂质结构和生理功能。当维生素 E 缺乏时，细胞膜上的不饱和脂肪酸被氧化破坏，红细胞受到损害，使寿命缩短，易引起贫血。维生素 E 还能促进毛细血管增生，改善微循环，故可防止动脉粥样硬化和其他心血管疾病，它还有预防血栓发生的效能。实验发现它与胚胎的发育有一定的关系，故临床上用于治疗习惯性流产和不孕症。维生素 E 对内分泌有一定调节作用，缺乏维生素 E 会使脑垂体、甲状腺机能低下。维生素 E 还能增强肾上腺皮质功能，可以用来治疗风湿性疾病。近年来还发现维生素 E 具有抗癌作用。

所以，维生素 E 的这种抗氧化作用在延缓衰老、抗肿瘤和防治心血管系统疾病方面发挥着重要作用。

（2）膳食推荐摄入量与食物来源

维生素 E 存在于各种动植物性食物中，特别是植物油，各种坚果如核桃、松子、葵花子等食物中的含量比较高，一些菌类食物中的含量也不少，各种绿色植物中也含有一定量，在肉、牛奶、奶油、蛋黄及鱼肝油中也存在。由于食物中分布较广，所以典型的维生素 E 缺乏症较少。

维生素 E 的膳食推荐摄入量为成年人每天 14 毫克，由于与其他脂溶性维生素相比，其毒性作用比较小，因此，成年人的可耐受最高摄入量为 800 毫克/天。

4. 维生素 K

维生素 K 因具有凝血的作用，所以又叫凝血维生素。它是一种黄色结晶物，耐热，在潮湿和有氧的环境中稳定，但易被光和碱所破坏。

（1）功能和缺乏症

维生素 K 在医学上可作为止血药应用，它不仅是凝血酶元的主要成分，而且还能促进肝脏凝血酶的合成。缺乏时，会导致血液中凝血酶元的含量降低，出血凝固时间延长，还会出现皮下肌肉和胃肠道出血现象。

（2）来源和供给量

主要存在于绿色蔬菜中，如菠菜、苜蓿等，动物肝脏、瘦肉中也含有；此外，人体肠道细菌也能合成，故一般很少缺乏。若长期大量进行抗菌素治疗，易破坏肠道内的正常菌群，应引起注意。

（二）水溶性维生素

1. 维生素 $B_1$

（1）理化性质

维生素 $B_1$ 又叫硫胺素，或称抗脚气病维生素，广泛存在于谷类食物的外皮中。维生素 $B_1$ 呈白色针状结晶，在空气和酸性环境中稳定，不易被氧化。在 PH = 3 时，高压蒸煮至 140℃经 1 小时也很少破坏；但在碱性环境中不稳定，室温下也能破坏，若再加热，则维生素 $B_1$ 大部分或全部破坏。所以在烹调食品时，若加碱会造成维生素 $B_1$ 的损失。因维生素 $B_1$ 易溶于水，故在淘米或蒸煮时，常溶于水而流失。

（2）生理功能

①组成脱羧酶参与糖类的代谢。

维生素 $B_1$ 参与丙酮酸氧化脱羧酶的组成，与糖代谢过程中的中间产物——丙酮酸的氧化有关。缺乏时，丙酮酸的氧化受阻，不能进入三羧酸循环，影响糖的继续氧化，致使组织中丙酮酸和乳酸堆积，不仅使主要依靠糖代谢供给能量的神经组织能量供给发生障碍，乳酸的堆积还可侵袭中枢神经系统，引起痉挛和多发性神经炎。其症状是全身倦怠、肢端知觉异常、心悸、胃部有膨胀感、便秘以至浮肿。医学上称为脚气病。

②促进胃肠蠕动，增强消化功能。

维生素 $B_1$ 可抑制神经递质——乙酰胆碱的分解，当维生素 $B_1$ 缺乏时，乙酰胆碱合成减少，神经传导受到影响，导致胃肠蠕动缓慢，消化液分泌减少，出现腹胀、食欲不振、消化不良等症状。

（3）膳食推荐摄入量与食物来源

含维生素 $B_1$ 丰富的食物有谷类、豆类、酵母、干果及硬果类等，动物内脏、瘦猪肉及蛋类中含量也较多。

**表 1－7　　常见食物中维生素 $B_1$ 的含量（mg/100g）**

| 食物名称 | 含　量 | 食物名称 | 含　量 |
|---|---|---|---|
| 稻米（籼、糙） | 0.34 | 花生仁（生） | 1.07 |
| 稻米（籼、特） | 0.15 | 猪肝 | 0.40 |
| 面粉（标准粉） | 0.46 | 猪肉 | 0.53 |
| 面粉（富强粉） | 0.24 | 猪心 | 0.34 |
| 小米 | 0.57 | 牛肝 | 0.39 |
| 玉米（黄） | 0.21 | 鸡蛋（全） | 0.16 |
| 玉米（白） | 0.27 | 鸡蛋黄 | 0.27 |
| 黄豆 | 0.79 | 牛奶 | 0.04 |

维生素 $B_1$ 主要存在于谷类食物的外皮中，全粒谷物富含维生素 $B_1$，但粮食的加工过精、过细会导致谷类食物中维生素 $B_1$ 的含量下降。加工的精度越高，其含量就越少；另外，烹调加工方法不当是造成维生素 $B_1$ 损失的另一个原因，如煮稀饭、煮豆或蒸馒头时加碱，会造成维生素 $B_1$ 的大量破坏。因此，长期食用精白米、面，同时又不注意选择合理的烹调加工方法，是导致维生素 $B_1$ 缺乏的主要原因。

关于维生素 $B_1$ 的推荐摄入量，一般认为与热能消耗有关，每产生 1 千卡热能，大约需消耗 0.5 毫克维生素 $B_1$。按此推算,成年男性每天约需 1.4 ~1.5 毫克,成年女性每天约需 1.2 ~1.3 毫克,孕妇、乳母应适当增加。

2. 维生素 $B_2$

(1)理化性质

又称核黄素,为橙黄色粉末状结晶,在中性和酸性环境中比较稳定,短时间的高温加热也不会被破坏;但在碱性环境中,尤其是在紫外线的照射下易分解。如果将牛奶放在白色玻璃瓶中储存,在日光照射下 2 小时,就会有一半以上分解。因此,在食品的加工烹调过程中,为避免维生素 $B_2$ 的损失,应尽量不加或少加碱;另外,食品应尽量避免在阳光下存放。

(2)生理功能

核黄素是机体中许多重要酶和辅酶的组成成分,这些辅酶与特定蛋白质结合,形成黄素蛋白,黄素蛋白是组织呼吸过程中不可缺少的物质,在葡萄糖、脂肪酸、氨基酸等营养素的代谢中,起着重要的作用。维生素 $B_2$ 还能维护皮肤、粘膜组织的健康。机体中若核黄素不足,则会导致物质代谢紊乱,表现为口角溃疡、口角炎(口角乳白及裂口)、唇炎、舌炎、角膜炎、脂溢性皮炎等。

(3)膳食推荐摄入量与食物来源

维生素 $B_2$ 的需要量也与热能代谢有关,成年人每消耗 1 千卡热能,应供给 0.5 毫克,故一般体力劳动者每日约需 1.2 ~1.5 毫克。

维生素 $B_2$ 广泛存在于动植物性食物中,动物性食物中的含量高于植物性食物,尤其以动物的肝脏、肾脏、心脏等维生素 $B_2$ 的含量较高,蛋类、奶类及其制品维生素 $B_2$ 的含量也很丰富;植物性食物中豆类和绿叶蔬菜的含量高于其他的植物性食物,谷类食物中虽然也含有一定量,但加工和烹调过程会造成维生素 $B_2$ 的破坏。因此,以植物性食物为主的人,往往比较容易产生维生素 $B_2$ 的缺乏症。由于我国人民膳食中动物性食物的量较少,故维生素 $B_2$ 缺乏症较为常见。

**表 1 – 8　　几种食物中维生素 $B_2$ 的含量(mg/100g)**

| 食物名称 | 维生素 $B_2$ 含量 | 食物名称 | 维生素 $B_2$ 含量 |
|---|---|---|---|
| 猪肝 | 2.11 | 鸡蛋 | 0.31 |
| 猪心 | 0.52 | 口蘑(干) | 2.53 |
| 猪肾 | 1.12 | 芹菜叶 | 0.18 |
| 鸡肝 | 1.63 | 牛奶 | 0.14 |
| 鸭肝 | 1.28 | 黄豆 | 0.25 |
| 牛肝 | 2.3 | 花生仁(炒) | 0.14 |
| 羊肝 | 3.57 | 菠菜 | 0.13 |

3. 维生素 PP

(1)理化性质

维生素 PP 又称烟酸、尼克酸,因它具有防治癞皮病的作用,所以又叫抗癞皮病维生素。维生素 PP 是一种白色结晶,易溶于水,性质稳定,不易被热、酸、碱和日光所破坏,故一般烹调过程几乎无损失,但在淘米及蔬菜切后洗涤时可随水流失。

(2)生理功能

尼克酸以尼克酰胺的形式在体内构成脱氢辅酶Ⅰ和脱氢辅酶Ⅱ,这些酶在细胞的生物氧化过程中起着重要的递氢作用，可维持物质代谢的正常进行，并具有维持皮肤及神经系统健康的作用。

当人体缺乏尼克酸时，脱氢辅酶合成困难，体内某些氧化还原过程发生障碍，就会引发癞皮病，其典型症状是对称性皮炎、腹泻、痴呆。早期症状为食欲减退、消化不良，全身无力，继而两手、两颊及机体其他裸露部分出现对称性皮炎，并伴有胃肠功能失常、口舌发炎，甚至出现严重腹泻，有的患者还有精神明显失常的症状。

(3)食物来源与供给量

维生素 PP 广泛存在于各种动植物食品中，其中以酵母、花生、全谷、豆类及肉类、肝脏内含量最为丰富。人体需要的维生素 PP 除了以食物为主要来源外，还可以由色氨酸转化得到。因玉米中含色氨酸较少，故以玉米为主食而又缺乏适当副食的地区，容易发生维生素 PP 缺乏。

关于维生素 PP 的推荐摄入量，一般成年人为每日 12～15 毫克，特殊生理期的人应适当增加。

4. 维生素 C

(1)理化性质

维生素 C 又称抗坏血酸、抗坏血病维生素，为白色结晶，有酸味，极易溶于水。其化学性质活泼，极易被氧化破坏，特别是在碱性环境和有某些金属离子（如铜、铁等）存在时；但在酸性环境中比较稳定。

(2)生理功能

①参与机体的生物氧化还原过程，维持细胞膜的完整性。

维生素 C 是一种强抗氧化剂，它可以使机体产生的一些过氧化物还原，这样减少了过氧化物对细胞膜的毒性作用，从而维持了细胞的正常生理功能。

②促进组织中胶原蛋白（细胞间质的重要成分）的形成，维持牙齿、骨骼、血管、肌肉的正常功能和促进伤口愈合。

维生素 C 促进构成胶原的氨基酸形成，对伤口的愈合起非常重要的作用。若缺乏维生素 C，胶原蛋白合成缓慢，伤口不易愈合，血管通透性改变，出现皮下出血，便发生坏血病。

③促进胆固醇的代谢，预防心血管疾病。

维生素 C 在人体内能促进胆固醇转化为胆酸，使肝脏和血液中胆固醇水平降低，并由于其对胶原形成的促进作用，从而维持血管壁的完整，故可预防动脉硬化、冠心病等心血管疾病。

④促进铁的吸收，治疗贫血症。

维生素 C 作为一种还原剂，可使高价铁还原为低价铁，并且在肠道内可与铁形成可溶性络合物而促进铁的吸收，对改善食物中铁的营养状况有着十分重要的作用。医学上也常把维生素 C 作为缺铁性贫血的辅助治疗剂。

⑤增加机体的抗体量，提高白细胞的吞噬能力，增强对疾病的抵抗力，并对铅、苯、砷等化学毒物具有一定的解毒能力。

⑥阻断亚硝胺在体内的形成，防止某些癌症的发生。

近年来的研究证明，维生素 C 能阻断致癌物质亚硝胺的形成。食物中含有一定量的硝酸盐,它在一定条件下可转变成亚硝酸盐,在胃酸作用下,亚硝酸盐与胺类物质结合形成亚硝胺。动物实验显示,将亚硝酸物与胺放在一起,同时加入维生素 C,维生素 C 能阻断亚硝胺的形成。临床研究发现,各类晚期癌症注射大剂量维生素 C,能明显延长患者的生存期。

维生素 C 缺乏的典型症状是坏血病,其主要特征是多处出血。初期症状出现疲倦、虚弱、关节疼痛、牙龈出血、牙龈炎及牙齿松动等,随后因毛细血管脆弱而引起皮下出血。小儿则出现生长发育迟缓、消化不良、逐渐出现牙龈萎缩、浮肿、多处出血以及骨骼脆弱、坏死等症状。

(3)食物来源与推荐摄入量

维生素 C 的主要来源是新鲜蔬菜和水果,一般叶菜类比根茎类含量高,酸味水果比甜味水果多。含 $V_C$ 比较丰富的蔬菜有辣椒、油菜、韭菜、菜花、雪里蕻、蒜苗、西红柿等;含 $V_C$ 丰富的水果有枣、山楂、猕猴桃、柑橘、草莓、柠檬等。谷类及干豆类均不含 $V_C$,但豆类发芽后,会产生 $V_C$,故在新鲜蔬菜缺乏的季节,豆芽是 $V_C$ 的良好来源。动物性食品一般不含 $V_C$。

由于维生素 C 在烹调加工过程中易破坏,而摄入量高有利于健康和增强对疾病的抵抗力,因此我国的推荐摄入量为凡 13 岁以上者,每天 60 毫克,孕妇每日 80 毫克,乳母 100 毫克。但是维生素 C 的摄入量也不是越多越好,因为过多的 $V_C$ 可改变血液的酸度,可能会造成尿酸的沉积和草酸的结晶,沉积于关节中则可引起关节疼痛,甚至诱发肾结石。

## 五、无机盐

存在于人体内的各种元素,除碳、氢、氧、氮主要以有机化合物的形式出现外,其余的各种元素,无论其含量多少,统称为无机盐。人体内无机盐的总重量虽然仅占人体体重的 4%(碳、氢、氧、氮约占体重的 96%),但是也是人体内一类重要的营养素。人体内的无机盐有 50 多种,其中有 20 多种被认为是人体所必需的,一般将含量占人体重量 0.01% 以上的元素称为常量元素(或宏量元素),如钙、镁、钠、钾、磷、硫、氯。含量在人体体重 0.01% 以下的,称为人体内的微量元素或痕量元素,其中有 14 种目前已被公认为必需微量元素,即铁、碘、铜、锌、钴、锰、钼、硒、铬、镍、锡、硅、氟和钒。

人体中的这些矿物质成分,不仅是构成机体骨骼支架的成分,而且在维持机体的神经、肌肉的正常生理功能中起着十分重要的作用,同时还参与体液渗透压和酸碱度的调节,又是机体多种酶的组成成分之一,或是某些具有生物活性的大分子物质的组成部分。它们在组织中的含量比较恒定,一旦缺乏,就可引起人体生理功能的障碍,甚至引起组织结构的改变,产生缺乏症。由于新陈代谢,每天都有一定数量的无机盐通过各种途径排出体外,因而必须通过膳食予以补充。大多数无机盐在食物中的分布广泛,在平衡膳食的情况下一般可以满足人体的正常需要,但当膳食调配不当或在一些特殊生理条件下,对某些元素的需要量增加,或人体处于一些特殊的地理环境下,有可能产生缺乏症。从实用营养的观点来看,比较容易缺乏的无机盐主要有钙、铁、碘和锌。

(一)钙

钙是人体内含量最多的一种无机元素,也是人体内最重要的元素之一。正常成年人体内的钙约占体重的 2% 左右,其中绝大部分存在于人体的骨骼和牙齿中。钙对人体有非常重要的生理功能，也是我国居民最容易缺乏的无机盐。

1. 生理功能

（1）是构成人体骨骼和牙齿的主要成分

骨骼和牙齿是人体含钙量最高的组织，约占人体总钙量的99%，其余的1%大多以离子状态存在于软组织、细胞外液和血液中，这部分钙统称为混溶钙池，它与骨骼中的钙维持着动态平衡。骨骼中的钙，在破骨细胞的作用下溶解释放，进入混溶钙池；同时混溶钙池中的钙也不断沉积在成骨细胞中，其结果是使骨骼不断更新。

（2）维持心脏的跳动和神经、肌肉活动的兴奋性

人体神经肌肉的兴奋性、神经冲动的传导、心脏的正常搏动等，都依靠混溶钙池中钙浓度的正常。混溶钙池中的钙是维持所有细胞正常生理状态所必需的。只有钙、镁钾和钠等离子保持一定的比例，组织才能表现出适当的感应性；例如心脏的正常搏动，肌肉、神经正常兴奋性的维持，都必须有一定量的钙离子存在。当混溶钙池中钙浓度下降时，会引起神经肌肉兴奋性的增强，引起抽搐；反之，则可抑制神经、肌肉的兴奋性。

（3）调节人体酶的活性

人体内许多酶的活性调节需要钙的参与，钙还是体内许多酶的组成部分。当钙含量下降时，就会引起酶的活性降低，从而使血液的凝固、激素的分泌等功能受到影响。

钙缺乏主要影响骨骼的发育和结构。在婴幼儿表现为佝偻病，成年人则表现为骨质软化症和骨质疏松症。

人体对钙的消化吸收主要在小肠通过主动转运与被动（扩散）转运被吸收。中国人的传统膳食中，钙的含量不很丰富，人体对钙的消化吸收率也不高，加上还有很多影响钙消化吸收的因素，如果不注意膳食结构的调整，就很容易出现钙的缺乏。

2. 影响钙消化吸收的因素

由于我国的膳食结构中，植物性食品较多而动物性食品较少，此种膳食不仅钙的含量低，而且存在着某些影响钙吸收的因素。

首先，植物性食品中含有较多的植酸和草酸，它们可与钙离子形成不溶性钙盐，从而阻止钙的吸收。谷类食品含植酸较多，某些蔬菜（如菠菜、茭白、苋菜等）含有较多的草酸，故这些食品中钙的吸收率很低。因此，在植物性食品的加工、烹调和调配上，应注意去除植酸和草酸，或提供含钙较多的食品。

其次，植物性食品中含有较多的膳食纤维，也会影响钙的吸收。其机理可能是膳食纤维中的醛糖酸残基与钙结合所致。所以在强调膳食纤维的优点时，也不要忽视其对钙、铁、锌等元素吸收的不利影响。

第三，若膳食中脂肪过多出现脂肪消化不良时，会降低钙的吸收率。这是因为由脂肪分解产生的脂肪酸在肠道中未被吸收时可与钙结合，形成难溶性的皂钙，随粪便排出体外所致；另外，脂肪过多形成脂肪泻时，还会引起维生素 D 的损失，更增加钙离子吸收的难度。

膳食中的很多因素还有利于钙的吸收。首先维生素 D 能促进钙的吸收（详见维生素 D 部分）。乳糖对钙的吸收也有促进作用，这是因为钙与乳糖可发生螯合反应，形成低分子可溶性络合物。当膳食中蛋白质供应充足时，也有利于钙的吸收，可能是由于蛋白质消化释放出的氨基酸与钙形成可溶性的钙盐，因而促进钙的吸收。乳酸、食醋等食

物性酸性物质均能促进食物中钙盐的溶解,有利于钙的吸收。此外,钙的吸收在很大程度上还受机体对钙的需要的影响,一般年龄越小、身体需要量越大,钙的吸收率越高。婴儿钙的吸收率超过 50%,儿童钙的吸收率在 40% 左右,而成年人钙的吸收率只有 20% 左右。40 岁以后钙的吸收率还会逐渐下降。孕妇和乳母对钙的需要量增加,钙的吸收率也明显高于一般人群。

表 1-9　常用食物中钙的含量(mg/100g)

| 食物名称 | 含钙量 | 食物名称 | 含钙量 | 食物名称 | 含钙量 |
|---|---|---|---|---|---|
| 牛奶 | 104 | 海带 | 1177 | 大白菜 | 69 |
| 鸡蛋 | 48 | 木耳 | 357 | 小白菜 | 93~163 |
| 奶酪 | 590 | 黄豆 | 191 | 油菜 | 140 |
| 标准粉 | 27 | 豆腐 | 164 | 韭菜 | 42 |
| 标准米 | 14 | 芝麻酱 | 1170 | 干黄花菜 | 301 |
| 虾皮 | 2000 | 花生仁 | 284 | 芥蓝 | 128 |
| 猪肉(瘦) | 11 | 核桃仁 | 119 | 葱头 | 24 |
| 牛肉 | 6 | 南瓜仁 | 235 | 枣(干) | 64 |
| 羊肉 | 15 | 玉米面 | 22 | 马铃薯 | 8 |
| 鸡肉 | 11 | 小黄鱼 | 78 | 发菜 | 875 |

3. 食物来源与推荐摄入量

钙的食物来源以乳及乳制品为最好,不仅含量丰富,而且吸收利用率高,因而是人类钙的最佳食物来源。蔬菜、豆类和油料种子含钙也较多,其中特别突出的有黄豆及其制品;水产品中小虾皮的含钙量特别高,海带、紫菜、芝麻酱等也含有较多的钙,许多绿色蔬菜中钙的含量虽然高,但其利用率却不高。

我国规定钙的推荐摄入量为:成年男女每天为 800 毫克,孕妇、乳母每天为 1000~1500 毫克。

4. 预防钙缺乏的措施

钙缺乏的产生有许多原因,特别是中老年人,与衰老、内分泌及户外活动减少等许多因素有关。但从我国营养调查的结果分析,膳食中钙的供给量不足、钙的吸收率低是一个重要的原因。因而,从烹饪营养学的角度,钙缺乏症的预防可以从以下几个方面进行。

(1)选择钙含量高的食物

乳类及乳制品是钙的最好来源,不但含量高,而且吸收利用好,因此应增加乳及乳制品的生产及供应;许多动物性食物钙的含量也较高,特别是水产品,如鱼类、小虾等,各种家畜、家禽的带骨肉也含有较丰富的钙。此外大豆含钙也较多,特别是豆制品,在加工过程中除去了部分膳食纤维和植酸,钙的吸收率也明显提高。

(2)调整膳食结构,增加食物中钙的吸收

从我国居民的膳食结构分析,钙的缺乏与膳食结构有一定的关系。主要是部分人群中植物性食物所占的比例过高,不利于食物中钙的消化吸收。因而,调整膳食结构,适当增加动物性食物的比重,对钙缺乏的预防非常重要。

(3)采用适当的烹调方法,增加食物中钙的吸收

合理的烹调方法,可以从两个方面增加钙的吸收。一是减少不利于钙吸收的因素,

如含草酸多的蔬菜进行焯水处理，面团发酵减少粮食中的植酸含量等；二是改变食物中钙的存在状态，即通过一定的烹调方法，使食物组织中结合状态的钙游离，增加钙的吸收，如烹调带骨肉时，用加醋的方法可以明显增加钙的溶出，从而增加钙的吸收利用率。

另外，增加户外活动，减缓骨骼的衰老；多晒太阳，增加皮肤中维生素 D 的转化，也是预防钙缺乏的有效方法。

（二）铁

铁是人体必需的微量元素中含量最多的一种，人体内的含铁总量约为 4 ~ 5 克，其中 60% ~ 70% 存在于血红蛋白中，3% 存在于肌红蛋白中，1% 存在于含铁酶类中，其余 25% ~ 30% 的铁以铁蛋白等形式存在于肝、脾和骨髓中。人体中铁的含量是与血液密切相关的，如果缺铁就会造成缺铁性贫血。缺铁性贫血是世界四大营养缺乏病之一，约占世界总人口的 30%，发展中国家的患病率更高。我国 1992 年全国营养调查结果表明，城乡中老年人的患病率最高，在 21% ~ 39% 之间，其次是儿童和青少年，略低于这个水平。患病的主要原因是膳食中铁的吸收率低所致。

1. 生理功能

（1）构成血红蛋白，参与体内氧和二氧化碳的运输

铁是人体血液中血红蛋白和肌红蛋白的主要成分，参与体内氧和二氧化碳的转运、交换过程。铁还与红细胞的成熟有关，在骨髓等造血组织里，铁进入未成熟的幼稚红细胞中，形成血红蛋白，成为成熟的红细胞，然后进入血液循环，才能发挥红细胞转运、交换氧气和二氧化碳的功能。如果铁缺乏，红细胞中血红蛋白不足，不但会影响到它的功能，寿命也会缩短。

（2）构成含铁酶类（如细胞色素酶、过氧化氢酶和过氧化物酶等），参与体内生物氧化还原反应

此外，铁还参与许多重要的生理功能，如催化促进胡萝卜素转化为维生素 A、嘌呤与胶原的合成、抗体的产生、药物在肝脏的解毒等。

缺铁性贫血是营养素缺乏病中最常见的疾病之一。膳食中铁的含量不高与铁的利用率低是缺铁性贫血的主要原因。因而调整膳食结构，增加铁的供给量，特别是提高膳食铁的消化吸收率，对预防缺铁性贫血有很重要的意义。

2. 影响铁吸收的因素

食物中的铁有血红素铁和非血红素铁（离子铁）两种形式。

血红素铁是与血红蛋白及肌红蛋白中的卟啉相结合的铁，在人体的肠道粘膜上可直接被吸收，因此其吸收基本不受食物中其他因素的影响。

非血红素铁也称离子铁，主要以 $Fe(OH)_3$ 络合物的形式存在于食物中，一些有机分子如蛋白质、氨基酸、有机酸等也会与铁结合。非血红素铁的吸收比血红素复杂，它必须先溶解，与有机部分分离，并还原为亚铁离子后才能被小肠粘膜细胞吸收。

膳食中许多因素会影响铁、特别是非血红素铁的吸收，对血红素铁的影响不大。

若膳食中有较多的植酸盐、磷酸盐、草酸盐和鞣酸盐存在时，则可与铁形成不溶性的铁盐而抑制铁的吸收，称为铁吸收的抑制因素。谷类食物中铁的吸收率低，原因就在于存在多种这类抑制因素。茶叶含鞣酸较多，如果长期饮用浓茶，会影响铁的吸收。当胃中缺乏胃酸或过多服用碱性药物时，不利于铁离子的释放，也将阻碍铁的吸收。

有很多因素对铁的吸收有利,称为铁吸收的促进因素。维生素C和半胱氨酸等食物性还原物质可以使高价铁还原为低价铁,从而有利于铁的吸收;维生素C还可与铁形成可溶性螯合物,使铁即使在高PH条件下,亦能呈溶解状态,有利于铁的吸收。动物蛋白质(如牛肉、猪肉、羊肉、禽肉、鱼类、动物内脏等)可促进铁的吸收(牛奶、蛋类无此作用),但其机理如何,目前尚未弄清,暂称为肉类因子。人奶铁远比牛奶铁易于吸收。膳食中充足的钙,可与植酸根、磷酸根、草酸根等结合,解除其对铁吸收的抑制作用,从而有利于铁的吸收。

对两型铁吸收都有影响的是体内铁的储存量;储存量多则吸收率低,反之,则吸收率高。但相对而言,血红素铁的吸收率远比非血红素铁为高。在人们的膳食中,非血红素铁占的比重很大(约90%以上),而血红素铁一般只占膳食铁量的5%~10%,因而在膳食调配和烹饪实践中,对影响非血红素铁吸收的因素应予以重视。

混合膳食铁的吸收率平均约为10%。植物性食品中铁的吸收率较低,常在10%以下;如大米为1%,小麦为5%,玉米和黑豆为3%。鱼、禽、肉等动物性食物铁的吸收率较高,如鱼为11%,动物肝脏、肌肉铁的吸收率为22%,血红蛋白为12%。但蛋类铁的吸收率只有3%,这是由于有干扰物—卵黄高磷蛋白存在所致。大豆含铁量虽然较多,但其吸收率不高,而且还会抑制共同食用的其他食物中离子铁的吸收。

3. 铁的食物来源与参考摄入量

铁在体内代谢过程中可被人体反复利用,一般除肠道分泌和皮肤、消化道、尿道上皮脱落损失少量外,排出的铁量很少,只要从食物中吸收加以弥补,即可满足机体需要。但婴幼儿由于生长较快,需要量相对较高,需从食物中获得铁的比例大于成人。正常成年男子每日铁的损失量约为1毫克,女子约为0.8毫克,但妇女月经期铁损失较多,约为1.4毫克,为此供给量应适当增加。若按铁的吸收率为10%考虑,成年人铁的日供应量应大于10毫克。我国建议铁的日供给标准:成年男子为12毫克,成年女子为18毫克,孕妇、乳母为28毫克。

由于食物中铁的吸收率随着膳食结构的不同而有一定的差异,因而在制定铁的供给量时,按膳食结构与铁的食物来源不同应有不同的标准。

食物中铁的良好来源为动物的肝脏、血液、肉类、鱼类等;豆类、绿叶蔬菜(如小白菜、油菜、菠菜、莴苣等)也含有一定量的铁,但利用率不是很高。草莓、山楂等水果中含铁较多。此外,黑木耳、发菜、干蘑、海带、紫菜、青虾等也含有丰富的铁元素。

一般来说,成年人吃普通膳食,铁的摄入量基本可以满足需要,但应特别注意4个月以上的婴儿,其体内原有的铁储备已耗尽,而牛奶的含铁量极低,应在此时开始逐步补充含铁丰富的食品,如肝脏、蛋黄和蔬菜等。

(三)碘

碘是人体正常代谢不可缺少的微量元素,在人体内的含量虽然仅有25~50毫克,但却具有重要的生理意义。

1. 碘对人体的生理功能

碘在人体内主要参与甲状腺素的合成,所以其生理功能是通过甲状腺素的功能表现出来的。甲状腺素在体内的细胞代谢中起着重要的作用,细胞中约有100种以上的酶系统受着甲状腺素的影响,主要是调节热能代谢,维持正常的血糖水平;促进蛋白质和脂肪的分解与合成;促进维生素的吸收和利用;促进神经系统的发育等。

由于碘对人体生理功能的调节十分广泛，因此，当碘缺乏时，对人体生理功能的影响不但涉及面广同时也很严重。

2. 碘缺乏对人体健康的影响

人与动物缺碘对胚胎与出生后的发育都会带来严重的后果，即"碘缺乏病"（IDD）它是对人类的健康影响最严重、流行最广泛的疾病之一，甚至对畜牧业也会产生很大的影响。

（1）胎儿碘的缺乏与克汀病

当孕妇缺碘时胎儿很容易受缺碘的影响。这在妊娠早期就会出现，但在孕中期影响最为明显。如严重缺碘，将造成胎儿永久性神经、肌肉和智力发育障碍，即"克汀病"，表现为严重的智力低下，体型矮小，俗称呆小病。

除了明显的克汀病外，长期缺碘也可使儿童出现认知能力与神经肌肉功能的障碍。

（2）地方性甲状腺肿

成年人长期缺碘会引起地方性甲状腺肿。由于碘的缺乏常呈地方性分布，故称为地方性甲状腺肿。该病出现的原因是膳食和饮用水中缺碘，造成甲状腺激素的合成减少，机体通过垂体促进甲状腺激素的分泌，引起甲状腺增生，使甲状腺对血浆碘的吸收产生代偿性增加。但如果缺碘继续存在，甲状腺持续增生，不仅使人的形象难看，还挤压血管、损伤喉返神经而引起声音嘶哑，甚至产生恶变。

维生素 A 摄入量不足，钙、锰、氟含量过高，或钴、钼不足，对甲状腺素的合成也有一定的影响。大量的流行病学调查表明，在缺碘程度相同的情况下，不平衡的营养状况、不良的水质、不良的卫生条件，均能增加地方性甲状腺肿的发病率。

（3）高碘甲状腺肿

如果碘的摄入量过高，还会导致高碘甲状腺肿。日本北部一些渔民吃大量的海藻类食物，碘的摄入量很高，很多居民患高碘甲状腺肿。在我国的一些地区也有类似问题。

3. 食物来源和推荐摄入量

机体所需要的碘可以从饮水、食物和食盐中取得，其中以海产食物（如海带、紫菜、鱼、虾等）含碘最为丰富。食物及饮水中的含碘量主要取决于各地区的生物地质化学状况。一般情况下，远离海洋的内陆山区，其土壤和空气中含碘较少，水和食物中的碘含量也不高。因此，可能成为地方性甲状腺肿高发区。预防地方性甲状腺肿的有效方法，就是有计划地向缺碘地区供应富碘的海产食物和在食盐中添加碘。

实验表明，如果每人每天膳食中有 150 微克的碘，一般就不会出现碘缺乏的问题。因此，中国营养学会将正常成年人碘的推荐摄入量定为 150 微克/天，孕妇、乳母应适当增加。因过多摄入碘对人体健康不利，因此制定了可耐受最高摄入量，即每天不超过 800 微克。

（四）锌

锌是人体 14 种必需微量元素中较重要的一种，虽然人体内含锌量很少（约 2～2.5 克）却有着极为重要的生理作用。锌主要存在于肌肉、骨骼、皮肤中。但若按单位重量计，以人体视网膜、脉络脉及前列腺最高。锌在体内主要是参与酶的形成，因而对人体的生理功能有着广泛的影响。

1. 生理功能

(1)锌是体内很多酶的组成成分或酶的激活剂

锌在体内参与多种酶类的合成,已知含有锌的酶不下80种,例如碳酸酐酶、乳酸脱氢酶、谷氨酸脱氢酶等等,缺锌则导致此类酶的活性下降,机体物质代谢紊乱,影响正常的生理机能。特别值得注意的是,锌为核酸聚合酶呈现活性所必需,是机体合成核酸和蛋白质不可缺少的物质,对人体的生长发育具有特别重要的意义。

(2)促进生长发育和伤口的愈合

由于锌与很多酶、核酸及蛋白质的合成密切相关,能影响细胞的分裂、生长和再生,因此对于生长发育时期的婴幼儿和青少年具有重要的意义。

(3)促进维生素A的代谢与生理作用

锌在人体内能促进视黄醛的合成和构型转化,参与肝脏中的维生素A,维持血浆维生素A浓度的恒定,对于维持正常暗适应能力有重要作用。锌对于维护皮肤健康也是必需的。

(4)维持正常味觉,促进食欲

锌还是味觉素的重要组成成分,它通过参加构成一种含锌蛋白质,即唾液蛋白而对味觉与食欲发生作用。缺锌时味觉素合成减少,导致味觉减退食欲低。

(5)参与免疫功能

主要在于维护与保持免疫反应细胞的复制。

2. 影响锌吸收利用的因素

膳食中锌的吸收率约为20%~40%,影响锌吸收的因素有以下几方面:

首先,植物性食品中含有较多的膳食纤维、植酸、磷酸、草酸等,会加速锌的排泄或与锌形成不溶性复合物,减少锌的吸收。因此,一般植物性食品中锌的吸收利用率低于动物性食品。

其次,膳食中钙的含量多时,不利于锌的吸收。因为锌在小肠内可与食物中的钙、植酸等结合为络合物而不能被吸收,食物发酵后可使植酸等破坏,从而有利于锌的吸收。

另外,当服用某些药物如多价磷酸盐等,可与锌形成络合物或不溶性复合物,干扰锌的吸收。体内锌的储存量也影响锌的吸收,当储存量减少时,锌的吸收量增加,反之,则吸收量减少。

3. 食物来源与推荐摄入量

锌在食物中广泛存在,但由于品种不同、含锌量不同,吸收率也有很大的差异。一般认为高蛋白食物含锌量都较高,如猪肉、牛肉、羊肉;海产品、特别是海产贝类含锌量很高,牡蛎中的含量可达1000毫克/千克以上;奶类及蛋类次之,蔬菜及水果中的含量较少。

**表1-10　某些食物中的含锌量(mg/kg)**

| 含锌量 | 食物名称 |
|---|---|
| <5 | 黄瓜、橘子、苹果、大米、玉米 |
| 5~20 | 小麦、沙丁鱼、鳕鱼、萝卜、马铃薯 |
| 20~50 | 肉类、肝、蛋类、花生、核桃、茶叶 |
| >1000 | 牡蛎、鲱鱼 |

正常成年人每日约需锌10~15毫克,妇女为弥补月经期的损失及妊娠期的需要,每日约需20毫克,哺乳期更需增加供应,每日约需30~40毫克。

锌为毒性较弱的元素,一般膳食中锌的量不会引起中毒,但在进行药物补充时应注意。

其他必需微量元素的有关问题见表1－11。

表1－11　　人体其他几种必需微量元素简要说明

| 微量元素 | 食物来源 | 主要生理功能 | 主要缺乏症 | 每日供给量 |
|---|---|---|---|---|
| 镁 | 谷类、豆类、蔬菜、动物肝脏等 | 参与骨骼和牙齿的组成；细胞内液的重要阳离子；能激活多种酶；维持核酸结构的稳定性，抑制神经兴奋性，参与体内蛋白质合成、肌肉收缩和调节体温 | 神经反射亢进或减退；肌肉震颤，手足抽搐；心动过速，心率不齐；情绪不安，易激动 | 成人200～300mg，孕妇＋25mg，乳母＋75mg |
| 锌 | 动物性食品 | 是含锌金属酶的成分；参与核酸与蛋白质的合成与代谢 | 生长停滞；少年期性发育不良，味觉减退；创口愈合慢 | 成年男女15mg，孕妇、乳母20mg |
| 铜 | 谷类、豆类、坚果类、肉类和蔬菜 | 是各种含铜金属酶和含铜蛋白质的成分，催化血红蛋白的合成 | 贫血；中性白细胞减少，生长发育迟缓，情绪易激动 | 成人每千克体重30μg。儿童每千克体重80～100μg。孕妇、乳母应有适当增加 |
| 钼 | 谷类和豆类 | 是一些重要氧化酶的成分 | 未见报道 | 2μg/kg体重 |
| 铬 | 动物性蛋白质（鱼除外）、谷类、豌豆、胡萝卜等 | 可激活胰岛素，是维持正常葡萄糖代谢所必需的物质 | 糖耐量受到损害，可导致糖尿病及高血糖症；也是引起动脉粥样硬化的原因之一 | 成人2～25μg |
| 锰 | 谷类、豆类、干果类和叶菜类 | 促进正常成骨作用；可活化一些酶系统；促进生长发育 | 动物缺乏可见生长停滞；骨骼畸形，生殖机能紊乱 | 成人5～10mg |
| 硒 | 谷类和海产品、肝、肾及肉类 | 是谷胱甘肽过氧化物酶的成分 | 动物缺乏硒与心脏病有关；人缺硒会发生“克山病”、心肌坏死 | 成人50μg |
| 氟 | 主要通过饮水获得，但某些地区和食物中含量很高 | 是牙齿和骨骼的成分，可预防龋齿 | 儿童龋齿发病率增高；成人则引起骨质疏松（如摄入量过高，可引起氟中毒，出现骨骼、肾脏损害） | 成人0.5～1.5mg |

## 六、水

人对水的需要仅次于氧，水是人体最重要的组成成分，也是人体内含量最多的一种物质。水的重要性超过食物，一般禁食可维持生命7～9天，甚至几周，但禁水只能维持3天左右。水在人体内的含量随年龄、性别而异。新生儿水含量可占体重的75%～80%；成年男子约为55%～65%；女子约为50%～55%。水与生命活动息息相关，人体若失水10%时，许多正常的生理功能就会受到严重的影响。若体内损失水分20%时，就会引起狂躁、昏迷而导致死亡。由于水与其他营养素相比，相对容易获得，人们往往忽视了它的重要性。

（一）水的生理功能

1. 水是人体的基本组成成分

成年人体重大约2/3是由水组成的。血液、淋巴、脑脊液含水量高达90%以上；肌肉、神经、内脏、细胞等含水约60%～80%；脂肪组织和骨骼含水在30%以下。

2. 水是良好的溶剂和运输工具

人体各组织和细胞所需要的营养物质和代谢产物都要靠水作为载体在体内运转。水具有很强的稳定性，使各种有机物和无机物溶于其中，保证各种化学反应过程的进行；水具有一定的流动性，可以作为各种物质的载体，这对于营养素的消化吸收、代谢产物的运输与排泄等都很重要。

3. 调节体温

人体在新陈代谢的过程中产生大量的能量，特别是内脏器官，如果不将这些热量释放，就会导致体温的升高。由于水的热容量大，当体内温度升高时，水将内脏器官的热量吸收，随血液循环带到体表，从而对体温起调节作用。

4. 水是关节、肌肉和体腔的润滑剂

水的粘度小，在各器官、组织的活动中，有使摩擦面润滑而减少损伤的作用。体内的关节、韧带、肌肉、眼球等运动都离不开水作为润滑剂；水还可以滋润身体细胞，使其保持湿润状态，使肌肉保持柔软，有弹性。

（二）水的代谢与水平衡

人体在正常情况下，经皮肤、呼吸道及排泄物等从体内排出一定量的水分，因此应当补充相应数量的水。每人每天排出的水和摄入的水量必须保持基本相等，这称为“水平衡”，水的平衡对人体内环境的稳定有着非常重要的作用。人体通过水的摄入与排泄维持水的平衡。见表1－12。

表1－12　**人体水的摄入、排泄与平衡**

| 摄入水量（ml） | | 排出水量（ml） | |
|---|---|---|---|
| 食物中的水分 | 1000 | 尿液排泄 | 1400 |
| 饮水 | 1200 | 粪便排泄 | 150 |
| 代谢水 | 300 | 肺及皮肤排泄 | 1000 |
| 约计 | 2500 | 约计 | 2500 |

● 每100克糖类氧化可产生55克水，每100克脂肪氧化可产生107克水，每100

克蛋白质氧化可产生41克水。

（三）人体对水的需要量

水的需要量随气候、年龄、工作性质的不同而不同。高温作业人员、夏季重体力劳动者就需要增加饮水量；吃高蛋白和油腻的食物也需要多饮水；食物的咸淡和生活习惯也有影响。一般人体每日水的摄入量应在2300～2700毫升左右。

（四）水在烹饪中的作用

水在烹饪中的作用极为重要，主要有以下几点：

1. 水在烹饪中作为加热的介质，用于烹制食物。烹调方法中的煮、炖、蒸等都要用水。

2. 水对于保持菜肴的质感也有重要作用，水分较多的食物，一般都较嫩，含水量的增减，会引起食品质量的改变。

3. 水可以溶解很多物质，如水有利于调味品渗透进入原料；另外，味感物质必须具有一定的水溶性才能刺激味蕾产生味觉。

4. 烹饪原料的洗涤离不开水，水可以去除原料中的杂质和污物，提高原料的卫生品质。

5. 水还有利于微生物的生长繁殖，对发酵食品的生产等有重要的作用。

## 第二节　热能

自然界所有生命都需要热能以维持自身的生命活动。这些能量来源于食物中的产热营养素，即糖类、脂肪和蛋白质。人类从食物中摄取热能用以维持生命，从事劳动。

### 一、热能的单位和生热系数

（一）热能的单位

能量的单位，国际上通用的是焦耳（J），在营养学上，这个单位嫌小，故往往用千焦耳表示。但人们还习惯于沿用过去的能量单位千卡（Kcal），它们之间的换算关系是：

1卡（cal）=4.184焦耳（J）

1焦耳（J）=0.239卡（cal）

（二）生热系数

糖类和脂肪在体内可完全氧化分解，产生二氧化碳和水，所产生的热量和它们在体外燃烧时相同。每克糖类彻底氧化可产生4.1千卡，每克脂肪可产生9.45千卡。每克蛋白质在体外燃烧可释放出的热量是5.65千卡，但在体内氧化仅可产生4.35千卡，这是因为蛋白质在体内氧化不完全所致。

产热营养素在消化道内并不能完全消化吸收，在普通混合膳食时，人体对糖类、脂肪、蛋白质的平均消化率分别是98%、95%和92%。按照此种消化率，糖类、脂肪、蛋白质在体内氧化实际产生的热能的值，即生热系数是：

糖类为4（4.1×98%）

脂肪为 9（9.45×95%）

蛋白质为 4(4.35×95%)

食物的生热系数在营养计算中具有重要的作用。当我们知道食物中生热营养素的含量时,就可以根据生热系数计算出这些食物产生的热能的值,也可以根据人体对热能的需要计算出所需产热营养素的量。

## 二、影响人体热能需要的因素

人体能量的消耗与需要是相一致的。无论从需要或从消耗来说,都由三个方面组成,即能量的需要＝基础代谢＋体力活动＋食物的特殊动力作用;对于生长发育时期的儿童和青少年,能量的消耗还用于身高、体重的增长。

（一）基础代谢

基础代谢是指人体处于安静和松弛的休息状态下,清醒、空腹、静卧于 18°C～25℃ 的室温环境中,维持最基本的生命活动所必需的能量消耗。此种情况下,机体处于完全休息状态,既无体力劳动也无脑力劳动,且在 12 小时前已停止进食,基本上是维持体温、心跳、呼吸等最基本生命活动等所需要的最低能量。基础代谢所需能量的多少,主要取决于人体身材(身高、体重)和体表面积的大小。一般地说,身材越高大,体表面积越大,基础代谢所需的热量就越多。单位时间内人体每平方米体表面积所消耗的基础代谢热量称为基础代谢率。在一般情况下,成年人的基础代谢率约为 40 千卡/小时,换算成体重大约为 1 千卡/小时/千克体重。如一个 60 千克体重的成年男子,每日基础代谢所需的热能是:

$$1 \times 60 \times 24 = 1440(\text{kcal})$$

基础代谢率除了与身材和体表面积有关外,还受年龄、性别、气候、高级神经活动和内分泌状况等因素的影响。老年人的基础代谢率比成年人约低 10%～15%;儿童则比成年人高 10%～20% 左右;妇女比男子低 2%～12% 左右。甲状腺素或肾上腺素分泌过多,也能增高基础代谢率。

（二）食物的特殊动力作用

人体摄食以后,可使机体的能量代谢增高,使人体消耗的能量比进食前有所增加。这种由于摄取食物而引起机体热能消耗额外增加的现象称为食物的特殊动力作用。食物的特殊动力作用只是增加了机体的能量消耗,并不增加能量的来源。

食物的特殊动力作用以蛋白质表现得最强,约为其本身所产生能量的 30% 左右,糖类大约为其本身所产生热能的 5%～6%,脂肪的此种作用最小,仅为其本身所产热能的 4%～5%。一般的混合膳食,由于食物的特殊动力而消耗的能量,每天大约为 150 千卡左右,约相当于基础代谢的 10%。

（三）体力活动(或劳动)

人除了睡眠以外,都在从事各种劳动或活动,需要消耗大量的能量。体力劳动能量的消耗,与劳动的强度、劳动的持续时间和劳动的熟练程度有关。劳动的强度越大、熟练程度越差、持续的时间越长,消耗的能量就越多。

一般根据劳动强度的不同,把劳动分为五个等级。

(1)极轻体力劳动:主要指以坐位为主的工作,如办公室工作、开会、修理钟表等。

(2)轻体力劳动:主要指以站位为主的工作,如售货员、实验室工作等。

(3)中等体力劳动:如学生的学习活动、烹饪操作、机动车驾驶、电工安装等。

(4)重体力劳动:如非机械化的农业劳动、半机械化搬运、炼钢、舞蹈和体育运动等。

(5)极重体力劳动:非机械化的装卸工作、采矿、伐木和开垦土地。运动员高强度的职业训练或比赛等。

不同的劳动强度,热能的消耗有一定的差别。

表 1－13　　**我国成年人每日膳食热能推荐摄入量**

| 人　群 | 劳动强度 | 热能(千卡) |
|---|---|---|
| 成年男子(体重 65 千克) | 极轻体力劳动 | 2400 |
| | 轻体力劳动 | 2600 |
| | 中等体力劳动 | 3000 |
| | 重体力劳动 | 3600 |
| | 极重体力劳动 | 4000 |
| 成年女子(体重 55 千克) | 极轻体力劳动 | 2100 |
| | 轻体力劳动 | 2300 |
| | 中等体力劳动 | 2700 |
| | 重体力劳动 | 3000 |
| | 极重体力劳动 | － |

## 三、热能食物来源与推荐摄入量

人体的热能是通过三大产热营养素即糖类、脂肪和蛋白质来获得的。上述三种产热物质普遍存在于食物中。但动物性食物一般含有较多的脂肪和蛋白质,而植物性食物主要是粮食中则以糖类和植物蛋白质为主。蔬菜、水果中热能含量较少。

根据中国营养学会制定的中国居民膳食营养素参考摄入量,结合我国人民的生活习惯,三种营养素所占供能比例,一般以糖类占能量来源的 60% ~70% 、脂肪占 20% ~25% 、蛋白质占 10% ~15% 比较合理。

正常情况下,人体热能的需要是与食欲相适应的,当正常食欲得到满足时,热能需要一般也可满足。我国不同劳动强度、不同人群的热能供给标准见书后附表。

# 第三节　食物的消化、吸收与排泄

食物是一种非常复杂的混合物,其中所含的营养素,只有水、无机盐和某些维生素等能够直接被人体吸收。而蛋白质、脂肪、多糖类等不能直接被人体吸收,必须先在消化系统内进行分解,将结构复杂的大分子物质转变成为结构简单的小分子物质,然后再将这些小分子物质从肠道通过血液循环转运到人体各个组织细胞中,才能被人体利用。我们把食物在消化道内将大分子营养素分解为小分子营养素的过程称为消化。将分解后的小分子营养素转运到血液中的过程,称为吸收。

食物的消化与吸收过程是在人体的消化系统内完成的。

## 一、人体消化系统的结构与功能

消化系统由消化道和消化道的附属器官两部分组成。消化道包括口腔、咽、食道、胃、小肠、大肠和肛门;消化道的附属器官主要指消化腺,包括唾液腺(腮下腺、颌下腺、舌下腺)、肝脏、胆囊、胰腺、肠腺等。

下面我们简单了解各消化器官在食物消化吸收过程中的作用。

(一)口腔

口腔在食物的消化作用中,主要是接受食物,并将食物咀嚼成小块。食物在口腔内主要是进行机械性消化。经牙齿的咬切、撕裂、咀嚼,将大块食物磨碎。在食物进入口腔并进行咀嚼的过程中,会刺激唾液腺的分泌,再经舌的搅拌,使食物与唾液充分混合。这样一方面可使食物润滑,易于吞咽;另一方面唾液中含有一定量的唾液淀粉酶,可将食物中的一部分淀粉分解为麦芽糖,完成简单的消化过程。因为食物在口腔内停留的时间很短,食物中的淀粉并不能完全被消化,且唾液中没有其他的酶,所以脂肪和蛋白质在口腔内没有变化。

(二)食道

食道是一个长约25厘米的肌肉管,它是一个通道,将口腔中咀嚼后的食物输送到胃。

(三)胃

胃是膨胀能力最强的器官之一,它有两种机能:一种是暂时储存食物,另一种是消化食物。

正常情况下,胃脏在不停地有节律的转变方向地运动,这种运动称为蠕动。胃的蠕动像磨一样,使食物被磨得更小,并使其与胃液充分混合成为粥状食糜。胃的蠕动还能把食糜推送到十二指肠,如果暴饮暴食,会引起急性胃扩张,使胃的蠕动减弱或丧失。

食物经胃运送到小肠的时间称为胃排空时间。胃排空时间与食物的量和性质有关,一般流体物比固体物排空快。各类食物中碳水化合物排空较快,蛋白质较慢,脂肪更慢。故人们吃油腻的食物不易饥饿。一般混合性食物,胃的排空时间大约4~5小时。因此我们选择一日三餐。

(四)小肠

小肠是人体消化、吸收最重要的器官,由十二指肠、空肠、回肠三部分组成。其中又以十二指肠的功能最为突出。食物中90%~95%的消化吸收在十二指肠中进行。

小肠在食物消化吸收中的作用,首先与小肠的组织结构有关。小肠的粘膜细胞排列呈反复折叠状,并且在粘膜细胞的顶端有一层绒毛,在绒毛上又有一层微绒毛,从而使小肠粘膜的表面积增加了很多倍,从而为食物的消化吸收提供了场所。

胃内的食糜进入小肠后,因带酸性,刺激胰腺分泌胰液、肝脏分泌胆汁、小肠粘膜分泌小肠液。它们都通过特殊的管道进入小肠,完成食物从大分子物质到小分子物质的分解作用。这种作用,由于改变了营养素的分子结构,因此是一种化学性消化过程。

(五)大肠

大肠由盲肠、结肠和直肠组成。大肠中不含或只含少量的消化酶,所以大肠无明显的消化作用。大肠的主要功能是接受小肠消化吸收后的食物残渣，同时还吸收部分水分和一些维生素。大肠内有大量的细菌，这些细菌能利用肠内某些简单的物质合成人体需要的维生素 K 和 B 族维生素，并可对在小肠中未被消化吸收的食物残渣进行分解、发酵，形成粪便。

（六）胰腺

胰腺是最重要的消化腺。胰腺的腺细胞能产生消化蛋白质、脂肪、碳水化合物的酶类。但进食开始时，胰腺内的消化酶就以无消化能力的酶原的形式分泌，通过胰腺管进入小肠，在小肠内被激活，成为有活性的消化酶，将食物中蛋白质、脂肪、碳水化合物消化为氨基酸、脂肪酸和葡萄糖等可吸收利用的形式，并在小肠中被转运到血液。可见，虽然营养素的消化吸收场所主要在小肠，但如果没有胰腺所分泌的消化酶的作用，这一过程是很难完成的。

（七）肝脏和胆囊

肝脏能分泌胆汁，并将它储存在胆囊中。当消化活动开始时，特别是脂类物质的含量较高时，胆囊收缩，胆汁通过胆管进入小肠。胆汁中不含消化酶，其成分除水外，还有胆色素、胆盐、胆固醇、卵磷脂等。其中最重要的成分是胆盐，它的主要作用，是使脂肪乳化为细小的脂肪微粒，从而增加了与胰脂酶的接触面积而有利于脂肪的消化。

## 二、食物的消化吸收与排泄

人体消化道的不同部位，对消化后的各种营养物质有不同程度的吸收功能，口腔和食道基本上不吸收什么物质，但口腔粘膜可吸收少量的药物，胃只能吸收少量的水分和酒精，大肠只能吸收少量的水分、无机盐和部分维生素。消化后的大部分营养物质，主要是由小肠吸收的。

食物的消化吸收是一个复杂的过程，现将食物中的三大营养素在消化道内的消化吸收过程简介如下。

（一）碳水化合物的吸收

碳水化合物在口腔内就开始分解，但其主要的分解作用是在小肠。淀粉在口腔内少部分分解为麦芽糖，然后进入胃和小肠，在胰淀粉酶和肠淀粉酶的作用下，分解为麦芽糖，再在麦芽糖酶的作用下分解为葡萄糖，以葡萄糖的形式在小肠内被吸收进入血液经门静脉运送到肝脏，经血液循环运送到全身供各个组织器官利用，多余的以肝糖原的形式储存于肝脏。

（二）蛋白质的吸收

蛋白质的分解作用在胃中开始，胃液中含有胃酸，可使食物蛋白质的立体结构发生改变，从而引起蛋白质变性，蛋白质变性后更有利于酶的消化作用的进行；胃液中还含有胃蛋白酶，可分解部分蛋白质成多肽类。但胃对蛋白质的消化作用有限，蛋白质最终分解为氨基酸的作用是在小肠。在小肠中，由胰腺所分泌的胰蛋白酶及小肠粘膜细胞分泌的肠肽酶的作用下，最终将大分子的蛋白质分解为氨基酸被小肠吸收。

氨基酸的吸收途径与葡萄糖相似，但有些未经消化的蛋白质或蛋白质的不完全分解产物，也可能被小肠极少量的吸收，因此有些人对食物有过敏反应，可能是由于某些蛋白质被直接吸收引起的。

（三）脂肪的吸收

膳食中的脂肪，必须分解为单个的甘油和脂肪酸分子，才能透过消化壁上皮细胞转运到血液和淋巴循环中，供机体各组织细胞利用。虽然胃内有少量的脂肪酶，但胃对脂肪的消化作用只限于初步的乳化，并逐步将这些乳化的脂肪排入肠腔。脂肪消化吸收的主要场所也在小肠。

在小肠中，来自胆囊的胆汁首先将脂肪乳化，加上小肠蠕动所起的搅拌作用，使脂肪与胰腺分泌的胰脂肪酶和小肠分泌的肠脂肪酶充分混合，逐渐分解为甘油和脂肪酸被小肠吸收。

脂肪的分解产物被吸收后，一部分进入毛细血管，由静脉进入肝脏，大部分则进入毛细淋巴管，再由淋巴管运送而进入血液循环，分布于脂肪组织中，脂溶性维生素也随脂肪一起被吸收。

食物中的营养物质被消化吸收进入血液后，随血液首先到达肝脏，这些营养物质一部分暂时储存于肝脏中，有的转变成其他物质，还有一部分由肝脏随血液流入心脏，再经血液循环运送到身体各组织器官被利用。在吸收过程中，有时也会从消化道中吸收进来一些有害物质，通过肝脏的生物转化作用最终变为无害物质随尿液和粪便排出体外。

## 本章小结

本章全面阐述了六大营养素的有关性质、食物来源及对人体的生理功能，营养缺乏或过多对人体健康的影响；介绍了食物中的营养素在人体内的消化吸收过程。介绍了热能的有关知识。

**关键概念**

必需脂肪酸　必需氨基酸　蛋白质互补作用　蛋白质生理价值

消化　吸收　产热系数　基础代谢率

## ◆ 思考与练习

**一、单项选择题**

1. 根据我国人民的饮食习惯，提供人体能量来源最重要的营养素是（　）。

A. 脂肪　　B. 蛋白质　　C. 碳水化合物　　D. 维生素

2. 目前已确定的必需脂肪酸是（　）。

A. 亚油酸　　B. 亚麻酸　　C. 花生四烯酸　　D. 丙酸

3. 成年人缺钙易导致（　），缺铁会出现（　），缺碘易患（　）。

A. 营养性贫血　　B. 甲状腺肿大　　C. 骨质疏松症　　D. 呆小病

4. 下列食物中含钙量最高的是（　），含锌量最高的是（　）。

A. 牛奶　　B. 虾皮　　C. 海带　　D. 牡蛎

5. 供给人体铁最佳的食物是（　）。

A. 牛奶　　B. 鸡蛋　　C. 木耳　　D. 动物肝脏

6. 下列维生素中，哪一种在食物中的含量不高，但人体自身可以合成（　）。

A. 维生素 A　　B. 维生素 D　　C. 维生素 E　　D. 维生素 C

## 二、填空题

1. 碳水化合物作为人体能量的来源,具有(　　)、(　　)、(　　)三方面的特点。

2. 评价脂类营养价值的高低,主要从(　　)、(　　)和(　　)三个方面综合考虑。

3. 食物蛋白质可根据其所含必需氨基酸的种类和数量的不同,分为(　　)、(　　)和(　　)三类。

4. 每日膳食中,糖类、脂类和蛋白质的适宜供热比例分别为(　　)、(　　)和(　　)。

5. 人体水摄入的途径有(　　)、(　　)和(　　)。

6. 一般烹调温度下,维生素 $B_1$ 的损失不大,但遇(　　)易破坏,(　　)是维生素 $B_1$ 的典型缺乏症。

7. 蛋白质是一切生命的基础,它是由(　　)、(　　)、(　　)、(　　)四种元素组成的,其中的(　　)是蛋白质的特征元素。

## 三、判断题

1. 葡萄糖是最甜的一种糖。(　)
2. 动物性食品铁的吸收率均高于植物性食品。(　)
3. 维生素 C 的主要食物来源是新鲜蔬菜和水果。(　)
4. 由于蛋白质对人体相当重要,所以摄入量越多越好。(　)
5. 人体所需要的维生素,完全来自于食物。(　)

## 四、简答题

1. 糖类、脂类、蛋白质对人体的生理功能各表现在哪些方面?
2. 影响钙吸收的因素有哪些?
3. 引起维生素缺乏的原因主要有哪些?

## 五. 论述题

1. 能量摄入过多,对人体健康会产生哪些影响?
2. 中国居民钙的缺乏与哪些因素有关?怎样通过膳食进行预防?
3. 为什么有些微量元素的缺乏呈现出地方性的特点?
4. 营养不良的发生与膳食中哪些因素有关?

## 六. 应用题

记录一天所吃各种食物的种类和数量,对照食物成分表,计算出各种营养素的摄入量,并与推荐摄入量相比较,找出差距和不足。

# 第二章　烹饪原料营养价值

● **学习目标**

1. 了解食物营养价值评定的意义
2. 掌握食物营养价值的概念
3. 掌握植物性、动物性、加工性烹饪原料的营养价值

● **基本内容**

1. 食物营养价值评定的意义及方法
2. 植物性烹饪原料的营养价值
3. 动物性烹饪原料的营养价值
4. 加工性烹饪原料的营养价值

我国幅员辽阔，物产丰富，可供食用的烹饪原料种类繁多。按照烹饪原料的性质和来源，我们将其大致归为三类：①植物性烹饪原料：包括粮谷类、豆类、蔬菜类、水果类、食用菌类、藻类等；②动物性烹饪原料：包括畜禽肉类、水产品类、蛋类、乳类等；③加工性烹饪原料：食用油脂、调味品、饮料类、干货原料类等。

先秦著作《黄帝内经》中提出的“五谷为养，五果为助，五畜为益，五菜为充”的观点，说明在当时人们已经能够对烹饪原料进行合理的分类，进而阐明了粮谷类、水果类、禽畜肉类及蔬菜类与人体健康的关系，很符合现代营养学的平衡膳食原则。各类烹饪原料经过必要的加工，不但能为人们提供日常饮食，满足人们饮食口味的多样化，而且还能够供给人体生长发育所需的各类营养素，对某些疾病还有预防和治疗的功效。所以作为烹饪工作者，有必要掌握各类烹饪原料的营养价值，以便为合理配膳打下坚实的基础。

## 第一节　食物营养价值

随着人们生活水平的日益提高，对饮食的要求也越来越高。人们的饮食观念较以前发生了很大的变化，不再像过去那样只满足于吃饱的基本需求，而是更加注重食物的精致与美味，更加注重饮食的营养与健康。

人们所需的营养素绝大多数来自食物，各式各样的食物是这个丰富多彩的世界及每个人生活的最基本的组件之一。但一些人却缺乏健康的、正确的“吃”的观念与方法，所以常常因难耐口腹之欲，以致长期饮食不当而吃出疾病来。一些人认为食物的价

格与食物的营养价值是成正比的，食物价格越高，营养价值也越高，其实这是一种错误的观念。

食物的营养价值指的是某种食物中所含的热能和营养素能够满足人体需要的程度。食物营养价值的高低，与食物的价格没关系，而是取决于食物中所含营养素的种类是否齐全，数量的多少及其相互比例是否适宜。

在自然界，可供人类食用的食物种类繁多，但是除母乳能满足4~6个月以内婴儿的全部营养需要外，世界上再没有其他食物能够达到这一要求。为了满足机体对营养素的需求，最佳方法是将多种食物搭配在一起，混合食用。如果利用得当、搭配的合理，就能使膳食中所含的营养素得到互补，从而保证人体正常的生长发育与健康。反之，就可能造成某些营养素不足或缺乏而引起营养缺乏病。

## 一、评定食物营养价值的意义

1. 全面了解各种食物营养素的构成及含量的特点，最大限度地利用食物资源，并开发利用新的食物资源。

2. 了解各类食物在收获、加工、储存等过程中可能存在的影响原料营养价值的因素，以便在烹饪加工过程中对食物质量进行有效的控制，提高食物的营养价值。

3. 指导科学配膳，使烹饪原料的选择与搭配更加合理。

评定食物的营养价值时，除了考虑以上几种因素外，还应考虑非营养素类的物质。如动物性食物中的含氮物质，蔬菜和水果中的色素、有机酸等，对提高食物的消化率都有重要的意义。植物性食物如大豆中存在的抗胰蛋白酶因子，生鸡蛋中含有的抗生物素蛋白，菠菜、苋菜、竹笋中存在的草酸、植酸，高粱中含有的单宁等抗营养因子都会影响人体对食物中营养素的消化和吸收，在烹饪过程中应尽量除去，以提高食物的营养价值。

此外，食物的产地、规格、收获季节、储存、加工、烹调方法等因素也会影响食物的营养价值。

## 二、食物营养价值评定

评定食物的营养价值常从原料中营养素的种类是否齐全、数量多少、相互比例是否适宜以及是否容易消化吸收等方面进行分析。

### （一）营养素的种类及含量

当评定食物中某营养素的营养价值时，应对其所含营养素的种类及含量进行分析确定。食物中所提供营养素的种类和相对含量，越接近于人体需要或组成，该食物的营养价值就越高。

### （二）营养素质量

评定食物的营养价值时，营养素的质与量同样重要。其中质的优劣体现在氨基酸的组成及营养素可被消化利用的程度，量的优劣则体现在脂肪酸的组成、脂溶性维生素的含量等方面。比如干鱼翅，蛋白质的含量约为80%，但由于其必需氨基酸的组成不合理，被人体利用的程度不高，因此，我们认为鱼翅的营养价值并不高。

（三）营养素在加工烹调过程中的变化

食物经过加工烹调，可以改变它的感官性状，而且有利于人体的消化吸收。但加工烹调会使食物中的某些营养素发生变化，从而影响其营养价值。如米、面加工精度过高，淘洗次数太多，烹调温度过高，将损失较多 B 族维生素，使营养价值降低；大豆通过加工成豆腐等豆制品，去除或破坏了大豆中的抗营养因子，明显提高了大豆蛋白质的营养价值。因此，食物加工烹调时使用的方法是否合理，直接关系食物营养价值的高低。

有专家推荐将营养质量指数（index of nutrition quality，INQ）作为评价食物营养价值的指标。即营养素密度（某营养素占供给量的比）与热能密度（该食物所含热能占供给量的比）之比。

$$\text{INQ}=\frac{\text{某营养素密度}}{\text{热能密度}}=\frac{\text{某营养含量/该营养素供给量标准}}{\text{所产生的热能/热能的供给量标准}}$$

分析：INQ = 1，表示该食物营养素与热能的供给达到平衡；INQ > 1 表示该食物营养素的供给量高于热能；INQ < 1 表示该食物中营养素的供给少于热能的供给，长期摄入会发生营养不平衡（营养不足或热能过剩），说明该食物营养价值比较低。

下面分别以 100 克重量的鸡蛋、大米、大豆为例，按照成年男子轻体力劳动的营养素供给量标准，根据食物成分表中各类食物的营养素含量，计算出鸡蛋、大米、大豆中主要营养素的 INQ 值。鸡蛋、大米、大豆中几种营养素的 INQ 值，如表 2 – 1 所示。

**表 2 – 1　鸡蛋、大米、大豆中几种营养素的 INQ 值（/100g）**

| 成年男子轻体力劳动的营养素供给标准 | 热能（kJ） | 蛋白质（g） | 视黄醇（μg） | 硫胺素（mg） | 核黄素（mg） |
|---|---|---|---|---|---|
| | 10042 | 7.5 | 800 | 1.4 | 1.4 |
| 100g 鸡蛋 | 653 | 12.8 | 194 | 0.13 | 0.32 |
| INQ | | 2.62 | 3.73 | 1.43 | 3.52 |
| 100g 大米 | 1456 | 8.0 | – | 0.22 | 0.05 |
| INQ | | 0.74 | – | 1.08 | 0.25 |
| 100g 大豆 | 1502 | 35.1 | 37 | 0.41 | 0.20 |
| INQ | | 3.13 | 0.31 | 1.96 | 0.96 |

由表 2 – 1 可以看出，通过计算某种食物的 INQ 值就可得知其营养质量的优劣，食物 INQ 值是评价食物营养价值的简明指标。

## 第二节　植物性烹饪原料营养

植物性烹饪原料的种类繁多，是烹饪原料的重要组成部分，也是我国居民膳食结构的主体。实践证明，植物性烹饪原料作为人们日常生活必不可少的食物，不仅对许多疾病有预防和治疗的功效，而且对美容保健、滋补身体、延缓衰老有独特功效。下面，我们就来分析一下各类植物性烹饪原料的营养价值。

## 一、粮谷类营养价值分析

粮谷类食物在我国居民每日膳食中占有重要地位，是蛋白质、热能以及一些无机盐和B族维生素的重要来源。粮谷类食物包括稻米、小麦、玉米、甘薯、高粱、大麦、燕麦、小米、荞麦和青稞等。

(一)粮谷类的基本结构及营养素分布

各类粮谷种子的形态和大小虽然不同，但都有相似的结构。粮谷类的基本结构主要为谷皮、胚乳和胚芽三部分。见图2－1谷粒的纵切面示意图。

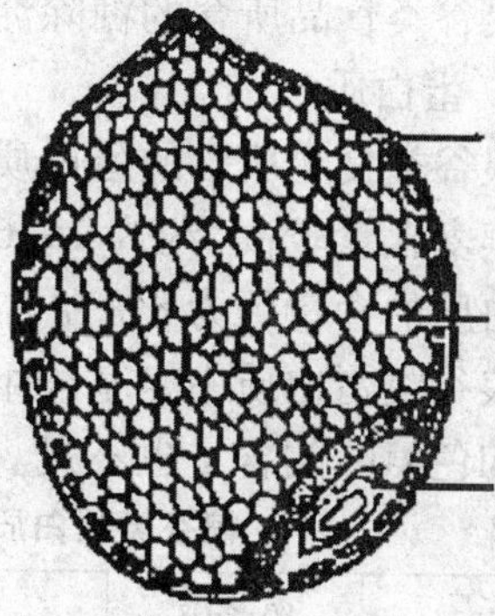


图2－1　谷粒的纵切面示意图

1. 谷皮。是谷粒外部的数层被覆物，包括果皮、种皮和糊粉层等，约占谷粒总重的13%～15%。主要由纤维素、半纤维素和木质素组成，并含有少量蛋白质、脂肪、B族维生素和钙、磷、铁等无机盐。

谷皮和胚乳之间的糊粉层则含有较多蛋白质、脂肪和碳水化合物，矿物质的含量也较高。由于大多数情况下谷皮被加工去掉，故营养意义不大。

2. 胚乳。是种粒的主要部分，约占全粒重量的83%～87%。整个谷粒所含的淀粉几乎全部集中在胚乳中，其次为蛋白质，为种粒含量的四分之三左右，而脂肪、无机盐、维生素及纤维素的含量则非常低。

3. 胚芽。位于谷粒的一端，占谷粒重量的2%～3%，是种子发芽的关键部位。谷粒中脂肪、蛋白质、无机盐、维生素和酶类的含量都很丰富，其中蛋白质的含量占全粒总量的8%。胚芽由于脂肪和纤维素的含量高，所以质地松软而有韧性。胚芽本身不易粉碎，故在碾磨加工时，整个胚芽与胚乳完全分离，而转入副产品糠麸中去，从而使各种营养物质尤其是B族维生素、无机盐和纤维素大量受损。因此，加工粮谷时，既要使粮谷有较高的消化吸收率及良好的感官性状，又要最大限度地保留其中的营养成分。粮谷类不同部位营养素分布如表2－2所示。

表2－2　粮谷粒不同部位营养素分布(%)

| 部　位 | 蛋白质 | 硫胺素 | 核黄素 | 烟　酸 | 泛　酸 | 吡哆醇 |
|---|---|---|---|---|---|---|
| 谷　皮 | 19 | 33 | 42 | 86 | 50 | 73 |
| 胚　乳 | 70 | 75 | 3 | 32 | 12 | 43 |
| 芽 | 8 | 64 | 26 | 2 | 7 | 21 |

从表2－2中可以看出，胚乳中蛋白质、硫胺素的含量较高，核黄素、烟酸、泛酸、吡哆醇的含量以谷皮中居多。谷粒所含的营养素主要集中在谷皮和胚乳中。

(二)粮谷类的营养价值分析

粮谷类食物的主要营养成分为碳水化合物，其次为蛋白质、B族维生素及一部分无机盐。粮谷类食物蛋白质的含量虽然不多，但因其在我们膳食中所占的比重很大，故其仍为供给我们每日膳食中蛋白质的重要来源。

1. 糖类（碳水化合物）

粮谷类食物含糖量较高，约为50%～70%。主要以淀粉为主，集中在胚乳的淀粉细胞中。粮谷中的淀粉有两种不同的存在形式，即直链淀粉与支链淀粉。不同品种粮谷类所含的淀粉形式也不同，一般品种直链淀粉的含量约为20%～25%，糯米中的淀粉则几乎全为支链淀粉。粮谷类食品所含的糖大部分为人体所利用，如小麦所含的糖有93%能被利用，大米有95%能被利用。所以说粮谷类食品是供给人体热能最理想和最经济的来源。

粮谷类食品所含的糖除淀粉外，还有少量的糊精、戊聚糖、葡萄糖和果糖等。

2. 蛋白质

粮谷类食物所含的蛋白质是人体蛋白质的重要来源，其含量一般在8%～15%之间。燕麦含量较高，约为15.6%；其次为青稞，约为13.4%；小麦约为10%；稻米及玉米蛋白质的含量约为8%左右。

粮谷类蛋白质中氨基酸组成极不平衡，多以赖氨酸为第一限制氨基酸，蛋氨酸、苏氨酸和色氨酸的含量也不足。粮谷类蛋白质中必需氨基酸的含量，如表2－3所示。

表2－3　**粮谷类蛋白质中必需氨基酸（mg/100g蛋白）的含量及比较**

| 必需氨基酸 | 氨基酸记分模式 | 籼米 | 粳米 | 糯米 | 小麦 | 玉米 | 小米 | 高粱 | 甘薯 | 马铃薯 |
|---|---|---|---|---|---|---|---|---|---|---|
| 赖氨酸 | 55 | 38 | 35 | 31 | 24 | 37 | 28 | 22 | 26 | 93 |
| 蛋氨酸 | 35 | 19 | 17 | 19 | 14 | 18 | 30 | 17 | 15 | 30 |
| 色氨酸 | 10 | 16 | 17 | 12 | 12 | 7 | 20 | 10 | 15 | 32 |
| 亮氨酸 | 70 | 90 | 84 | 86 | 71 | 152 | 149 | 160 | 55 | 113 |
| 异亮氨酸 | 40 | 34 | 35 | 44 | 36 | 33 | 38 | 37 | 31 | 70 |
| 缬氨酸 | 50 | 55 | 54 | 61 | 42 | 50 | 55 | 52 | 64 | 113 |
| 苏氨酸 | 40 | 39 | 39 | 36 | 31 | 44 | 47 | 36 | 37 | 71 |
| 苯丙氨酸 | 60 | 47 | 48 | 50 | 45 | 50 | 56 | 54 | 49 | 81 |

表中各栏数字和氨基酸记分模式的差别可采取赖氨酸强化的方法来补足，即在面粉中加入0.3%的赖氨酸，或利用蛋白质互补的方法，把几种食物搭配在一起混合食用。如将大豆制品、蛋类、鱼类、奶类、肉类等食品选择一种或几种与粮谷类混食，即可显著提高蛋白质的营养价值。

3. 脂肪

粮谷类脂肪含量较少，主要存在于胚芽中，仅为谷粒重量的1%～2%，且多为不饱和脂肪酸。其中亚油酸占60%，有良好的保健功能。此外，还含有少量的植物固醇（谷固醇）和卵磷脂。这些物质有降低胆固醇和防止动脉硬化等作用。

4. 维生素

粮谷类含有丰富的B族维生素，如硫胺素、核黄素、尼克酸和吡哆醇等，主要存在于胚芽和谷皮中。其中胚芽中还含有较多的维生素E，小米、甘薯中含有少量的胡萝卜素。

市面上出售的精白米经多次的碾磨加工，大部分谷皮的胚芽被弃掉，仅剩下胚乳部分，使B族维生素、无机盐和纤维素大量受损。而糙米则是粮谷类除去一些外层，大部分谷皮、胚芽和胚乳得以保留。糙米与精米营养成分的比较，如表2－4所示。

表2-4 糙米与精米营养成分的比较(/100g)

| 等级 | 蛋白质(g) | 脂类(g) | 糖类(g) | 纤维(g) | 灰分(mg) | Ca(mg) | P(mg) | Fe(mg) | $VB_1$(mg) | $VB_2$(mg) | $V_A$(mg) | $V_E$(mg) | 水分(%) | 热量(卡) |
|---|---|---|---|---|---|---|---|---|---|---|---|---|---|---|
| 糙米 | 7.4 | 2.3 | 72.5 | 1.0 | 1.3 | 10 | 300 | 1.1 | 0.36 | 0.10 | 0 | 0 | 15.5 | 337 |
| 精米 | 6.2 | 0.8 | 76.6 | 0.3 | 0.6 | 6 | 150 | 0.4 | 0.09 | 0.03 | 0 | 0 | 15.5 | 351 |

从糙米与精米营养成分的比较,我们可得知糙米中的各种营养物质,尤其是B族维生素、无机盐和膳食纤维比精白米丰富得多。所以说精米的营养成分不及糙米,道理即在于此。

5. 无机盐

粮谷类无机盐总量约为1.5%~3.0%,大部分集中在谷皮和胚芽中。在谷粒各部分的比例极不平衡,其中以磷的含量最多,约为无机盐总量的50%~60%。粮谷中钙含量并不高,每100克约为40~80毫克,含铁量更少,每100克约为1.5~3.0毫克。此外还有少量的钾、铜、锰、锌、硒等元素,绝大部分以植酸盐的形式存在。因其消化吸收较差,故可用酵母菌发酵,以提高其吸收率。

## 二、豆类营养价值分析

豆类的品种很多,按照其营养组成特点,豆类可分为两大类:一类是以含蛋白质、脂肪为主的大豆,主要包括黄豆、黑豆、青豆等;另一类则是以含蛋白质和糖类为主的其他豆类,主要包括蚕豆、豌豆、芸豆、绿豆、红小豆、豇豆等。

(一)豆类的营养价值分析

豆类所含的营养素全面、丰富,有非常好的保健作用,不论对增加蛋白质供应,还是对预防心血管病,都非常有益。因此民间有“宁可一日无肉,不可一日无豆”之语。

1. 豆类的营养价值分析

(1)蛋白质

大豆中含有35%~40%的蛋白质,是天然食物中蛋白质含量最高的食品。大豆中所含的蛋白质是等量的大黄鱼、瘦猪肉或鸡蛋所含蛋白质的两倍多。其他豆类的蛋白质含量也高于谷类,通常含量为20%~30%。大豆蛋白是来自植物食品的优质蛋白质,其氨基酸组成和比例较适合人体需要。大豆氨基酸组成,如表2-5所示。

表2-5 大豆氨基酸组成(mg/g)

| 种类 | 异亮氨酸 | 赖氨酸 | 亮氨酸 | 蛋氨酸+胱氨酸 | 苯丙氨酸+酪氨酸 | 苏氨酸 | 色氨酸 | 缬氨酸 |
|---|---|---|---|---|---|---|---|---|
| 大豆蛋白质 | 70 | 50 | 85 | 28 | 88 | 42 | 14 | 53 |
| 理想蛋白质 | 55 | 40 | 70 | 35 | 60 | 40 | 10 | 50 |
| 全蛋蛋白质 | 70 | 54 | 86 | 57 | 93 | 47 | 17 | 60 |

从上表可以看出,大豆中各种氨基酸的含量都很丰富。粮豆混食,可以弥补谷类氨基酸摄入的不足,因此,大豆是谷类理想的互补食品。

(2)脂肪

大豆中脂肪的含量为15%~20%,其他豆类低于2%。大豆脂肪含有多种人体所必需的不饱和脂肪酸,其中亚油酸占55%、油酸占35%、亚麻酸占6%左右、磷脂占1.64%,此外大豆中还含有少量的豆固醇,可起到抑制机体吸收动物性食物所含胆固醇的作用。大豆中含有的大豆皂甙可降低血液中胆固醇的含量,因此,大豆被推荐为防治冠心病、高血压、动脉粥样硬化等疾病的理想产品。

(3)糖类

大豆含糖量约为25%~30%,其他豆类含糖量约为50%~60%。大豆中所含糖类有一半可被消化吸收,为可利用的淀粉、阿拉伯糖、半乳聚糖和蔗糖,另一半为存在于大豆细胞壁中,为人体不能消化吸收的棉籽糖和水苏糖等。这是食用大豆时产生胃肠胀气的原因,制作大豆食品时必须除掉这些不易消化的成分,才可以放心食用。

(4)维生素

豆类含有丰富的维生素B族和维生素E,每100克大豆中维生素E含量约为18.9毫克、硫胺素含量为0.79毫克、核黄素含量为0.25毫克、尼克酸含量为2.1毫克,比粮谷类多数倍,此外还含有少量的胡萝卜素。

(5)无机盐

豆类中无机盐总量为2%~3%,其中钙、磷、铁含量较丰富。每100克豆类中钙含量为367毫克、磷含量为571毫克、铁含量为11毫克,均高于粮谷类食物。

2. 豆类中的抗营养因素

(1)胰蛋白酶抑制剂

生豆粉中含有此种因子,以胰蛋白酶因子存在最普遍,对人体胰蛋白酶的活性有部分抑制作用,妨碍蛋白质的消化吸收。

(2)豆腥味

大豆中含有很多酶,产生豆腥味及其他异味的主要是脂肪氧化酶的作用。采用95℃以上高温加热10~15分钟等方法可脱去部分豆腥味。

(3)胀气因子

主要是大豆低聚糖的作用。是生产浓缩和分离大豆蛋白时的副产品。大豆低聚糖可不经消化直接进入大肠,为双歧杆菌所利用,并有促进双歧杆菌繁殖的作用,对人体产生有利影响。

(4)植酸

大豆中存在的植酸可与锌、钙、镁、铁等元素螯合,影响它们的吸收作用。植酸可溶解,但对蛋白质影响不大。

(5)皂甙和异黄酮

大豆中的皂甙和异黄酮有抗氧化、降低血脂和血胆固醇的作用。近年来的研究发现了其更多的保健功能。

(6)植物红细胞凝集素

大豆中的植物红细胞凝集素为一种蛋白质,可影响动物生长,加热即被破坏。

综上所述，大豆的营养价值很高，但存在诸多抗营养因素。大豆蛋白的消化吸收率不高，但经加工制成豆制品后，其消化率明显提高。近年来的多项研究表明，大豆中的多种抗营养因子有良好的保健功能，随着大豆异黄酮等产品的开发，大豆研究逐渐成为营养领域的研究热点之一。

（二）豆类制品的营养价值分析

获取豆类中各类营养素的途径一般是通过食用豆制品，而加工方法不同的豆制品，其营养特点也稍有侧重。我国人民食用的传统豆制品主要有：豆腐及其制品、豆浆、豆芽以及发酵豆制品等。

1. 豆腐及其制品

豆腐是我国的一种传统食品，深受人民的喜爱。根据原料的不同可分为南豆腐和北豆腐两种。豆腐营养价值较高，蛋白质含量约为5%～6%，超过牛奶和羊奶，在国外有“中国牛奶”之称。豆腐中脂肪含量为0.8%～1.3%，碳水化合物含量为2.8%。豆腐在加工过程中除去了大量的膳食纤维，各种营养素的利用率都有所提高，如整粒大豆蛋白质的消化率为65%左右，加工成豆腐后，蛋白质的消化率提高至92%～96%。此外，钙、铁、锌等无机盐的消化率也有所提高。豆腐因此成为老人、孕妇、产妇的理想食品。豆腐也是儿童生长发育的重要食物，脑力工作者、经常加夜班者也非常适合食用。

豆腐干、豆腐干丝、百叶（千张）等的蛋白质含量也较高，达17%～45%。加工中，大部分纤维素、可溶性碳水化合物被去除，胀气因子（水苏糖与棉籽糖）明显降低，抗胰蛋白酶被破坏，因此，其消化率明显提高。

2. 豆浆

豆浆是一种老少皆宜的营养食品，在欧美享有“植物奶”的美誉。豆浆中蛋白质的含量为2.5%～5%，脂肪含量不高，约为0.5%～2.5%；碳水化合物的含量在1.5%～3.7%之间。豆浆含有丰富的硫胺素、核黄素和尼克酸。豆浆除含钙量比豆腐略低外，其他营养素的含量和豆腐基本一致。豆浆中蛋白质的利用率高达80%以上，且含大豆皂甙，能抑制体内脂质过氧化、消除自由基，非常适合于中老年人饮用。制作豆浆时，加热煮沸必须充分，才能破坏大豆中的胰蛋白酶抑制剂，促进蛋白质的消化吸收，避免其对消化道刺激，引起恶心、呕吐等症状。

3. 发酵豆制品

发酵豆制品包括豆豉、豆汁、黄酱、臭豆腐及各种腐乳等。由大豆经加工、发酵等工艺处理，破坏了纤维素组成的细胞膜，使大豆蛋白与人体消化酶接触，破坏了胰蛋白酶抑制剂，产生多种具有特殊香味的有机酸、醇、脂、氨基酸，更易被人体消化吸收。一些营养素的含量也稍有增加，如湖南豆豉中铁元素和核黄素的量均明显高于大豆中的含量，促进人体造血的维生素 $B_{12}$ 含量也有所增加。发酵豆制品是更年期妇女、糖尿病和心血管病患者的理想食品。

4. 豆芽

豆芽菜是一种营养丰富、经济便宜的食物。大豆、绿豆均可制豆芽，豆芽菜一年四季均可生产。豆芽菜中蛋白质的含量比一般大众化蔬菜含量高出10倍以上，脂肪和碳水化合物的含量也比其他蔬菜高得多。豆芽营养素种类几乎均同于大豆、绿豆原材料。豆类发芽后还可产生抗坏血酸，每100克黄豆芽中抗坏血酸含量可达17～25毫克，绿豆芽可达到30毫克/100克。对于缺乏新鲜蔬菜与水果的地区,豆芽可作为抗坏血酸的主要食物来源。

## 三、蔬菜类营养价值分析

蔬菜是人类膳食中的重要食物,在饮食行业的应用也比较广泛。有些菜肴用蔬菜作主料,有些菜肴用蔬菜作配料,还有些菜肴用蔬菜作为点缀。蔬菜中含有丰富的无机盐和维生素,是膳食中β-胡萝卜素、抗坏血酸、核黄素、铁、钙等营养素的主要来源。蔬菜中的许多成分具有很强的抗氧化能力,对保持健康有重要作用。一些色素、有机酸、芳香物质等还赋予蔬菜良好的感官性质,对增加食欲、促进消化吸收有着重要的意义。

(一)蔬菜类的营养价值分析

1. 维生素

蔬菜中含有多种维生素,特别是维生素C与胡萝卜素,在我国传统膳食结构中占有很大比例。维生素A和维生素D在蔬菜中的含量不高。

(1)维生素C

维生素C又称抗坏血酸,是一种水溶性维生素。主要分布在代谢旺盛的叶、花、茎等组织器官中,与叶绿素的分布相平行。每100克蔬菜中维生素C的含量多数在30毫克以上,个别可达100毫克以上。如青椒144毫克/100克、草头118毫克/100克、柿子椒72毫克/100克、菜花61毫克/100克、雪里蕻52毫克/100克、苦瓜56毫克/100克、油菜36毫克/100克等。根茎类与茄果类维生素C的含量相对较低,如黄瓜、番茄等,但由于其可以生食,不会因烹饪过程而破坏维生素C,其利用率较高。

(2)β-胡萝卜素(维生素A原)

β-胡萝卜素属于多烯类有色化合物,一般在各种绿色、红色、橘黄色、紫色蔬菜等深色蔬菜中的含量较浅色蔬菜的含量多。如菠菜、韭菜、芹菜叶、油菜、荠菜、胡萝卜等含量大约在3毫克/100克左右,而菜花、白萝卜等的含量只有0.02毫克/100克左右,相差较大,在膳食调配时应注意蔬菜色泽的搭配。

(3)维生素$B_2$

维生素$B_2$又称核黄素,也是一种水溶性维生素。一般蔬菜中含量很少,深色蔬菜如油菜、苋菜、青蒜、四季豆、毛豆等有一定含量,每100克含量在0.10~0.16毫克之间。蔬菜中还含有维生素A、维生素D等营养素,但一般含量不高。

2. 无机盐

蔬菜类是人体所需无机盐的重要来源,主要有钾、钠、钙、镁、磷、氟等,不但可以补充人体的需要,对机体的酸碱平衡也有重要的意义。钙在绿叶类蔬菜中的含量一般为100毫克/100克以上,但一些蔬菜中含有很高的草酸,与所含的钙发生化学反应,生成草酸钙,影响人体对钙的消化吸收。几种蔬菜中钙和草酸的含量如表2-6所示。

表2-6　　几种蔬菜中钙和草酸的含量(mg/100g)

| 蔬菜名称 | 钙 | 草酸 |
|---|---|---|
| 大蕹菜 | 224 | 691 |
| 芋禾杆 | 40 | 298 |
| 厚皮菜 | 64 | 471 |
| 苋　菜 | 359 | 1142 |
| 圆叶菠菜 | 102 | 606 |
| 折耳菜 | 121 | 1150 |

此外,蔬菜类还含有铁、铜、锌、碘、钴、钼、锰等微量元素。如铁在蔬菜中的含量一般为1~2毫克/100克。蔬菜中含有的膳食纤维可减少机体对胆固醇的吸收,所以多吃蔬菜有利于预防动脉粥样硬化。

3. 糖类

蔬菜中所含的碳水化合物包括淀粉、糖、纤维素、半纤维素、果胶以及木质素等。不同蔬菜中的含量有很大不同,一般蔬菜中淀粉的含量只有2%~3%。根茎类的藕和甘薯中含淀粉较高,约15%~30%。南瓜、胡萝卜、西红柿等有甜味的蔬菜含有的糖分和果胶也较高。叶菜类和根茎类蔬菜还含有较多的纤维素和半纤维素等。

4. 蛋白质和脂肪

多数蔬菜类蛋白质含量都很少,仅含1%~3%,但鲜豆类中的毛豆、蚕豆、豌豆、发芽豆中蛋白质含量可达12%左右。蔬菜类的脂肪含量更为有限,有的仅为0.5%,个别品种甚至不及0.1%。日常饮食中需补充蛋白质和脂肪含量丰富的动物性食品,以保证机体对营养素的需求。

5. 芳香物质、色素及酶类

一些蔬菜中还含有芳香物质,如芫荽、茼蒿、芹菜等具有天然的香气。用作调味的葱、姜、蒜等原料本身具有挥发性,经油炸后还能赋予其他原料以特殊的香气,刺激食欲,有利于人体的消化吸收。

蔬菜中还含有多种色素,如胡萝卜素、叶绿素、花青素、番茄红素等,能赋予蔬菜以不同的色泽。制作菜肴时,将各种不同颜色的蔬菜合理地搭配在一起,能给人的视觉一种美的享受,增进食欲。

蔬菜中除了含有上述物质,还含有酶类、杀菌物质和一些具有特殊功能的物质。如萝卜中还有淀粉酶,生食可助消化。大蒜中含有植物杀菌素和含硫的香精油,生食可以预防肠道传染病,并有刺激食欲的作用。

(二)野菜的营养价值

野菜中胡萝卜素、核黄素、抗坏血酸等维生素的含量较一般蔬菜高。蛋白质的氨基酸组成比较平衡,含量稍高于蔬菜。但需注意的是,食用野菜前要弄清楚其是否含有毒性成分,以及如何烹调。无毒野菜,如刺儿菜、苜蓿、野苋菜等,可以直接生食或烹调。常见野菜的营养价值,如表2-7所示。

表2-7 常见野菜的营养价值(g/100g)

| 野菜 | 蛋白质含量 | 钙含量 | 铁含量 | 胡萝卜素含量 | 核黄素含量 | 抗坏血酸含量 |
|---|---|---|---|---|---|---|
| 荠菜 | 5.3 | 420 | 6.3 | 3.20 | 0.19 | 55 |
| 草头 | 4.2 | 168 | 4.8 | 3.48 | 0.22 | 85 |
| 马兰头 | 5.4 | 285 | 9.5 | 3.15 | 0.36 | 36 |
| 香椿 | 5.7 | 110 | 3.4 | 0.93 | 0.13 | 56 |

## 四、水果类营养价值分析

我国地域辽阔,气候水土类型多样,栽培和野生果实资源十分丰富。据统计,我国果类资源跨37科,分属300多种,品种达1000多个。水果在烹饪中应用很广,从日常小吃到豪华宴会,都有果品的应用。水果类的营养价值与新鲜蔬菜相近,但有其特点。

(一)维生素

水果类是人体维生素的重要食物来源,以维生素C含量为最多。据营养专家分析,新鲜大枣中维生素C的含量为300~600毫克/100克,是一般水果含量的30~100倍。酸枣中维生素C的含量更高,可达830~1170毫克/100克。此外山楂的含量为90毫克/100克、鲜荔枝的含量为41毫克/100克、柑橘的含量为40毫克/100克左右。但水果中维生素C的含量也并非都很高,苹果、梨等的含量不足5毫克/100克,杏、枇杷小于2毫克/100克。

胡萝卜素在一些水果中含量较高,如芒果中含量为8050微克/100克、柑橘类含量为800微克~5140微克/100克、枇杷含量为700微克/100克、杏含量为450微克/100克、柿子含量为440微克/100克,苹果、梨、桃、葡萄、荔枝等水果胡萝卜素的含量较少。

(二)无机盐

水果类也是人体摄取无机盐的重要来源。水果中含有较丰富的钙、钾、钠、镁等元素,但不同种类的水果含量差别很大。以含钙量为例,不同水果含钙量分别为:山楂68毫克/100克、柑橘56毫克/100克、草莓32毫克/100克、杏26毫克/100克、苹果11毫克/100克、桃10毫克/100克、香蕉9毫克/100克。人们在进餐时所吃的食物大部分呈酸性,饭后最好能补充一些呈碱性的水果,以维持酸碱平衡,增进人体的健康。

(三)糖类

水果中的碳水化合物以糖、淀粉为主,膳食纤维和果胶的含量也很丰富。仁果类水果如苹果、梨以果糖为主,葡萄糖和蔗糖含量相对比较少;浆果类水果如葡萄、草莓、猕猴桃等主要含葡萄糖和果糖;核果类水果如桃、杏等以蔗糖为主。

水果未成熟时,所含的碳水化合物以淀粉为主,随其成熟转化为糖。随着含糖量的上升,水果中糖与酸(有机酸)的比例发生了改变。成熟的水果,酸度降低,甜度增高。

水果中膳食纤维的成分,主要以果胶类物质为主。膳食纤维具有促进胃肠蠕动的作用,是天然的缓泻剂。果胶类物质具有很强的凝胶力,所以食品行业常常将果胶类物质含量丰富的山楂、海棠、苹果、柑橘等水果加入适量的糖和酸加工制成果酱、果冻等产品。

（四）芳香物质、色素及有机酸

水果中存在油状挥发性化合物，含有醇、酯、醛、酮等，从而构成了水果的独特香气。

水果中含有一定量的色素，赋予水果不同的色泽。使水果呈紫红色的色素是花青素，使水果呈黄色的色素主要是胡萝卜素，其中β-胡萝卜素可部分转化为对人体具有生理活性的维生素A，有益人体健康。

水果富含有机酸，如苹果酸、柠檬酸、酒石酸等，此外还含有微量的琥珀酸、苯甲酸、醋酸等。有机酸因水果种类、品种和成熟度不同而有所差异。有机酸能促进食欲，有利于食物的消化。有机酸还可以使维生素C保持稳定性，同时也是水果具有酸味的原因。

## 第三节　动物性烹饪原料营养

动物性原料主要包括畜禽肉类、水产品类、蛋类、乳类四大类，是烹饪原料的重要组成部分。动物性原料含有的营养物质，对人体生长发育、细胞组织的再生和修复，以及增强体质有重要意义。恩格斯曾经说过："假如不肉食，人类就不能发展到现在这个地步……"由此可见，动物性食品在膳食中的地位是非常重要的。

### 一、畜、禽肉类营养价值分析

肉类主要分为畜肉和禽肉两种。

（一）畜肉类营养价值分析

畜肉类食物包括猪、牛、羊等牲畜的肌肉、内脏及制品等。它们的化学组成与人体的肌肉很接近，能供给人体所必需的氨基酸、脂肪、无机盐和维生素等营养素。畜肉类食物的吸收率高，饱腹作用大，味美，可以烹调成各种各样的菜肴，其营养价值和食用价值都很高。

1. 蛋白质

畜肉的肌肉和部分内脏组织如肝脏、肾脏、心脏等所含蛋白质十分丰富，可达到10%～20%。肌肉中蛋白质，主要为肌浆中的蛋白质（20%～30%）、肌原纤维中的蛋白质（40%～60%）以及间质蛋白（10%～20%）。前两类蛋白质均属于完全蛋白质，其氨基酸组成和比例，与人体蛋白质的组成模式较接近，故消化率与生物学价值均较高。但间质蛋白如胶原蛋白和弹性蛋白，由于其组成中色氨酸、酪氨酸及蛋氨酸含量极少，属于不完全蛋白，生物利用率很低。

2. 脂肪

一般畜肉类的脂肪含量为10%～30%，肥肉高达90%。畜肉类脂肪以饱和脂肪酸为主，熔点较高。主要成分为甘油三酯，还含有少量的卵磷脂、胆固醇、游离脂肪酸及色素。如每100克肥的猪、牛、羊肉中胆固醇的含量达100～200毫克，每100克内脏器及脑中胆固醇的含量达2000～3000毫克。故患有血脂疾病的人，肉类不是理想的食品。畜肉类烹饪原料的脂肪含量与发热量成正比，但与消化率成反比。

3. 糖类

畜肉类烹饪原料碳水化合物的含量比较低,约为1% ~5%,主要以葡萄糖和糖原的形式存在于肝脏和肌肉组织中。健康牲畜若宰前休息好,糖原含量就高。牲畜宰后,畜肉在保存过程中由于酶的分解作用,糖原含量下降,乳酸含量相应增高,因而畜肉类的PH值逐渐下降。

4. 维生素

畜肉类烹饪原料的肌肉组织中硫胺素、核黄素、尼克酸等含量较多。畜肉的脏器中,以肝脏维生素含量最为丰富。畜肉类肝脏除含有较多的B族维生素外,还含有一定量的视黄醇和维生素D,及少量的硫胺素和抗坏血酸等。

5. 无机盐

畜肉类无机盐的含量一般为0.8% ~1.2%,是铁、锌、铜等元素的良好来源。畜肉类铁的存在形式有40%左右是血红素铁,由于不受膳食因素的干扰,其生物利用率高。内脏器官无机盐含量比肌肉丰富,如猪肝的含铁量比猪肉多5倍,牛肝的含铜量比牛肉含铜量高20倍左右,所以动物肝脏是治疗营养性贫血的一种良好食物。猪血中铁的含量十分丰富,可作为补铁的食物来源。畜肉中的钙质主要集中在骨骼组织中,肌肉组织中钙含量不高。畜肉类还含有成酸元素如硫、磷、氯等。所以,畜肉类食品在体内代谢后,会产生酸性产物,食用过多会影响体内的酸碱平衡。猪肉及内脏主要营养素含量如表2-8所示。

表2-8　猪肉及内脏主要营养素含量(100g)

| | 蛋白质(g) | 脂肪(g) | 钙(g) | 铁(g) | 视黄醇当量(μg) | 硫胺素(mg) | 核黄素(mg) | 胆固醇(mg) |
|---|---|---|---|---|---|---|---|---|
| 猪肉(瘦) | 20.3 | 6.2 | 6 | 3.0 | 44 | 0.54 | 0.10 | 79 |
| 猪心 | 16.6 | 5.3 | 12 | 4.3 | 13 | 0.19 | 0.48 | 151 |
| 猪肝 | 19.3 | 3.8 | 6 | 22.6 | 4972 | 0.21 | 2.08 | 288 |
| 猪肾 | 15.4 | 3.2 | 12 | 6.1 | 41 | 0.31 | 1.14 | 354 |
| 猪脑 | 10.8 | 9.8 | 30 | 1.9 | – | 0.11 | 0.19 | 2571 |

6. 含氮浸出物

畜肉类食品肉味香美是因为肉中有"含氮浸出物",这是在烹煮过程中从原料中析出的一类能溶于水的含氮物质的总称,包括核苷酸、肌苷、游离氨基酸、嘌呤碱等。非氮浸出物有糖原、葡萄糖、琥珀酸、乳酸等。肉汤中的含氮浸出物越多,味道越鲜美,刺激胃液分泌的作用越大,越有利于消化吸收。一般来说,幼小动物比成年动物的肉浸出物要少。

(二)禽肉类营养价值分析

禽肉类原料包括家禽和野禽的肌肉、内脏及其制品,主要有鸡、鸭、鹅、鹌鹑等。禽肉类具有肉质细嫩,营养丰富,易于消化,肉味鲜美的特点。禽肉类所含的营养成分主要有蛋白质、无机盐和维生素等。与畜肉类相近,但仍存在差别。

1. 蛋白质

禽肉类的蛋白质含量比畜肉类略高,可达20%以上,属于完全蛋白质。氨基酸评分可达到95以上,生物学价值在90左右。禽肉结缔组织的含量较畜肉类要少,所以禽肉类比畜肉类肉质更细嫩,味道更鲜美,更易于人体消化吸收。各种禽肉类中蛋白质含量以鸡肉为最高,达23.3%,鸭、鹅肉次之。由此可见,禽肉类是人体所必需的蛋白质的良好来源。

2. 脂肪

禽肉类烹饪原料脂肪含量较低且差别较大。野生禽类如鹌鹑、野鸭等的脂肪含量低于鸡、鸭、鹅等家禽的脂肪含量。家禽中以鹅肉含量最高,鸭肉次之,鸡肉最少。如鹅肉含量为10.8%,鸭肉约7.5%,鸡肉2%~2.5%。而肥的鸭、鹅脂肪高达40%~50%。禽肉类的内脏含胆固醇也较高,如鸡肝、鸭肝含胆固醇达400~500毫克/100克。

3. 碳水化合物

各种禽肉类原料碳水化合物的含量都不足1%,北京鸡为0.7%,北京鸭为0.5%,江苏鸡和江苏鸭仅为0.1%。

4. 维生素

禽肉类维生素的含量较畜肉类略高,主要集中在肝脏中。禽肉类肝脏中维生素A和维生素D的含量是畜肉类的1~6倍。禽肉类还含有一定量的维生素E,因而其抗氧化作用较畜肉类要好,故禽肉类在-18℃冷藏一年不会出现酸败现象。

5. 无机盐

禽肉类动物的肝脏和血液中含铁量为1.5~2.0毫克100克,比畜肉类略高。鸡肝中含铁8.2毫克/100克,鸡血含铁37.8毫克/100克,都是以血红素铁的形式存在,易被人体消化吸收。

6. 含氮浸出物

禽肉类含氮浸出物较畜肉类高,并且随禽类的龄期而有所差别。同一种禽肉,幼禽肉的汤汁不如老禽肉的汤汁鲜美,这也是一般人喜欢用老母鸡煨汤,用仔鸡小炒的原因。鸡肉、鸭肉、鹅肉营养价值比较,如表2-9所示。

表2-9 鸡肉、鸭肉、鹅肉营养价值比较(/100g)

| 种 类 | 蛋白质(g) | 脂肪(mg) | 钙(mg) | 磷(mg) | 铁(mg) |
|---|---|---|---|---|---|
| 鸡 肉 | 23.3 | 1.2 | 13 | 189 | 2.8 |
| 鸭 肉 | 16.5 | 7.5 | - | - | - |
| 鹅 肉 | 10.8 | 11.2 | 13 | 23 | 3.7 |

## 二、水产品类营养价值分析

我国东南两面临海,海岸线和岛屿线较长,内陆江河、湖泊等水域面积也很大。在这广阔的水域中,蕴藏着丰富的食用水产资源,成为烹饪中不可缺少的重要原料之一。水产品不仅品种多、产量高、食用性强、味美、质鲜嫩,而且富含各种营养成分,易被人体消化吸收,深受人们喜爱。

根据种类、性质不同,水产品大体可分为鱼类、虾蟹类和其他水产品类。此类食品含有丰富的营养素,是人类蛋白质、脂类、矿物质与维生素的重要来源。

(一)鱼类的营养价值分析

鱼类可分为淡水鱼和咸水鱼两类。淡水鱼生活在陆地上的湖泊、河流和池塘里,咸水鱼则生活在占地球总面积70%的海洋里。鱼类的化学组分与人体肌肉很接近，肉质柔嫩，味道鲜美，利用率高，是深受人们欢迎的饮食佳品。

1. 蛋白质

鱼类中蛋白质含量在15%～20%，蛋白质的氨基酸组成与人体组织蛋白质的组成相似，蛋白质的利用率高达85%～90%，属优质蛋白。其中带鱼、白鲢和黄鱼等含量较高，在18%以上。鲳鱼的蛋白质含量较低，约为11.6%。500克大黄鱼中蛋白质含量约等于600克鸡蛋或3500克猪肉中蛋白质的含量。鱼类组织蛋白质的结构松软，水分含量较多，所以肉质细嫩，易为人体消化吸收，比较适合病人、老年人和儿童食用。

2. 脂类

鱼类脂肪主要分布在皮下和肝脏周围，不同品种的鱼类脂肪含量差异很大，总体来说脂肪含量在1%～10%之间，一般在3%～5%。银鱼、鳕鱼的脂肪含量只有1%左右，鳊鱼的脂肪含量达15%，鲥鱼的脂肪含量为17%。鱼肉中胆固醇的含量较低，约为60～114毫克/100克。

鱼类脂肪含量与组成和畜肉类明显不同，不但含量低，且多为不饱和脂肪酸。例如黄鱼脂肪中不饱和脂肪酸占62%，带鱼为61%，黄鳝为69%。因此熔点低，通常情况下呈液态，极易为人体消化吸收，消化吸收率可达95%以上。在不饱和脂肪酸中，长碳链、多价不饱和脂肪酸占的比例也较大，尤其是深海鱼，人们常食的鱼油，就是用深海鱼的脂肪提炼而成，它对维护血管的正常弹性有着重要作用。因此，鱼类脂肪具有一定的防治动脉粥样硬化和冠心病的作用，是我们膳食中的理想食物。

3. 维生素

鱼类是核黄素和尼克酸的良好来源，核黄素和尼克酸在鳝鱼中含量较多，如黄鳝中核黄素含量达0.98毫克/100克，尼克酸含量达3.7毫克/100克。海产鱼类的肝脏中还含有丰富的维生素D和视黄醇，所以医药行业常将其作为生产药用鱼肝油的来源。鱼类中还含有一定量的硫胺素，但易被鱼肉中所含的硫胺素酶分解，所以鱼类应在新鲜时烹调食用为宜，尽量缩短存放时间，减少硫胺素的损失。

4. 无机盐

鱼类无机盐的含量高于畜禽肉类，约为1%～2%，主要为钙、磷、铁、锌、钾和碘等，以磷的含量为最多，约占无机盐总量的40%，其次是碘，淡水鱼类含碘量约为50～400微克/100千克，海产鱼类含碘量约为500～1000微克/100千克，是碘缺乏症患者的良好食物。鱼类的钙含量也很丰富，常食鱼类可补充钙质。

5. 含氮浸出物

鱼类的含氮浸出物也较多，约占鱼体的2%～3%，主要存在结缔组织和软骨组织中。鱼的结缔组织和软骨中的含氮浸出物主要是胶原和粘蛋白。胶原经加水煮沸成溶胶，所以鱼汤有粘性，鱼汤冷却后成为凝胶，即鱼冻。鱼类的含氮浸出物虽然较多，但因其含有磷酸肌酸而略带苦味。

(二)虾、蟹、贝类营养价值分析

虾、蟹、贝类在我国各海域和江河湖泊中均有分布，虾、蟹、贝类属于甲壳动物类，富含蛋白质、脂肪、碳水化合物、钙、磷、铁及维生素等，适合多种烹调方法。新鲜的虾、蟹、贝类以盐水煮为宜，还适于烧、炸、烹、溜、炒等烹饪方法，属于营养价值和经济价值都较高的一类烹饪原料。

1. 蛋白质

虾、蟹、贝类蛋白质的含量一般在15% ~20%之间,海虾蛋白质含量为20.6%,河虾为17.5%,河蟹为14%。虾、蟹、贝类分子中氨基酸组成较全面,属于优质蛋白质,特别适合于儿童和体弱者食用。

2. 脂类

虾、蟹、贝类脂肪的含量一般在1% ~3%之间,其分子中脂肪多为不饱和脂肪酸。如对虾脂肪中含不饱和脂肪酸约60%,脂肪呈液态,易被人体消化吸收,营养价值较高,比较适合老年人及心血管病人食用。

3. 维生素

虾、蟹、贝类是核黄素的良好来源,如海蟹中核黄素含量约为0.5毫克/100克、河蟹含量约为0.7毫克/100克、田螺含量约为0.4毫克/100克、蛤蜊含量约为0.9毫克/100克。虾、蟹、贝类中视黄醇的含量也很丰富,如河蟹肉中视黄醇的含量为5960微克/100克。

4. 无机盐

虾、蟹、贝类含有丰富的钙、磷、钾、碘、铁、锌、铜等人体所需的微量元素。虾皮含钙量高达991毫克/100克,是肉类食品含钙量的100倍以上。牡蛎中含铜、锌丰富。

水产类食品营养丰富,常吃有益身体健康。但一些产品的胃肠中含有大量的病菌,易感染肺吸虫和肝吸虫类,特别是小河和小溪中的河蟹,常是肺吸虫的中间宿主,如吃时未煮熟,就可能使人患病。所以在烹调加工水产品时,应注意烧熟煮透。

## 三、蛋类营养价值分析

蛋类是我国膳食中一项很重要的食品,富含人体所需要的完全蛋白、脂肪、卵磷脂以及无机盐和多种维生素,吸收率高,是人类理想的滋补食品。常见的蛋类有鸡、鸭、鹅蛋及鹌鹑蛋等,但经常普遍食用的蛋类为鸡蛋。蛋类还可以加工成多种蛋制品,如松花蛋、咸蛋、糟蛋等。

(一)蛋类的结构

各种蛋类的结构都很近似,主要由蛋壳、蛋白和蛋黄三部分组成。蛋类的结构,如图2-2所示。

1. 蛋壳。以鸡蛋为例,每只蛋重约50克左右。蛋壳重量占全蛋总重的11%左右,其主要成分为96%的碳酸钙,其余成分为碳酸镁和蛋白质。蛋壳的颜色由白到棕色,深度因鸡的品种而异。颜色是由于卟啉的存在,与蛋的营养价值无关。

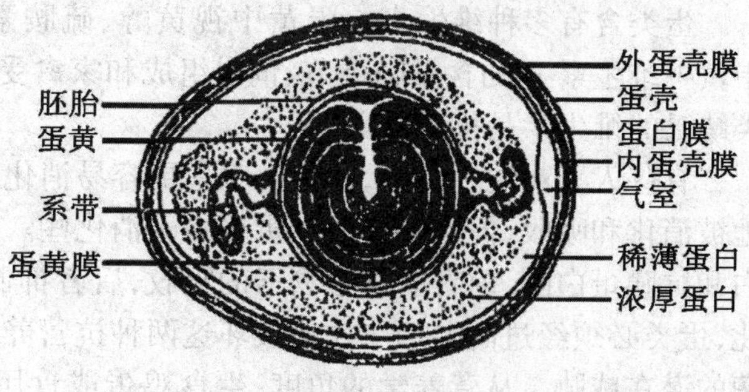


图2-2　蛋类的结构图

2. 蛋白。蛋白重量约占全蛋总重量的58%。蛋白又称蛋清,包括两部分:外层为中等粘度的稀薄蛋白,内层包围在蛋黄周围的为胶质冻样的浓厚蛋白。新鲜鸡蛋浓厚蛋白较稀薄蛋白多,浓稀蛋白的增加,反映了鲜蛋陈化变质的过程。

3. 蛋黄。蛋黄重量占全蛋总重量的31%左右,由两条系带固定在蛋的中央。蛋黄呈现黄色的色泽是由于含有叶黄素的缘故。蛋类各部分的主要营养组成,如表2－10所示。

表2－10　　蛋类各部分的主要营养组成(%)

| 营养成分 | 全　蛋 | 蛋　清 | 蛋　黄 |
| --- | --- | --- | --- |
| 水　分 | 73.8～75.8 | 84.4～87.7 | 44.9～51.5 |
| 蛋白质 | 12.8 | 8.9～11.6 | 14.5～15.5 |
| 脂　肪 | 11.1 | 0.1 | 26.4～33.8 |
| 糖　类 | 1.3 | 1.8～3.2 | 3.4～6.2 |
| 无机盐 | 1.0 | 0.6 | 1.1 |

(二)蛋类的营养价值分析

1. 蛋白质

蛋类蛋白质含量约为13%～15%。蛋白中含有人体所需要的必需氨基酸,且氨基酸组成与人体组成模式接近,生物学价值达95以上。全蛋蛋白质几乎能被人体完全吸收利用,是食物中最理想的优质蛋白质。在进行各种食物蛋白质的营养质量评价时,常以全蛋蛋白质作为参考蛋白。

2. 脂类

蛋类脂肪含量约为11%～15%。主要存在于蛋黄中,约占蛋黄总重量的30%,大部分为中性脂肪,由于颗粒细小,故极易被消化吸收。鸡蛋中含有较多的卵磷脂,是保持人脑记忆旺盛所不可缺少的食物。蛋类胆固醇含量也较高,约为400～600毫克/100克。由于卵磷脂的强乳化作用可协助胆固醇代谢,所以不能单纯以蛋黄中胆固醇的含量来考虑对动脉粥样硬化及心血管等疾病的影响,而应全面考虑蛋类的营养价值。

3. 碳水化合物

蛋类碳水化合物含量较少,仅为1%～3%,一般不将其作为人体摄取碳水化合物的主要食物来源。

4. 维生素

蛋类含有多种维生素。蛋黄中视黄醇、硫胺素、核黄素及维生素D的含量丰富。蛋黄中维生素D的含量随季节、饲料组成和家禽受光照的时间不同而有一定变化。蛋类缺乏的维生素是抗坏血酸。

有些人喜欢吃生鸡蛋,认为生鸡蛋更容易消化。虽然生、熟两种鸡蛋都能非常完全地被消化和吸收,但是煮过的鸡蛋更易于消化些。另外,生鸡蛋蛋白中含有抗生物素蛋白和抗胰蛋白酶,前者妨碍生物素的吸收,后者抑制胰蛋白酶的活力,影响蛋白质的消化,蛋类必须经过高温加热才能破坏这两种抗营养因子。此外,生鸡蛋中还存在沙门氏菌的潜在威胁。从营养学的角度,生食鸡蛋或食用“糖心”的蛋类都是不科学的,不宜提倡。

5. 无机盐

蛋类也是钙、磷、铁、锌等无机盐的良好来源,其中以钙含量为最高。蛋类的铁含量也较高,但因有卵黄高磷蛋白的干扰,降低了铁的消化吸收率。蛋类的品种很多,各品种间主要营养素的含量与比例有一定的区别,但总的来说区别不大。不同品种禽蛋的营养价值,如表 2－11 所示。

表 2－11　　不同品种禽蛋的营养价值(100g 可食部)

| 品　种 | 蛋白质(g) | 脂类(g) | 碳水化合物(g) | 热能(kJ) | 钙(mg) | 铁(mg) | 维生素 A(μg) | 硫胺素(mg) |
|---|---|---|---|---|---|---|---|---|
| 鸡　蛋 | 12.6 | 11.0 | 1.0 | 640 | 39 | 1.8 | 188 | 0.20 |
| 鸭　蛋 | 13.0 | 13.3 | 2.3 | 757 | 77 | 3.2 | 310 | 0.20 |
| 鹌鹑蛋 | 14.3 | 9.8 | 0.8 | 615 | 67 | 2.7 | 380 | 0.11 |
| 鹅　蛋 | 12.4 | 17.5 | 0.9 | 883 | 22 | 9.0 | 110 | 0.05 |

(三)蛋制品的营养价值分析

蛋制品是指鲜蛋经加工后的产品。鲜蛋经加工后,其制品与鲜蛋比,不但储存期有所延长,能够调节市场供应,便于运输,而且可以提高蛋类食品的营养价值,使之别有风味。

1. 松花蛋

又称皮蛋、彩蛋、碱蛋、变蛋和泥蛋等,是具有传统风味的蛋制品。松花蛋是新鲜鸭蛋在制作过程中加入烧碱产生一系列化学变化,使蛋清呈褐色透明体,蛋黄呈褐绿色的一类蛋制品。由于在制作过程中水分减少,所以蛋白质较新鲜鸭蛋的含量有所增加。松花蛋中无机盐的含量也因盐、碱的作用而明显提高。B 族维生素由于烧碱的作用几乎被全部破坏,但维生素 A、D 保存尚好。松花蛋在制作过程中为提高产品质量,还加入一定量的铅,而铅是对人体有害的元素,目前,食品行业已研制出新的加工方法,使松花蛋成为无铅或低铅蛋品。

松花蛋在烹调中应用很广泛,除直接食用外,还可用来制作各种冷荤、拼盘及花鸟禽兽的造型等。

2. 咸蛋

又称腌蛋、盐蛋和味蛋等,是将带壳的鲜蛋用盐腌制而成的产品。咸蛋的加工全年都可进行,具有成熟期短、造价低、制作方便等特点。制作过程中由于食盐的渗透作用,咸蛋比鲜蛋的含水量下降,而脂肪、碳水化合物等的含量有所上升,钙等无机盐的含量上升比较明显。咸蛋由于腌制时间长,钠盐的含量比较高,故高血压和肾病患者不宜多食。

3. 糟蛋

糟蛋是我国传统的特产,是用新鲜鸭蛋经糯米酒糟糟制而成。其蛋清呈乳白色胶冻状,蛋黄呈橘红色的半凝固状态,滋味鲜美,风味独特。糟制过程中产生醇类和醋酸,使蛋具有轻微的甜味,蛋壳中的钙盐借渗透作用渗入蛋表面的薄膜内,故糟蛋的钙含量特别高,比普通鲜蛋高 40 倍左右,具有重要的营养意义。

## 四、乳类营养价值分析

乳类是一种营养丰富、食用价值较高的食品,主要包括牛奶、羊奶、马奶等。各种动物乳汁所含的营养成分与其幼畜的生长速度有关,对各种初生动物都是一种完全食品。牛乳是人类最普遍食用的乳类,与人乳相比,牛乳蛋白质含量高,但乳糖的含量却低于人乳,因而营养价值不如人乳。用牛乳喂养婴儿时,必须经过适当调配,使其成分接近人乳。牛乳是老年人、体弱者及病人比较理想的食物。

乳类的营养价值受动物品种、饲养方法、季节变化、挤奶时间、运输和储存方式等因素的影响而有所差别。

(一)乳类的营养价值分析

1. 蛋白质

鲜乳中蛋白质的平均含量为3.5%,属于优质蛋白。牛乳中的蛋白质酪蛋白占86%、白蛋白占11%、球蛋白占3%。牛乳中蛋白质的消化吸收率高达87%~89%,生物学价值为89.9±4.0,略低于人乳(91.6±1.2)。牛乳中蛋白质的含量高于人乳,所以将牛乳作为婴幼儿食品,必须将牛奶稀释3倍左右,以适应其消化吸收能力。

2. 脂类

牛乳中脂类含量与母乳近似,约为3.5%,其中95%左右为甘油三酯,亚油酸和亚麻酸分别占5.3%和2.1%。乳类胆固醇含量不高,为7~17毫克/100克。乳类的脂肪呈极细微粒,高度分散在乳中,消化率高达98%,因此营养价值很高。

3. 糖类

乳类所含的碳水化合物全部为乳糖,牛乳中乳糖含量为5.0%左右,较人乳低。乳糖有调节胃酸、促进胃肠蠕动作用,在肠道中可被乳糖酶分解为乳酸,有助于肠道中乳酸杆菌的繁殖与抑制肠道腐败菌的生长。

人出生时,体内一般都有较多的乳糖酶,但随年龄的增长,此酶含量将逐渐减少。有些人在长期不饮用牛乳后,此酶活性非常低,甚至没有,因此,当他们再次饮牛乳时,常由于体内乳糖不能被分解而出现腹泻、腹痛等症状,称为"乳糖不耐症"。若单纯用牛乳喂养婴儿时,应以水或米汤进行稀释,并添加适量蔗糖,以提供足够的热能。

4. 维生素

牛乳中含有人体所需的各种维生素,以视黄醇和核黄素的含量较高,硫胺素和抗坏血酸含量较少。乳类维生素的含量,随乳牛饲养条件和季节有一定变化,在乳牛吃青饲料时,其视黄醇和抗坏血酸的含量较喂干饲料时有明显增加。乳类维生素D含量不高,但夏季日照多时,其含量有所增加。

5. 无机盐

牛乳中无机盐主要为钙、磷、铁等元素。其中钙含量丰富,且吸收率高。如鲜牛乳中含钙量为100~120毫克/100克。牛乳中铁的含量较低,仅为0.2~0.3毫克/100克,故牛乳属于高钙低铁食品。如以鲜牛乳喂养婴儿,应注意铁的强化。此外,乳中还含有多种微量元素,如铜、锌、碘、锰等。乳类与蔬菜和水果一样,属于碱性食品,有助于维持体内酸碱平衡。增加乳类制品,对于改善我国居民膳食结构有非常重要的意义。不同乳类营养素含量比较,如表2-12所示。

表 2－12　　不同乳类营养素含量比较(每 100g 含量)

| 营养素 | 人乳 | 牛乳 | 羊乳 | 马乳 |
| --- | --- | --- | --- | --- |
| 水分(g) | 87.6 | 87.0 | 86.9 | 82.2 |
| 蛋白质(g) | 1.5 | 3.5 | 3.3 | 4.7 |
| 脂肪(g) | 3.74 | 4.0 | 4.1 | 7.5 |
| 碳水化合物(g) | 6.9 | 5.0 | 4.3 | 4.8 |
| 热能(kJ) | 280 | 288 | 288 | 426 |
| 钙(mg) | 34.0 | 120.0 | 140.0 | – |
| 磷(mg) | 15.0 | 93.0 | 106.0 | – |
| 铁(mg) | 0.1 | 0.23 | 0.1 | – |
| 视黄醇(g) | 250 | 140 | 80 | – |
| 硫胺素(mg) | 0.01 | 0.043 | 0.05 | – |
| 核黄素(mg) | 0.045 | 0.134 | 0.13 | – |
| 尼克酸(mg) | 0.1 | 0.210 | 0.3 | – |
| 抗坏血酸(mg) | 6.0 | 1.0 | – | – |

(二)乳制品的营养价值

鲜乳经过加工,可制成多种乳制品,如炼乳、乳粉、酸乳、干酪等。

1. 炼乳

炼乳是一种浓缩乳制品饮料。其种类很多,按是否加糖,分为淡炼乳和甜炼乳两种类型。

(1)淡炼乳

淡炼乳是鲜乳经过巴氏消毒并匀质后，在低温真空条件下，浓缩体积至原有的 1/3，装罐、火菌即成。食用时,加水稀释至原来浓度即可,其营养价值与鲜乳基本相同,但赖氨酸和硫胺素稍有损失。

(2)甜炼乳

甜炼乳是鲜乳经消毒处理后,在乳中加入约 15% 的蔗糖,再减压浓缩到原体积的 40% 即可。甜炼乳中糖的含量达 44% ~46%,可以抑制乳中大部分细菌发育,但不能消灭乳中细菌,故甜炼乳成品应放在阴暗处,多以罐头的形式存放和销售。

炼乳不适合婴儿喂养,主要供家庭制作甜食或冲入咖啡、红茶饮用。

2. 乳粉

乳粉是由鲜乳经脱水干燥而成。有全脂乳粉、脱脂乳粉、调制乳粉(母乳化乳粉)等等。

(1)全脂乳粉

全脂乳粉为鲜乳经浓缩,再脱水干燥而成。现在多采用喷雾干燥法,所制乳粉的营养成分变化较小,除挥发性脂肪、糖和维生素略有损失,其他成分近似于鲜乳。市售乳粉有加糖与不加糖两种。

(2)脱脂乳粉

脱脂乳粉工艺与全脂乳粉基本相同，只是先将鲜乳脱去脂肪（奶油），此种乳粉脂肪含量仅为1.5%。除脂溶性营养素有部分随脂肪一起被脱去，其他变化不大。脱脂乳粉适合于消化能力弱、反复腹泻的胃肠道病人和高血脂症老人饮用。

(3)调制乳粉

调制乳粉也称母乳化乳粉，参照母乳成分，将牛乳成分进行调整与改进，以适合婴幼儿生长发育之所需。调制乳粉中酪蛋白与乳清蛋白的比例接近母乳，视黄醇、维生素D、硫胺素、核黄素、抗坏血酸及微量元素铁、铜、镁、锌、锰等都较鲜乳有所强化。调制乳粉消化吸收率高，适合婴幼儿的生长发育，是不能进行母乳喂养或母乳不足的婴儿的首选乳粉。

3. 酸乳

酸乳是在消毒的鲜乳中接种嗜酸乳酸菌，使其在30℃左右环境中培养，经4～6小时发酵而成。酸乳在制作过程中内含的乳糖有20%～30%分解成了葡萄糖和半乳糖，并进一步转化为乳酸或其他有机酸，增加了人体对钙、磷和铁的消化吸收率。牛乳中的乳糖在制作过程中被发酵成乳酸，“乳糖不耐症”患者饮用时，不会再出现腹痛、腹泻等不耐受症状。因此，酸乳特别适宜婴幼儿、老年人及消化不良者饮用。

4. 干酪

干酪是一种固态或半固态的乳制品。干酪的营养价值很高，含有丰富的蛋白质、脂肪和钙、磷等无机盐及多种维生素，这与干酪在制作过程中将原料乳中的各种营养素浓缩10倍以上有关。干酪中的蛋白质经过发酵后形成的一些蛋白质的分解产物如氨基酸、蛋白胨等容易被人体消化吸收，因而干酪的蛋白质消化率可高达96%～98%。发酵过程中乳糖分解为乳酸及其他混合物，使干酪具有独特的风味。干酪在烹调中主要用于花拼的制作。

## 第四节　加工性烹饪原料营养

### 一、食用油脂和调味品营养价值分析

(一)食用油脂的营养价值分析

我国地大物博，食用油脂的种类异常丰富。油脂是烹饪中的主要辅料之一，在增进菜肴色、香、味、形及营养价值方面起着重要的作用。食用油脂依其来源分为动物脂肪和植物油两类。前者包括动物体脂、乳脂和鱼类脂肪；后者包括豆油、菜籽油、花生油、茶油、芝麻油、玉米油、棉籽油等。下面介绍几种常见油脂的营养价值。

1. 大豆油

大豆油又叫豆油、黄豆油，其色泽深黄，是我国北方人民生活中的主要食用油之一。大豆油的营养价值较全面，且以脂肪的含量为最高。每100克大豆油中脂肪的含量约为99.4克，碳水化合物的含量约为0.3克，维生素E的含量为3128毫克，另含少量钙、

磷、铁、锌、铜、锰等无机盐。大豆油中的脂肪酸主要是亚油酸，占50%～60%，具有降低血中胆固醇的作用，因而在一定程度上可以预防心血管疾病，是心脏病患者理想的食用油。大豆油中还含有较多的磷脂和水分，使用时易出现发泡现象，最好提前加热除去，大豆油中特有的豆腥气也可经加热除掉。

2. 花生油

花生油即用花生仁榨出的食用油。淡黄透明，色泽清亮，是我国人民日常生活中的一种主要食用油。每100克花生油的含水量为0.1克，脂肪的含量为99克，碳水化合物的含量为0.6克，此外还含有一定量的钙、磷、铁、锌等无机盐。花生油中的脂肪酸对人体有益，经常食用花生油，可以防止皮肤皱裂老化，保护血管壁，防止血栓形成，有助于预防动脉硬化和冠心病。花生油中的胆碱，还可以改善人脑的记忆力，延缓脑功能衰退，是中老年人理想的食用油脂之一。

3. 芝麻油

芝麻油又称麻油、香油，是将成熟的芝麻压榨之后所得到的一种液态调味品。其色泽金黄，香味诱人，是各种动植物油脂中惟一生熟皆可食用的油料。芝麻油中含油酸35%～49.4%，亚油酸37.7%～48.4%，花生酸4%～12%。每100克芝麻油中蛋白质的含量为20克，脂肪的含量为52.9克，碳水化合物的含量为15克。芝麻油中还含有钙、磷、铁等无机盐，此外粗纤维、视黄醇、硫胺素、核黄素、维生素E、尼克酸等维生素的含量也很丰富。芝麻油对软化血管和保持血管弹性均有较好的功效。

4. 色拉油

色拉油是一类油脂的总称，又译作“沙拉油”，是植物油经过脱酸、脱杂、脱磷、脱色和脱臭等五道工艺之后制成的食用油。特点是色泽澄清透亮，气味新鲜清淡，加热时不变色，无泡沫，很少有油烟，并且不含黄曲霉素和胆固醇。色拉油中的不饱和脂肪酸的含量可达80%以上，饱和脂肪酸含量很低。色拉油中还含有一定量的维生素E，可以生吃，也可以用来烹调菜肴。菜籽色拉油富含油酸，热稳定性好于大豆色拉油，适合作为日常煎炒用油。大豆色拉油富含人体所需的亚油酸，含量可达50%以上，但大豆色拉油不耐高温，所以不适宜强火爆炒的菜肴和煎炸食品。

5. 调和油

调和油也是一类油脂的总称，即由色拉油级的多种植物油调制而成的食用植物油。以大豆油和菜籽油为主，加入少量花生油以增加香气的调和油比较常见，也有以葵花油和棉籽油为主的调和油。调和油香味浓郁，营养均衡，绝少油烟，并富含维生素E及高度不饱和的脂肪酸，具有降低血脂和血胆固醇的作用，在一定程度上可以预防心血管疾病，而且具有良好的风味和稳定性，价格合理，最适合日常炒菜使用。

（二）调味品的营养价值分析

调味品是用来调和食品风味，使之更迎合人们的嗜好，促进食欲的一类物质的总称。调味品对食品的色、香、味、形等感官性状的形成有重要作用，而且具有一定的营养价值。中国烹饪使用的调味品种类很多，这里介绍最常用的几种。

1. 食盐

食盐是咸味的载体，是调味品中使用得最多的，可以说人们餐餐都少不了它，而且以它为基本味，可以调制出许多味型，号称“百味之祖（王）”。食盐的主要成分是氯化钠,还含有氯化钾、硫酸钙等杂质。

精盐和粗盐的营养成分比较,如表 2-13 所示。

表 2-13　精盐和粗盐的营养成分比较(%)

| 种　类 | 氯化钠 | 硫酸钙 | 硫酸镁 | 氯化镁 | 氯化钾 | 硫酸钠 | 水分 | 不溶物 | 总计 |
|---|---|---|---|---|---|---|---|---|---|
| 精　盐 | 99.22 | 0.14 | 0.04 | 0.20 | 0.08 | - | 0.23 | 0.01 | 99.92 |
| 粗　盐 | 96.41 | 0.31 | 0.40 | 0.27 | 0.15 | - | 2.17 | 0.01 | 99.72 |

目前市面上出售的食用盐一般是含强化碘的加碘盐,一些食盐中还添加了锌、硒等营养元素,烹饪时宜在菜肴即将出锅前加入,以免这些营养素受热蒸发掉,平时储存也应阴凉避光密闭。

健康人对食盐的摄入量维持每日 6 克以下即可满足生理需求。摄入过少会引发食欲不振、消化不良、四肢无力等症状。摄入过量易导致高血压、动脉硬化、心肌梗死、中风、肾脏病和白内障的发生。日常饮食提倡少盐,以清淡为佳。

2. 酱油和酱

酱油和酱是以大豆、小麦及其制品为主要原料,利用微生物发酵酿制而成。其香味浓郁、营养丰富、易于消化吸收,是深受人们喜爱的大众化调味品。酱油和酱的营养素种类和含量与其原料有很大的关系,以大豆为原料制作的酱油和酱,蛋白质的含量比较高,可达 3% ~10%。以小麦为原料制成的甜面酱蛋白质的含量只有 2%。酱油和酱中还含有一些维生素和无机盐,但由于本身使用的量占人体膳食的比例不高,对人体营养素供给量影响不大。

3. 食糖

食糖是用甘蔗、甜菜等植物加工制成的一种甜味调味品。食糖的种类很多,用作调味品使用的主要有白糖、红糖、麦芽糖等,有时也用蜂蜜。白糖的成分以蔗糖为主,占 99%,其他营养素含量很少。红糖中碳水化合物的含量低于白糖,但钙、铁的含量高于白糖,具有强烈刺激机体造血的功能,所以常用于妇女产后大补。麦芽糖广泛应用于面点、小吃的制作及烧烤食品的表面涂层,在烧烤时产生特有的色、香、味,并起到增色作用。食糖的营养素含量,如表 2-14 所示。

表 2-14　食糖的营养素含量(/100g)

| 名　称 | 水分(g) | 蛋白质(g) | 脂肪(g) | 碳水化合物(g) | 钙(mg) | 铁(mg) |
|---|---|---|---|---|---|---|
| 白砂糖 | 0 | 0.3 | 0 | 99 | 32 | 1.9 |
| 绵白糖 | 2.6 | 0.6 | 0 | 88.9 | 9 | 1.1 |
| 红　糖 | 4.4 | 0.4 | 0 | 93.5 | 90 | 4.0 |
| 麦芽糖 | 12.8 | 0.2 | 0.2 | 82.0 | - | - |
| 蜂　蜜 | 20.0 | 0.3 | 0 | 79.5 | 5 | 0.9 |

4. 食醋

食醋在我国已有两千多年的食用历史,是一种发酵的酸味液态调味品。食醋在烹饪中用途广泛,是烹饪中必不可少的调味佳品。食醋的主要化学成分是醋酸,含量一般在 3.5% 以上,可软化植物纤维,溶解动物性食物中的钙质,促进钙、磷、铁等无机盐的吸收;同时,还有利于抗坏血酸、硫胺素、核黄素等成分的吸收。经常食用食醋能改善口味,增进食欲,帮助消化。在炒菜时加点食醋,不仅使菜肴脆嫩可口,去掉腥膻味,还能保护营养素的流失。食醋还有软化血管、降低胆固醇的功效。但胃溃疡和胃酸过多者不宜食醋,否则会导致胃病加重。

5. 味精

味精又称味素,是由蛋白质水解或以淀粉为原料利用微生物发酵制成的,主要成分是谷氨酸钠。谷氨酸钠的正常含量为84.2%,此外还含有一定量的碳水化合物,约为16.9%,其他营养素的含量比较少。味精有安定情绪、保护肝脏,改善脑组织的结构,增强大脑记忆力等功效。由于味精具有特殊的鲜味,常被广泛应用于食品和菜肴的调味。烹调时最适宜在菜肴出锅前添加,用于凉菜时可以提前放入调味汁中。味精的使用要适量,不可掩盖菜肴的主味。

## 二、饮料类营养价值分析

饮料类食品是人们日常生活中必不可少的一种食品,一般分为含酒精饮料和不含酒精饮料两大类。含酒精饮料我们称其为酒类,不含酒精饮料我们称其为软饮料。酒类常用于宴会及日常佐餐,软饮料一般用于消暑解渴,在餐桌上也是必备之品。

(一)酒类营养价值分析

1. 啤酒

啤酒素有"液体面包"的美誉,是以麦芽为主要原料,加入啤酒花和水,经酵母发酵酿制而成的。含二氧化碳,酒精度低,仅为2.5%~7.5%,是发酵酒中酒精含量最低的一种饮料酒。啤酒中含有17种氨基酸,其中8种是人体所必需的。此外还有维生素$B_1$、$B_2$、$B_6$、C等多种维生素及糖类、无机盐等。

啤酒是一种医疗性饮料,对防治各种炎症、软化血管、降低血脂、促进红细胞增长及肺、淋巴等部位结核有辅助治疗的作用。常饮黑啤酒可使动脉硬化和白内障的发病率降低50%。但啤酒饮用过量会对机体产生不利的影响,如长期大量饮用啤酒会出现"啤酒肚",损伤肝脏、影响生育,甚至会导致癌症的发生。病人在服药期间不要饮用啤酒,用啤酒送药更是不可取的,因为啤酒会影响药物的分解和吸收。

2. 葡萄酒

葡萄酒是以新鲜葡萄为原料经全部或部分发酵酿制而成的一种饮料。其酒精含量在7%~24%之间,含糖量也十分丰富。根据酒中含糖量多少可将葡萄酒分为甜、半甜、半干、干酒四种类型,如:干红葡萄酒、干白葡萄酒。葡萄酒还含有多种氨基酸、B族维生素和钾、钙、铜、锰等无机盐,可直接被人体消化吸收。有关资料表明,葡萄酒中大约含有250种成分,其营养价值得到充分肯定。

葡萄酒是惟一的碱性酒精性饮品,可以中和现代人每天吃下的大鱼大肉以及米面类等酸性食物,降低血液中的胆固醇含量。适量饮用葡萄酒,有滋补人体、助消化、利尿和防治心血管病等作用。有些人在饮用葡萄酒时喜欢兑入雪碧、可乐等碳酸类饮料,这种做法是不正确的。不仅破坏了葡萄酒原有的纯正果香,而且也因大量糖分和气体的加入影响了葡萄酒原有的营养和功效。

3. 黄酒

黄酒是采用糯米、大米、黍米、玉米等为主要原料，以特制曲和酒母为糖化发酵剂，经发酵、压榨、陈贮、勾兑、检验而精心酿造成的发酵酒。黄酒在我国有“国酒”之称，是我国特有的、最古老的酒种。黄酒的酒精度偏低，一般在 11% ~ 20% 之间，以绍兴黄酒、加饭酒较为著名。黄酒的主要成分除乙醇和水外，还含有 18 种氨基酸，其中有 8 种为必需氨基酸，还含有多种维生素和无机盐等。

在烹饪肉、禽、蛋等菜肴时，调入黄酒能渗透到食物组织内部，溶解微量有机物质，从而使菜肴质地松嫩。常饮黄酒，可帮助血液循环，促进新陈代谢，具有补血养颜、活血祛寒、预防感冒的功效。黄酒还可作为药引子食用。

4. 白酒

白酒是以高粱等粮谷为主要原料，加糖化发酵剂，经蒸煮、糖化、发酵、蒸馏、陈酿、勾兑而成。白酒在我国的酿造历史仅次于黄酒，含乙醇量高，营养价值有限。白酒的成分比较复杂，例如茅台酒，经检验，其中含有香味素达 70 余种，这些物质中有不少是人体健康所必需的。

白酒的除腥效果好，对味的渗透及增香效果突出，杀菌防腐能力较强。因此，烹制加热时间长、原料腥味大的菜肴，可选用白酒。适量饮用白酒，有振奋精神、增进食欲、舒筋活血、祛湿御寒等作用。过量饮酒可严重损害肝脏，并促进肝硬化、动脉硬化，引发酒精中毒性脑病、胃炎、脑卒中，甚至心跳骤停。此外，长期酗酒的人容易患肝癌、食道癌等，所以少饮或不饮为佳。

（二）软饮料营养价值分析

1. 果汁饮料

果汁饮料的热量不高，含有大量人体所需的维生素、胡萝卜素等营养物质，有抗氧化、助消化和增加体能的作用。对动脉硬化、高血脂、冠心病等慢性病还有调节作用，以鲜榨果汁营养价值较高。但果汁饮料不是水果，不能代替水果。虽然里面有很多营养物质，但人体必需的膳食纤维却极度缺乏。而且，果汁中的糖分很高，对血糖控制十分不利。

2. 含乳饮料

含乳饮料是一种常见的营养型饮料，含乳饮料的蛋白质含量至少应在 0.7% 以上，与普通饮料相比，蛋白质含量较丰富。但与纯牛乳和酸牛乳相比，蛋白质含量还是较低，不能替代牛乳。因为牛乳蛋白质含量一般不低于 2.9%，风味酸牛乳的蛋白质含量也不低于 2.3%。一些含有添加剂的含乳饮料还能提供人体所需的钙和多种维生素，从平衡膳食的角度，无论是青少年、儿童，还是中老年人，每天应喝牛乳 400 ~ 500ml 为宜。中国人习惯在早餐或睡前饮用牛乳，如果这两个时间段的牛乳饮用量达不到标准，也可在白天的工作或生活中适当饮用含乳饮料作为补充。

3. 茶饮料

茶饮料主要有冰红茶、冰绿茶、柠檬茶、乌龙茶等。茶饮料最大的特点就是清新爽口，还具有抗氧化、抗疲劳的作用。同时，茶饮料中也含视黄醇和维生素 E，有助于保护皮肤的光洁白嫩，既能减少皱纹，还可以防辐射。茶饮料虽然含有茶叶的一些有效成分，如咖啡碱、茶碱、可可碱、胆碱及黄嘌呤等生物碱，但主要还是用茶叶的香精配成的，所以它根本替代不了茶叶，只能用于解渴。

4. 碳酸饮料

碳酸饮料是将二氧化碳气体和各种不同的香料、水分、糖浆、色素等混合在一起而形成的气泡式饮料，如可乐、汽水等。碳酸饮料惟一的好处就是其中含有足量的二氧化碳，能起到杀菌、抑菌的作用，还能通过蒸发带走体内热量，起到降温作用。但碳酸饮料含碳酸、磷酸等化学成分，对骨骼、消化系统、生殖功能的伤害非常大。碳酸饮料含糖量非常多，据测定，1 罐 300 毫升的碳酸饮料含糖量约为 40 克，常饮碳酸饮料也是引起糖尿病的隐患之一。由此可见，碳酸饮料属于空营养高能饮料，不宜多喝，尤其是超重或肥胖儿童更应控制摄入量。

5. 功能饮料

功能饮料是含有各种营养要素的饮品，能够满足人体特殊的需求。功能饮料里所含的丰富的电解质，对正在发育的孩子来说，少量摄入可以进行自我调节，但过早或过多地补充，身体的自我调节就会加重负荷，会损伤孩子的肾功能。而且，这种损伤有时不容易发现，到成年后会引发肾衰。功能饮料的特殊性决定了人们在强烈运动、体力消耗量大、大量流汗的情况下喝它才有作用。

6. 瓶装水饮料

瓶装水饮料是在去除水中有害物质的同时，保留了水中的微量元素，密封于塑料瓶、玻璃瓶或其他容器中，不含任何添加剂，可直接饮用的水。包括饮用天然矿泉水、饮用纯净水、其他饮用水三类。饮用天然矿泉水是从地下深处自然涌出的或经人工开采的，未受污染的地下矿水，含有一定量矿物盐、微量元素或二氧化碳气体。含有碱性物质的矿泉水有利于保持体内酸碱平衡。以生饮为好。

纯净水是以符合生活饮用水卫生标准的水作为水源，采用一定的加工方法，去除水中的矿物质、有机成分、有害物质及微生物等加工制成的水。但长期饮用，对一些老年人、婴幼儿或吸收能力差、食物来源单调的人群来说，会引起某些微量元素的供应不足。其他饮用水如天然水、山泉水等是取自一些污染较少的河流、湖泊中的水，经过过滤消毒处埋后制成。含有一些矿物质，但矿物质的含量低于矿泉水，并且不稳定，少饮为好。

## 三、干货原料营养价值分析

干货原料是指鲜活的动植物原料、菌藻类原料经过脱水干制而成的烹饪原料，简称干货或干料。烹饪原料经过干制后含水量降低，易于保藏，便于运输，且具有独特的风味。干货原料是烹饪原料的重要组成部分，一些干货原料由于供货稀少，营养成分特殊而成为烹饪技术的重要研究对象。餐饮行业经常使用的干货原料一般分为植物性干货原料和动物性干货原料两大类。

### （一）植物性干货原料营养价值分析

植物性干货原料种类很多，一般分为陆生植物性干货原料、植物性海味干货原料、食用菌类干货原料及坚果类干货原料等。

1. 陆生植物性干货原料

此类干货原料的种类繁多，既有我国盛产的大宗干菜，如黄花菜、笋干等，也有某些地方的风味品种，如浙江的万年青、四川的冬菜等。还包括各种植物性调味品，如干辣椒、花椒、八角等。此外，各种新鲜蔬菜干制成的脱水蔬菜也包括在此类中。

(1)干笋

干笋是由鲜嫩竹笋经过干制加工而成。其品种有玉兰片、笋丝、干菜笋等。每100克干笋中蛋白质的含量约为12~18克,碳水化合物的含量约为29~50克,其中除含有6%~8%的纤维素外,主要是半纤维素、水聚糖、少量的蔗糖和淀粉。干笋含无机盐约5%左右,其中钾的含量占半数以上,还有钙、磷、铁等。干笋中还含有天门冬氨酸、胆碱、嘌呤等呈味物质,使干笋具有独特的鲜美滋味。

干笋在菜肴制作中应用广泛,主要做各种菜肴的配料,有时亦可作为主料。对人体有帮助消化、抗便秘等功效,对高血压、冠心病、动脉硬化、糖尿病等也有一定的食疗作用。

(2)干黄花菜

干黄花菜是以黄花菜的花苞(含苞待放的花蕾)经热水浸烫后脱水干制而成。也可直接晒干制成。干黄花菜色泽金黄,营养丰富。每100克干黄花菜中蛋白质为14.1克、脂肪为0.4克、碳水化合物为60.1克、钙为463毫克、磷为173毫克、铁为16.5毫克、胡萝卜素为3.44毫克、硫胺素为0.36毫克、核黄素为0.14毫克、尼克酸为4.1毫克,抗坏血酸完全损失。干黄花菜可作菜肴的配料,又是制作素菜的主要原料之一。

2. 植物性海味干货原料

此类干货原料,是指水生食用藻类,可分为海产藻和淡水藻两个类别,既有天然野生,又有人工栽培,采取后除可鲜食外,大部分制成干制品运销各地。食用藻类味道鲜美,烹饪中常作为制汤和凉拌菜配料,并具有一定的营养价值。

(1)紫菜

紫菜是海水中的红藻类植物,生长于浅海岩石中,富含蛋白质和碘、磷、钙等物质。如紫菜中蛋白质的含量为28.2%,碳水化合物含量达31%以上,主要是粘多糖、尚有糖分、淀粉、纤维素等。紫菜中维生素的含量也十分丰富。紫菜一般以干制品上市,有清热利尿、补肾、养心的功效,经常食用,对软化血管、降低血压有良好的功能。紫菜食用简便,无需提前发制,一般用于做汤,吃时加调料,用开水冲沏即可,味道鲜美。

(2)海带

海带又名昆布,素有“长寿菜”、“海上之蔬”、“含碘冠军”的美誉。海带是一种褐藻,藻体褐色,一般长2~4米,最长达7米。海带富含碘、钙、磷、硒等多种人体必需的微量元素,其中以碘的含量为最高。每100克干品中含碘量为24000毫克,有治疗甲状腺肿大之功效。硒的含量为7450毫克/100克,有预防癌症的功效。此外,海带中还含有一定量的蛋白质、糖类及多种维生素,从其营养价值来看,的确是一种保健长寿食品。

海带在烹饪中可以冷拌食用,也可以做热炒菜,如酥海带、如意海带卷等。但需注意的是由于近年来海水的污染,使海带中含有有毒金属——砷。需用清水长时间漂洗,才可以放心地食用。

3. 食用菌类干货原料

食用菌是一类可供食用的大型真菌。种类繁多,生长在我国的食用菌约有350余种。食用菌味道鲜美,具有高蛋白、低脂肪的营养特点。食用菌类还富含B族维生素、叶酸等,食用菌中无机盐的含量也比较高,故常有“健康食品”、“保健食品”之称。近年来，随着食用菌的开发与利用，食用菌与人体健康的关系越来越受到人们的重视。

我国的食用菌种类很多，大体分为野生和人工栽培两大类。野生菌类估计有200余种，主要有美味牛肝菌、鸡油菌、口蘑、羊肚菌、大红菇、猴头蘑等。采食野菌应注意与毒菌鉴别，防止误食发生食物中毒。人工栽培食用菌品种主要有香菇、草菇、白蘑菇、银耳、黑木耳等。

表2－15　**几种常见的食用菌的主要营养成分(/100g 可食部)**

| 种　类 | 蛋白质(g) | 脂　肪(g) | 糖　类(g) | 维生素A(mg) | 维生素 $B_1$(mg) | 维生素 $B_2$(mg) | 维生素C(mg) |
|---|---|---|---|---|---|---|---|
| 草　菇 | 35.1 | 2.6 | 35.1 | – | 1.04 | 4.41 | – |
| 香　菇 | 26.5 | 3.6 | 22.9 | – | 微量 | 0.96 | 12.0 |
| 银　耳 | 13.6 | 1.73 | 39.7 | 0.05 | 0.09 | 0.11 | – |
| 羊肚菌 | 31.4 | 8.3 | 35.9 | 1.25 | 1.17 | 2.63 | 3.5 |
| 双孢菇 | 55.3 | 1.3 | 15.8 | – | – | 3.55 | – |
| 猴头菇 | 26.0 | 2.59 | 9.1 | – | 0.12 | 0.52 | 51.9 |
| 金针菇 | 24.5 | 4.1 | 33.7 | 0.30 | 1.53 | 1.94 | 20.4 |
| 黑木耳 | 14.3 | 1.8 | 42.2 | 0.18 | 0.20 | 0.52 | – |
| 平　菇 | 25.3 | 4 | 30.7 | 0.13 | 0.8 | 2.1 | 53.3 |

（1）香菇

香菇又名香菌、香蕈、香信，是一种生长在木材上的真菌类，由于它味道鲜美，香气浓郁，营养丰富，被誉为“植物肉”，素有“食用菌皇后”之美称。香菇具有高蛋白、低脂肪、多种氨基酸和多种维生素的特点。每100克干品中含蛋白质12.58克、脂肪1.8克，碳水化合物30.1克，粗纤维7.5克、核黄素0.72毫克、尼克酸18.9毫克、钙24克、磷415毫克、铁25.3毫克。还含有18种氨基酸，其中人体必需的8种氨基酸就占7种。香菇不仅是席上名菜，而且历来被我国人民作为延年益寿的补品。香菇中含有的多种化学成分，具有调节人体新陈代谢、帮助消化、降低血压、减少胆固醇、预防肝硬变、消除胆结石、防治佝偻病等功效。

香菇的食用方法很多，可以单独食用，也可与鸡鸭鱼肉相配；可以通过炒、烧的方法烹调出美味的菜肴，也可通过煮、炖的方法做成鲜美可口的汤汁。

（2）黑木耳

黑木耳呈半透明、胶质、片状，侧生于树木上，形似人耳。成熟后的木耳有弹性，边缘略上卷，黑褐色或茶褐色。黑木耳营养丰富，每100克干品中含蛋白质12.1克、脂肪1.5克、碳水化合物35.7克，以及多种维生素、钙、磷、铁等，其中以铁的含量最为丰富，高达97.4毫克。现代营养学家称赞黑木耳为“素中之荤”，因为其具有荤菜的营养成分，具有滋补益胃、活血、止血、润燥的功效。黑木耳中含有的水溶性物质腺苷，有抑制血小板凝集、降低血液粘稠度、减少动脉粥样硬化、抗血栓形成等功能。黑木耳还含有一种植物胶质，有明显的涤垢、除污功能，可清除人体消化道的有害物质，被称为血管的“清道夫”，是从事纺织、理发、冶金、教学等职业者的保健食品。黑木耳一般用作菜肴的配料，可与肉、蛋、蔬菜等原料同炒。

(3)银耳

银耳，又名白木耳，被人们誉为“菌中之冠”，质量上乘者称作雪耳。银耳是著名的“山珍”之一，是一种营养丰富的珍贵滋补品。一般多寄生于麻栎或槲栎等腐朽树木上，历代皇家贵族都将银耳看作是“延年益寿之品”、“长生不老良药”。银耳的营养价值很高，据分析，每100克干银耳中含有蛋白质5.0克、脂肪0.6克、碳水化合物79克、粗纤维2.6克、灰分3.1克、钙380毫克、磷250毫克、铁30.4毫克、硫胺素0.002毫克、核黄素0.14毫克、尼克酸1.5毫克。银耳除食用外，尚有很好的药用效果。银耳可增强机体免疫能力，兴奋骨髓造血功能，促进蛋白质、核酸的合成。银耳富有天然植物性胶质，加之其滋阴作用，长期服用可以润肤，并有祛除面部黄褐斑、雀斑的功效。银耳中还含有一种能增强体液免疫能力的酸性异多糖，能够起到“扶正固本”的作用。因此，银耳的保健抗癌作用，越来越受到人们的重视。

银耳在烹饪中多用于甜菜、甜汤的制作，也可制作凉菜，还可与其他烹饪原料同煮成粥。

(4)猴头菌

猴头菌又名猴头蘑、刺猬菌，是稀有的野生名贵食用菌。新鲜时为白色，干品为金黄色或浅褐色，远望似猴头。猴头菌含有人体所必需的8种必需氨基酸。此外还含有多种维生素、矿物质、多糖和多肽类。猴头菌能降低血液中的胆固醇含量，是高血压及心血管疾病患者的理想食品。对胃及十二指肠溃疡、慢性胃炎、体质虚弱、营养不良、神经衰弱的病人也有辅助治疗作用。

猴头菌肉质脆嫩，可做主料，也可做配料，适于炒、烧、炖、烩等烹调方法。

(5)竹荪

竹荪又名竹笙、竹蕈、竹参，网纱菇，又称“真菌之花”、“植物鸡”等，名列“四珍”(竹荪、猴头、香菇、银耳)之首。竹荪营养价值较高，含有人体所需要的19种氨基酸，其中以谷氨酸的含量最多。此外，竹荪中还含多种酶和高分子糖。竹荪能够保护肝脏，减少腹壁脂肪的积存，有俗称“刮油”的作用，从而降血压、降血脂和减肥的效果显著。现代医学研究证明，竹荪还有能够抑制肿瘤的作用。竹荪的菌裙呈橘黄色或柠檬黄色，有药用功效，浸入70%的酒精中，外涂，可治脚气病。

竹荪具有延长汤羹等食品存放时间、保持菜肴鲜味不腐不馊的奇特功能，一向被帝王列为御膳。在烹饪中则主要用于菜肴的制作，适于炒、扒、烩或做汤。成菜洁白、脆嫩、爽口，味鲜香，是国宴中不可缺少的一味山珍。

(6)金针菇

金针菇含有丰富的精氨酸和赖氨酸，对儿童智力发育和健康成长特别有益，因此，国际上被称为“增智菇”。此外，金针菇还含有一种金针菇素，有显著的抗癌作用。

4. 坚果类干货原料

坚果即硬果，含水分少，外壳干硬或内有果核，质地坚实。坚果按其营养成分大致可分为两类：一类富含脂肪和蛋白质，如花生仁、核桃仁、杏仁、榛子仁、松子、葵花籽等，这类坚果的营养价值近似大豆类。另一类富含碳水化合物，脂肪含量很少，如银杏、莲子、菱角、栗子等，其营养成分与一般豆类相似。坚果类是补充膳食热能、蛋白质、无机盐和 B 族维生素良好的食物来源。

(1)花生

花生系豆科植物落花生的成熟果实或种子,是我国广泛食用的一种油料作物。花生中的蛋白质含量为25% ~30%,仅次于大豆。花生中脂肪含量为43% ~55%,其中75%以上为不饱和脂肪酸,50%以上为单不饱和脂肪酸,不含胆固醇。花生仁中含10% ~13%的碳水化合物,维生素以硫胺素、核黄素及尼克酸含量丰富。花生无机盐含量约占3%,富含铜、镁、钾、钙、锌、铁、硒、碘等元素。花生中含有比大豆更少的抗营养因子,棉籽糖和水苏糖含量只相当于大豆蛋白的1/7,更易消化吸收。

(2)莲子

莲子是莲藕的种子去壳后脱水干制而成。莲子含碳水化合物的含量最为丰富,约为62%,主要以淀粉形式存在。莲子中蛋白质的含量约为16.6%,高于粮谷食物。脂肪含量较低,约为2%。莲子中含有的维生素主要为 B 族维生素,并含有少量的抗坏血酸。莲子中的无机盐以磷的含量较多,钙、铁等含量较少。

莲子具有养心安神,益智补脾之功效。中老年人特别是脑力劳动者经常食用,可以健脑,增强记忆力,提高工作效率,并能预防老年痴呆的发生。莲子芯还有很好的去心火、治疗口舌生疮的功效。餐饮业主要用于制作甜点和甜菜,如冰糖莲子羹、银耳莲子羹、琥珀莲子等。

(3)核桃

核桃在我国有“长寿果”之称,核桃树本身寿命长,可存活数百年。核桃含有脂肪40% ~50%,主要为亚油酸等不饱和脂肪酸,并含有丰富的无机盐及维生素 $B_2$、维生素 E 等。

核桃不仅具有强肾健脑之功效,而且还可治疗一些病症。传说在宋代,有一家有独生子患有咳嗽多痰症,五昼夜不进食水,求治无效眼看不行了,一位郎中给他一秘方“人参核桃汤”,患者服用后痰消咳止病愈,人们便说:核桃有活人济世之功。

(4)杏仁

杏仁含有蛋白质25%,脂肪47%。每100克杏仁含有钾716毫克,是高钾食物,对心脏具有特殊保护作用,因此可防治心血管疾病等病症。杏仁中含有其他坚果类所缺乏的维生素 $B_{17}$,该物质是美国癌症学会的医学家们从杏仁中提取的预防癌症的物质。据报道,世界上有一个小国,全国无出现癌症患者,究其原因是该国广泛栽种杏树,居民们将杏仁榨油,剩下的物质掺进粮食中长年食用。

(5)松子

松子含有蛋白质和人体所需要的亚油酸等不饱和脂肪酸,不仅对皮肤健康有益,同时可防治心血管疾病等疾病。松子含有多种维生素和矿物质,其中含有的磷对脑和神经十分有益。

(6)葵花子

葵花子是国人最普遍的消闲小食品,它含有丰富的蛋白质,不饱和脂肪酸,维生素 E、维生素 $B_2$。

(7)栗子

栗子是我国的特产,具有“干果之王”美称,南宋爱国诗人陆游曾经因为食用栗子治疗体衰而想到国家的衰落。栗子的营养价值很高,含有淀粉 62% ~70%,此外还含有丰富的维生素。

(二)动物性干货原料营养价值分析

动物性干货原料,是指海产及陆生动物躯体或某部位结构组织,经过脱水干燥加工制成的干制品。这类原料可分为两类:一类是海产动物性干货原料,如鱼翅、海参、燕窝、鱼肚、鱼唇、鱿鱼、海蜇等;另一类是陆生动物性干货原料,如熊掌、驼峰、哈士蟆、蹄筋、裙边干、干肉皮等。

1. 海产动物性干货原料

这类原料主要是指海域中蕴藏的某些鱼类及水族动物,经部位性选择,再通过加工干制的成品及半成品。

(1)鱼翅

鱼翅系鲨鱼的背鳍、胸鳍和尾鳍的干制品。鱼翅中蛋白质的含量很高,约为 85.53%,主要为软骨粘蛋白、胶原蛋白、弹性蛋白。鱼翅中的蛋白质虽然含量高,但其生物价不高,其氨基酸组成中缺少色氨酸、胱氨酸和酪氨酸,是一种不完全蛋白质,不易被人体消化吸收。鱼翅中脂肪含量很低,约为 0.3%,碳水化合物含量约为 0.2%,无机盐的含量约为 2.24%,以钙、磷、铁三种元素为主。

(2)燕窝

燕窝又称燕菜,是金丝燕等燕类用唾液与绒羽混合,或与纤细海藻等柔软植物纤维、小鱼虾等混合,凝结于沿海悬崖陡壁等处所筑成的巢窝。燕窝的品种有毛燕、白燕、血燕、官燕等,以白燕为上品。燕窝主要的成分有水溶性蛋白质、碳水化合物、钙、磷、铁、钠、钾等。据分析,每 1000 克干燕窝内含有蛋白质 499 克、碳水化合物 306 克、钙 429 毫克、磷 30 毫克、铁 49 毫克、水分 104 克。中国传统中医学认为,燕窝具有养阴、润燥、益气等功效。燕窝可激活人体组织细胞,加速新陈代谢,有助于人体组织的生长、发育及病后复原,可以从内到外改变身体状况,令人精神焕发,延缓衰老。

(3)海参

海参又名“海鼠”、“乌龙”,为棘皮动物海参纲的总称。海参营养丰富,是一种高蛋白、高硒、低脂肪、低胆固醇的食品。每 100 克干海参中蛋白质的含量约为 50.2 克、脂肪含量约为 4.8 克、碳水化合物约为 4.5 克、视黄醇 39 微克、钙 357 毫克、铁 9.0 毫克、锌 2.24 毫克、磷 94 毫克、硒 150 微克。此外,还含有一些游离氨基酸和其他维生素等。海参对高血压、冠心病、肝炎等患者及老年人堪称食疗佳品。常食海参还能够延缓肌肉衰老,增强机体的免疫力。

2. 陆生动物性干货原料

这类原料是对陆生动物进行部位性选择,通过脱水加工而成的干制品。

(1)哈士蟆

哈士蟆学名为“中国林蛙”,是中国长白山地区独有的一种原始动物。哈士蟆油是雌性哈士蟆输卵管的干制品,为林蛙之精华,是集食、药、补为一体的纯天然绿色佳品。哈士蟆油包含蛋白质、脂肪、糖分和人体内所必需的多种维生素及激素,是补肾益精、润肺养阴、调节人体机能、治疗精力耗损和神经衰弱的良药。哈士蟆油在烹调中多作主料使用,适宜于氽、烩等烹调方法,调味可甜可咸,可制作“氽哈士蟆油”、“冰糖哈士蟆油”

等菜品。

(2)蹄筋

蹄筋是由鹿、猪、牛、羊、马等动物四肢韧带脱水加工而成的干制品。以猪蹄筋为例,100 克干蹄筋中蛋白质的含量为 75.1%,脂肪的含量为 1.8%,碳水化合物的含量为 2.0%。蹄筋能增强细胞生理代谢,使皮肤更富有弹性和韧性,延缓皮肤的衰老。有强筋壮骨之功效,对腰膝酸软、身体瘦弱者有很好的食疗作用。还有助于青少年生长发育和减缓中老年妇女骨质疏松的速度。蹄筋在烹调中常用作主料,宜于烧、扒、拌、做汤等烹调方法,可制作"芥末蹄筋"、"红烧蹄筋"、"奶汤蹄筋"等菜肴。蹄筋本身无鲜味,在制作菜肴时要注意增加鲜味。

## 本章小结

本章全面地阐述了植物性烹饪原料、动物性烹饪原料及加工性烹饪原料的营养价值。通过学习使同学们掌握食物营养价值的概念、食物营养价值评定的方法、各类烹饪原料所含的营养成分与营养价值以及各类烹饪原料的食疗功效等内容。通过本章的学习,同学们应在掌握以上知识的基础上,能够为患有营养缺乏症的患者推荐适宜的食物,为合理配膳打下坚实的基础。

**关键概念**

食物的营养价值　　营养质量指数　　含氮浸出物

## ◆ 思考与练习

**一、名词解释**

1. 食物的营养价值
2. 营养质量指数
3. 含氮浸出物

**二、填空题**

1. 自然界可供食用的烹饪原料种类繁多,我们按照其性质和来源,可以将其分为________、________、________三类。

2. 粮谷类的基本结构主要为______、______和______三部分。

3. 动物性原料主要包括______、______、______和______四大类,是烹饪原料的重要组成部分。

4. 食用油脂依其来源分为______和______两类。

5. 鱼类的含氮浸出物较多,约占鱼体的______,主要存在于______和______中。

**三、判断题**

1. 大豆中的抗生物素因子影响人体对食物中营养素的消化和吸收。　(　)

2. 维生素 $B_2$ 又称核黄素,是一种水溶性维生素。在深色蔬菜中如油菜、苋菜、青蒜、四季豆、毛豆中均有一定含量。　(　)

3. 畜肉类烹饪原料的脂肪含量与发热量成正比，但与消化率成反比。（ ）

4. 海参营养丰富，是高蛋白、高胆固醇、高脂肪、高硒的“四高”食品。（ ）

5. 大豆中含有35%～40%的蛋白质，是天然食物中蛋白质含量最高的食品。（ ）

**四、选择题**

1. 先秦著作______中提出了“五谷为养，五果为助，五畜为益，五菜为充”的观点。

A.《千金食治》 B.《黄帝内经》 C.《本草纲目》 D.《随园食单》

2. 生鸡蛋、菠菜、高粱中含有的抗营养因子分别为______。

A. 抗生物素蛋白，草酸，单宁 B. 含氮物质，草酸，单宁

C. 单宁，草酸，抗生物素蛋白 D. 抗胰蛋白酶因子，有机酸，单宁

3. 按照营养、卫生、感官的要求，我们应选择的主食为______。

A. 精白米面 B. 标准米面 C. 糙米面

4. 鸡蛋中含有的______是保持人脑记忆旺盛所不可缺少的食物。

A. 蛋白质 B. 胆固醇 C. 含氮浸出物 D. 卵磷脂

5. 下列哪种水果中，维生素C的含量最高______。

A. 梨 B. 柑橘 C. 鲜枣 D. 苹果

**五、问答题**

1. 评定食物营养价值的意义有哪些？

2. 如何对食物进行营养价值的评定？

3. 豆类中存在哪些抗营养因素？

4. 哪些烹饪原料中含有含氮浸出物？

5. 软饮料如何分类？

**六、论述题**

1. 简述粮谷类的营养价值。

2. 简述豆类的营养价值。

3. 简述畜肉类的营养价值。

4. 简述乳类的营养价值。

5. 简述蛋类的营养价值。

6. 简述水产品类的营养价值。

**七、分析题**

1. 生食鸡蛋或食用“糖心”的蛋类是否科学？为什么？

2. 大鱼大虾的营养价值一定比小鱼小虾高，这种说法对吗？为什么？

3. 有些人在饮用葡萄酒时喜欢兑入雪碧、可乐等碳酸类饮料，这种做法是否正确？为什么？

# 第三章　合理烹饪

● **学习目的**

通过本章的学习，了解何谓合理烹饪及其意义，正确理解烹饪对食物营养素的影响，懂得不同的烹饪方法对营养素的影响不同，真正掌握合理烹饪的重要性。

● **基本内容**

1. 合理烹饪的概念及意义
2. 烹饪中食物营养素的变化
3. 不同烹饪方法对营养素的影响
4. 合理烹饪的重要性及采取的措施

食物经过烹饪，其营养素必然会变化。在烹饪中，如何尽量保持食物中有价值的成分，去掉有害的成分，这是值得营养学者、烹饪工作者苦苦研究、探索的，这也是合理烹饪的问题。

合理烹饪是指根据不同烹饪原料的营养特点和各种营养素的理化性质，对烹饪原料进行合理的选择搭配，整理清洗，采用合理的刀工和烹调手法，使饮食成品尽可能多地保存营养素，合乎卫生要求，在色、香、味、形等方面达到烹饪工艺的特殊要求，以利于消化吸收，更有效地发挥菜肴的营养价值，更好地满足饮食者的生理和心理需求。合理烹饪是美食的重要环节。

合理烹饪的意义：

1. 最大限度地保存烹饪原料的营养素

通过对烹饪原料合理的洗涤、加工、烹饪，达到尽量减少营养素损失的目的，为进食者提供尽量多的营养素。

2. 保证食品卫生

通过合理的烹饪，可除去或杀死烹饪原料中的寄生虫卵和有害微生物；也可有效地减少或除去某些食物中所含的有害物质，如：生长调节剂、孕激素、酶类、生物碱等。

3. 使食物更利于人体消化吸收

烹饪时，食物发生十分复杂的理化变化，其结果往往是更利于人体的消化吸收。如：生鸡蛋煮熟后，蛋中的抗生物素和抗胰蛋白酶因子被破坏，从而大大提高人体对鸡蛋的消化吸收率。

4. 可除去原料的异味杂质，改善菜肴的感官性状

合理的烹饪，可使食物除去原有的腥邪气味，增加令人愉快的色、香、味等感官性状。如：鱼肉原有腥味，通过加热烹饪，配以姜、葱、醋、料酒等，即可除去其腥味。

# 第一节 营养素在烹饪过程中的变化

食物在烹饪中，会发生比较复杂的变化，充分了解其中的变化，对合理烹饪至关重要。

## 一、蛋白质在烹饪中的变化

蛋白质在烹饪过程中因受种种因素的影响，而发生变性和水解等一系列的变化。具体情况如下：

（一）蛋白质的变形作用

蛋白质加热、酸、碱以及其他因素的作用下，其固有性质发生改变的现象叫蛋白质的变性作用。引起蛋白质变性的因素有三类：物理因素，如热、强烈搅拌、紫外线照射、超声波；化学因素，如酸、碱、重金属盐、有机溶剂；生物因素，如酶。

1. 热作用变性

几乎所有的蛋白质在加热时都发生变性，然后开始凝固。这是蛋白质受热后最常见的变性现象。通常情况下，蛋白质热变性的温度在45°C～50℃，至55℃时，变性加快，并开始凝固，我们把蛋白质在受热发生凝固时的温度叫该蛋白质的凝固温度。如：生鸡蛋煮熟的过程就是先变性后凝固的两种过程。鸡蛋的凝固温度在60℃左右，在制作含蛋的菜肴时，应注意鸡蛋加入时的温度，使之凝固成为我们需要的形状。

高温煎或炸鱼，鱼体蛋白质受高温变性快，鱼体表面蛋白质凝固快，所以鱼不易碎。肌肉的红色是含肌红蛋白所致，当加热到70℃以上时，肌红蛋白开始变性，肉的颜色由红色变为灰白色。故烹调时，可以从肌肉颜色的变化，来判断肉的成熟程度。

不同质地、不同大小的原料，其蛋白质热变性的速度也不同，这就需要合理的烹饪。如："霸王别姬"这道菜，选用整鸡、整鳖进行蒸、炖，这需要较长的时间，才能使原料内部的蛋白质由表及里逐渐发生热变性，使鸡、鳖肉内层组织结构松软，成品酥烂而不走形。而"滑炒里脊丝"中的肉丝，由于体积小，表面积增大，烹饪时热量很快传递到原料内部，原料中的蛋白质很快变性，凝固、成熟，成菜鲜嫩多汁。

加热变性可使具有活性的蛋白质失去生理功能，据此可使细菌因蛋白质变性而死亡。日常烹饪中加热成熟的过程也就是杀菌的过程，一般细菌都能被杀死。

2. 酸、碱作用变性

酸、碱不仅本身能使蛋白质变性，而且还可加快热变性的速度。如：水果中所含的有机酸较多，它变性的温度比蔬菜低。在烹制醋溜菜肴时成熟较快，也是因为蛋白质变性凝固快之故。有时烹调时，在菜中加点碱，烹制会更快，便是蛋白质变性凝固快，接着易被碱水解的缘故。但碱易破坏成品的营养成分，加热时破坏速度加快，所以此种方法用的较少。鱿鱼在碱发后，也要将碱洗净才烹制。这样能够更好地保持营养，同时不使菜肴带有异味，鱿鱼也不易糟烂，便于加工成型。

3. 盐作用变性

盐类可引起蛋白质变性。盐类的金属离子,可与蛋白质中的某些基团结合形成复合物而沉淀,同时破坏蛋白质分子的立体结构,发生变性。所以,在烹制含蛋白质较多的动物性食品时,如果过早加入食盐,原料表层蛋白质变性、凝固,影响原料内部传热,菜肴常不易熟烂、熟透。若制汤时,加入食盐过早,蛋白质凝固过早,浸出物的溶出受阻,可影响汤汁的浓度和味道。

4. 其他作用变性

重金属盐能与蛋白质中的某些基团结合,引起蛋白质变性,使其失去生理活性,生成复合沉淀物,使人畜中毒。

强烈搅拌能使蛋白质变性,如用搅蛋器或筷子不停地搅打蛋清,使蛋清气泡成形。

有机溶剂能破坏蛋白质的某些副键,而使蛋白质变性。如过度饮酒可使血液中蛋白质凝固,心脏不能负荷而猝死。用酒精消毒也是利用了此性质。

紫外线照射能使蛋白质变性,这在医疗系统灭菌处理上,运用较广泛。

血液中的蛋白质在空气中氧的作用下,也可发生凝固。

综上所述,蛋白质的变性不是其分解,也不是其变质,而是其空间结构发生改变。这种改变有利于酶的作用,可提高蛋白质的消化率。

(二)蛋白质的分解

蛋白质在高温下变性后如发生分解,生成多肽等中间产物,这些多肽类进一步水解,最后分解成游离氨基酸,可被人体直接吸收利用。鸡、鸭、鱼、肉汤中,就溶有蛋白质分解的各种产物和一些能溶于水的含氮浸出物,如肌肽、肌酐、肌凝蛋白原和各种氨基酸等,故汤汁浓稠鲜美可口。但过度加热可使蛋白质分解成有害的物质,尤其 γ-氨甲基衍生物,该物质具有强烈的致癌作用,有害于人体健康,所以烧焦的蛋白质千万不能吃,如煎炸鱼虽香,但不及清蒸、红烧鱼有营养。

(三)蛋白质的水解

蛋白质在烹调时,可水解出游离的氨基酸和小分子肽,不仅有利于人体的吸收,对提高菜肴的色、香、味、形、质量也起到重要作用。

水解作用可使菜肴产生鲜香味。在烹调中,烹调原料(如牛肉、鱼肉)在100°C~140℃的温度下,长时间加热(如炖、煮),会使原料中的蛋白质与水发生水解反应,产生有鲜香味的氨基酸和低聚肽(如肌肽等),形成菜肴(牛肉汁、鱼汤)特有的风味。如果在炖肉时加点醋,则可提高菜肴中游离氨基酸的含量,既有利于吸收,还可使菜肴更鲜香。

水解作用还可使蛋白质形成明胶。动物的皮、筋、骨等结缔组织中的蛋白质主要是胶原蛋白。其组织结构较严密,当加热到一定的温度时,会突然熔化收缩,继续升高温度,在水中煮沸,胶原蛋白会变为一个混合多肽,即成明胶。皮冻制作即利用了这一原理。

## 二、食用油脂在烹饪中的变化

在烹制丰富多采的美味佳肴时,往往离不了食用油脂。在烹调中,由于高温、酸、碱等理化因素的作用,可使油脂发生种种理化变化。

（一）油脂的热聚合

油脂在加热时，粘度增加，颜色加深，这是其热聚合所致。加热温度越高，加热时间越长，其热聚合就越剧烈，油脂的粘度也增快，颜色加深变黑。其聚合物有些可被人体吸收，但不利于人的健康。

（二）油脂的热挥发

油脂在加热时，其中部分低沸点和挥发性物质会挥发出来，形成肉眼可见的青烟。青烟中有的成分对人体有害，如菜籽油中的有害成分和豆油中的豆腥味等，都可以通过热挥发出去，从而使食用油脂的质量提高。油烟中有的成分对烹饪有利，如芝麻油中的香气物质，温度稍高即挥发出来，所以用芝麻油炒菜，不如用芝麻油拌凉菜香。

（三）油脂的热分解

在未达到沸点之前，油脂便开始分解，形成能挥发的分解产物，油烟中就包含有这些分解产物。它们具有刺激性，甚至催泪，引起咳嗽。其中最重要的分解产物是丙烯醛，此物有毒，对人体有害。

（四）油脂的水解

油脂在水中加热时，会发生水解反应，生成甘油和脂肪酸。如：长时间用中小火烹制肉类，可使肉中部分脂肪水解，有利于人体吸收，且减少油腻感。

（五）油脂的脂化

食物在烹调时，加入料酒、醋等调味品，酒中的乙醇会与醋酸或脂肪分解产生的脂肪酸发生脂化反应，生成有芳香气味的脂类物质，这些脂类物质易挥发，因而可以闻到其芳香气味。如：烹制鱼、羊肉时，适当加些酒和醋，即可去除其腥膻味，还可以增加香味。

（六）油脂的乳化

含油脂多、胶原蛋白多的动物性原料，如：鸡、猪蹄、肘子等，在火上煮时保持沸腾状态，使析出的油脂部分分离成较小的脂肪粒，均匀分布于水中，使水油不分层，形成色白如乳、鲜味浓郁的汤，这个过程即为油脂的乳化。

## 三、糖类在烹饪中的变化

烹饪中较常用的糖类有蔗糖和淀粉，它们既可作主料，也可作调料，用途较广。

（一）蔗糖在烹饪中的变化

蔗糖极易溶于水，其溶解度随温度的升高而增大。在一定温度下，达到溶解度的糖水称为饱和溶液。当温度降低或水分蒸发时，溶液中糖的质量超过它的溶解度，这种溶液成为过饱和溶液。烹调中的蜜汁菜就是利用蔗糖的饱和溶液或过饱和溶液。当蔗糖溶液过饱和时，蔗糖分子则有秩序地排列在一起重新形成晶体，这种现象叫蔗糖的重结晶。烹调中制作挂霜类菜肴即是利用蔗糖的这一变化。

在高温下（190℃以上），蔗糖发生焦糖化反应，形成一种黑褐色色素——糖色（焦糖）。烹调中常利用蔗糖的这种反应来烹制红烧类菜肴，使菜肴具有良好的色泽。

蔗糖与含有氨基化合物的蛋白质共同加热时，可发生羰氨反应（又叫美拉德反应），产生深褐色的类黑色素，能使食品生色增香。如：烧肉产生的棕黄色，烘烤面包的金黄色，都是这种反应的结果。

（二）饴糖在烹饪中的变化

饴糖的主要成分是麦芽糖，色黄，具有吸湿性和高度粘稠性。在烤鸭、烤乳猪、烤烧饼等制作中常用。饴糖中的麦芽糖在受热时会出现各种色泽变化，即由浅黄→红黄→酱红。故可改进食品的色泽和润滑性，而使烤类食品的皮发脆。

（三）淀粉在烹饪中的变化

许多菜肴的制作，常用淀粉作为上浆、挂糊、勾芡的原料。淀粉在烹饪中的不同变化，会使菜肴出现不同的品质。

1. 淀粉的糊化

在一定的温度下（60℃以上），淀粉颗粒破裂，直链淀粉从内部流出并互相结合产生粘性，而形成糊状物的过程，叫淀粉的糊化。

烹调中的上浆、挂糊、勾芡，正是利用了淀粉的这一变化，既保护了营养素，又能改善菜肴的感官性状，保持菜肴的鲜嫩，提高菜肴的滋味。做米饭时水放少了，米就不能充分糊化，而形成夹生饭。

2. 淀粉的老化

上过浆的菜肴或面点，经过一段时间的放置，产生不溶性的细小淀粉分子的微粒现象，称为淀粉的“老化”，行业上叫“返生”。老化是糊化的逆过程。淀粉的老化现象主要是由淀粉凝聚作用，使淀粉出现再结晶所造成的。

老化后的面点可出现夹层返生，呈白色，馍咬后掉渣；上浆的菜点老化后表面出现类似生粉的白色结壳。老化使面点和菜肴的质量大为下降，口感差，所以要尽量避免其发生。我们喜爱的粉丝、粉条、粉皮、龙虾片等便是应用淀粉的“加热糊化，冷却后老化”的原理制成的。

3. 淀粉的分解

淀粉在酸、碱和高温下，可发生分解，生成糊精和麦芽糖，麦芽糖又进一步分解为葡萄糖，有利于人体的消化吸收。淀粉还能在一些细菌的作用下发生分解、水解、氧化等反应，这就是“酸馊”现象。

（四）无机盐在烹饪中的变化

无机盐在烹饪加工中，因烹调方法和加工条件不同而发生不同的变化。有的无机盐从游离状态变为结合状态，有的从结合状态变为游离状态。其变化的结果主要是部分无机盐的损失，特别是一些水溶性无机盐随加工的精细度和洗涤浸泡时间的过长而损失更多。

动、植物食品在受热时，均发生收缩现象，其内部的水分和溶于水的无机盐会一起溢出，但不同的无机盐溢出的量是不同的。如肉类在加热中，无机盐溶于汤中的量就有较大差别。其溶于汤中的百分比分别为：

钙：22.5%；铁：6%；磷：32%；硫：7.3%；钾：64.4%；钠：62.5%；镁：11.5%；锰：10.3%；铝：58%；氯：41.7%。

烹调中还有部分化学反应。一方面应避免食物中所含的各种成分之间不利的化学反应，尤其是各种物质之间的沉淀反应。如：在制作菠菜烧豆腐时，菠菜中的草酸与豆腐中的钙生成草酸钙沉淀，妨碍钙的吸收，可以先将菠菜焯水。凡草酸、植酸遇到钙、铁均形成难溶性的盐，极不利于人体的吸收。另一方面，可利用各种有利的化学反应，生成可溶性盐以促进人体对无机盐的吸收。如:酸奶中的钙由于乳酸的存在,而提高了钙的吸收利用率。存在于骨骼中的碳酸钙、磷酸钙遇到醋,可由结合型不溶的钙盐变成可溶性的钙,而促进钙盐溶解,有利于钙的吸收。

(五)维生素在烹饪中的变化

维生素可在食品的加工和储存中受光、酶、加热、氧气、水、压力、重金属、酸或碱等各种因素的影响被浸析、氧化及破坏。主要损失情况如下:

溶解损失:水溶性维生素易通过渗透和扩散两种形式从食物中浸出,食品的表面积大,水流速度快,水温升高均使之损失增加。所以这类维生素在洗涤、浸泡、水烫等时,易溶于水而随水流出。

加热损失:部分维生素(如维生素 $B_1$、$B_2$、C 等)在加热时易分解破坏而损失。加热温度越高,时间越长,损失也就越大。最好做凉菜或者短时间的加热。

氧化损失:对氧敏感的维生素(如维生素 A、C,叶酸等)在储存、运输和加工中容易损失。尤其是在有氧存在时加热损失更大。如:敞锅烹制损失较大。对这类维生素,可采取密封保藏或用高压锅烹制、上浆挂糊等方法,以尽量减少其损失。

加酸碱损失:对酸敏感的维生素 A、D 和叶酸等在加醋烹制时会受到破坏,故烹制含这些维生素的食物时应避免酸性环境,如少加醋,不要与西红柿、水果等有机酸含量高的食物搭配。相反,加碱可破坏维生素 $B_1$、$B_2$、C、E 和泛酸等。如熬粥时加碱,可使维生素 $B_1$ 损失 82%,维生素 $B_2$ 损失 70%。

另外,对光敏感的维生素应注意紫外线的照射,可采用避光保存和用容器、金属包装来加以保护。铜制和铁制的加热容器也可使维生素 C 受到损失,以铜器为甚。

总之,在烹调加工中,水溶性维生素损失较多,脂溶性维生素损失较少。损失顺序为:维生素 C > 维生素 $B_1$ > 维生素 $B_2$ > 其他水溶性维生素 > 维生素 A > 维生素 E > 维生素 D。

## 第二节　加工、烹调方法对营养素的影响

食物经过一定的加工、烹调后,其营养素的含量必定会有一定程度的改变。但由于各种营养素的性质不同,在加工、烹调中,其含量的改变程度也不同。就一般加工、烹调而言,食物中的维生素最易损失,无机盐次之,蛋白质、脂肪和糖类在质量方面的改变相对要小一些。

### 一、主食加工、烹调对营养素的影响

在我国,主食主要是大米、面粉、各种杂粮,而合理地加工、烹调主食,是为了使其具有良好的色、香、味、形,以利于人体健康,提高消化吸收率。下面着重介绍不同的加工、烹调对米面的影响。

（一）米的淘洗

烹制米饭前往往需要淘洗米。淘米是为了洗去其泥沙和稻壳，但不宜用力搓洗，力度越大，损失营养素越多。也不宜用大量水反复搓洗，因为淘米次数愈多，营养素损失愈大。据测定：米淘洗 2～3 次，维生素 $B_1$ 可损失 29%～60%，维生素 $B_2$ 和烟酸损失 23%～25%，无机盐 70%，蛋白质 16%，脂肪 43%，糖类 29%。此外，淘米的水温度越高，浸泡时间越长，营养素的损失就越大。因此，淘米应选用凉水，新鲜米只需轻搓淘洗一次便可，陈米可适当多洗几次，达到去除表面的霉菌及残留即可。

（二）米的蒸煮

烹制米饭最好采用焖饭或蒸饭。如果采用捞饭的方法，则会使大量维生素、无机盐、糖类和蛋白质溶于米汤中，若丢弃米汤，就会造成营养素的大量丢失。此外，一次不宜烹制米饭过多，反复蒸煮重炒，既降低米饭营养价值，又影响肠胃道功能。

（三）加碱煮粥

煮粥加碱只是为了增加粥的粘稠度，但这样做会使粥中维生素大量破坏，尤其是维生素 $B_1$，损失达 75%，故不可取。最好在煮粥时一次加足水，其间不加碱，不添水，盖好锅盖，先用大火，再用小火慢熬，效果较好。但也有例外，如煮玉米粥时可以加少量的碱，以使玉米中的结合型尼克酸转变为游离型尼克酸，利于人体吸收。

（四）蒸制面食

要蒸好馒头、花卷等面食，加碱很重要。碱少了，它们会发酸；碱多了，它们会色泽发黄、苦涩难咽，而且造成维生素大量破坏。而今，在发酵面粉时可用鲜酵母或菊花引子代替碱，更有利于营养素的保存。

（五）煮制面食

煮面条、水饺等面食时，由于高温和水的作用，汤中含有大量的维生素，尤其是 B 族维生素。据测定：煮熟的面条，其维生素 $B_1$ 的含量仅为生面条的 51%，其余 49% 除小部分损失外，大部分溶解在面条汤中。所以，原汤不能丢弃，而应当充分利用。

面食的制作方法多种多样，蒸、煮、烙、炸均可，不同的营养素在烹制中损失程度也不同，损失较大的是 B 族维生素。下面就 B 族维生素因不同的烹制法而造成不同的损失进行比较。

**表 3－1　不同烹制法对 B 族维生素造成损失的比较（质量分数%）**

| 烹调法<br>名称 | 煮面条 | | 蒸馒头 | | 烙　饼 | | 炸油条 |
|---|---|---|---|---|---|---|---|
| | 标准粉 | 富强粉 | 标准粉 | 富强粉 | 标准粉 | 富强粉 | 标准粉 |
| 维生素 $B_1$ | 49 | 31 | 10 | 72 | 21 | 3 | 100 |
| 维生素 $B_2$ | 57 | 29 | 14 | 48 | 14 | 14 | 50 |
| 尼克酸 | 22 | 27 | 10 | 9 | 0 | 4 | 48 |

总之，适宜主食的烹制方法较多，常用的有蒸、煮、烙、炸、烤等，这些方法对粮食制品的营养素影响各不相同，其中蒸（不弃米汤）、煮（不弃米汤）、烤的方法影响相对较小，油炸对维生素（尤其 B 族维生素）影响较大，在实际运用中，既要扬长避短，又要兼顾食客的需要。

## 二、肉类加工、烹调对营养素的影响

（一）洗涤

需要切洗的肉类原料，应先洗后切，防止或减少蛋白质、脂肪、含氮有机物、无机盐及水溶性维生素溶于水中。若切后再洗，既降低其营养价值，减少鲜味，还会影响其质地，使之不易变软，因而影响其风味。

（二）加碱

炖、煮肉时不宜加碱，因肉类遇碱会起收缩作用，而使肉变得又老又粗又韧，还使肉中的维生素尤其是B族维生素受到较大破坏。

（三）上浆挂糊勾芡

不少肉类在烹调前，往往需要上浆或挂糊，在烹调末期，需要勾芡，经过糊、浆、芡的处理，不但可以改变肉类的质地，还会大大减少其营养素的损失。它们在加工、烹调中对营养素的影响表现在：

挂糊上浆实质上是给肉类"穿衣"，在烹调中，可使肉类内部受热均匀，成菜质嫩味鲜；可避免肉中蛋白质因骤遇高温而变性，提高蛋白质的利用率；可减少肉中的水分、无机盐、维生素以及含氮有机物的流失；可减少肉中营养素与空气直接接触的机会，保护易被氧化的营养素，如：维生素A、$B_2$、C。

糊、浆的成分主要是糖类，给肉类挂糊、上浆，既可以补充其糖类不足，又可以减少肉类的油腻感，增加菜肴的风味。

烹制肉类时，若进行勾芡，则芡汁和肉类中的谷胱甘肽共同保持维生素C的还原状态，以减少维生素C的氧化破坏。

（四）烹调

肉类通过不同的方式方法进行烹调，对其营养素的影响也是不同的。具体情况如下。

1. 烹调时间对营养素的影响

烹调时间较短的有炒、爆、熘等方法，这些方法都要求旺火快速成菜。但要注意选料，应选用质地细嫩、含蛋白质丰富、水分多的肉类为原料，正确加工成丝、片、丁等，再依烹调要求进行挂糊上浆，最后快速烹制成菜，这样的菜肴损失的营养素较少。

烹调时间较长的有煮、炖、焖、卤、煨、烧等方法，这些方法大多采用中小火进行，选用的原料也是质地较老的肉类，诸如肌纤维较粗的瘦肉，以及老禽、老畜类。由于这类原料含蛋白质比较丰富，在烹调中，先是采用冷水加热煮沸，而后以中小火长时间加热，这样，有利于蛋白质的变性、水解，使原料中的含氮浸出物充分浸出，使汤汁鲜美可口、肉质柔软，有利于消化吸收。但不要只喝汤，不吃肉。据测定，在炖鸡中，鸡肉的蛋白质为21～23克/100克，而浓鸡汤中的蛋白质仅为7克/100克。所以应防止肉类蛋白质过度变性老化及肉质变硬，影响口感而弃之，或是只顾喝汤。

烹调时间对营养素的影响是显而易见的。如：红烧肉、清炖肉，时间长，维生素$B_1$损失达60%～65%，维生素$B_2$损失约40%；而快炒时，维生素$B_1$损失仅13%，维生素$B_2$损失约20%。

2. 烹调温度对营养素的影响

通常高温对营养素的影响较大，如炸、煎、烘、烤等方法。用此类方法对肉类进行烹调时，虽然使菜肴具有特殊的香味和风味，肉质变得外酥内嫩，也易被消化吸收，但对营养素（尤其是维生素）破坏较大。较易破坏的营养素是维生素 $B_1$，其次是维生素 $B_2$ 和尼克酸，甚至还会产生对人体有害的物质。以维生素 $B_1$ 为例，烹调瘦猪肉时，温度较高的油炸会损失 20% ~50%，烤会损失 50% 左右，而温度稍低的炒仅损失 10% 左右。

种种烹调加工方法对营养素的影响是极其复杂的问题，不仅与原料本身的性质有关，也与各种外界因素有关，甚至与烹饪工作者的烹调水平也有关。

## 三、蔬菜加工、烹调对营养素的影响

由于蔬菜本身营养素的特殊性，在不同的加工、烹调中对其营养素的影响是显而易见的。

（一）合理洗涤

蔬菜在烹调前总要经过水洗、切配等初加工阶段，但要先洗后切、切后即烹，这样处理可减少其营养素（特别是维生素和无机盐）的损失。若是用其他方法，如切后再洗、切后浸泡、切后长时间放置，这样做都不利于营养素的保存。其中损失最大的是维生素 C，再则是水溶性维生素及无机盐。下面以白菜为例，因处理方法的不同而造成维生素 C 的损失有较大的差异。

**表 3 – 2　白菜烹调前不同的初加工对维生素的影响比较（100g）**

| 不同初加工 | | 现存含量（mg） | 损失量（mg） | 损失率（%） |
|---|---|---|---|---|
| 先洗后切，切后即烹 | | 26.54 | | |
| 切后放置 2h | | 25.91 | 0.63 | 2.4 |
| 切后冲洗 2min | | 24.20 | 2.34 | 8.8 |
| 切后浸泡 15min | | 21.80 | 4.47 | 16.8 |
| 切后浸泡 30min | | 20.30 | 6.31 | 23.8 |
| 切后烫 2min | 不挤汁 | 14.58 | 11.96 | 45.1 |
| | 挤去汁 | 6.07 | 20.47 | 77.1 |

（二）恰当处理

蔬菜若经开水烫后再挤汁，其维生素、无机盐损失较大。如做饺子、馄饨的馅菜，凉拌空心菜，常将洗好（有时还要切好）的馅菜、空心菜置于沸水烫熟捞出，再挤去菜汁，这样会使水溶性维生素丢失严重。应将挤去的菜汁充分利用，以减少营养素的损失。另外，有人为了保持蔬菜的鲜嫩碧绿，而在烫菜或炒菜时加碱，尽管色泽鲜艳，但维生素的损失将大大增加，故应努力避免加碱。

（三）科学烹调

烹调方法不同，对蔬菜的营养素的影响也不同。如：炒是利用旺火、热油快速成菜，所以用旺火急炒的方法可使维生素 C 的保存率达 60% ~80%。而若熬煮菜时，由于水量多，加热时间长，维生素 C 的保存率比急火炒的方法低得多。但煮菜时，如果水沸后再放菜，则维生素 C 的损失较少（约 15.3%）。蒸菜比熬、煮保存的维生素 C 多，但随着蒸菜时间的延长，维生素 C 的损失显著增加。由上可见，旺火急炒是一种较好的烹饪方法，使维生素 C 的损失较少，而且还可以在短时间内利用油的高温将原料中氧化分解酶的活性破坏，减少酶对维生素 C 的分解破坏作用。再者，此方法还可以减少原料外溢的水分量，既可以保持蔬菜色鲜质嫩，又可防止无机盐和维生素随水流出而损失。

还有一种常用的烹调方法——焯水，也是一种旺火快速成菜的方法。此法对维生素和无机盐的保存，优于煮次于炒，是一种"沸进沸出"的烹调方法，往往极短时完成。为了保持蔬菜的鲜艳色彩，可在水中加些油，但不宜加碱。此外，焯水还可使富含植酸、草酸、鞣酸等有机酸的烹饪原料，如菠菜、苋菜、竹笋、茭白、牛皮菜等，除去大部分有机酸，从而使这类蔬菜的口感更佳，又有利于无机盐的吸收。

凉拌菜是人们喜爱的菜肴，尤其是夏天，荤素均可，但多以新鲜蔬菜为原料，如：凉拌叶菜类、黄瓜、莴笋、萝卜等，可以适当添加食醋，以利于维生素 C 的保存；而加入植物油则利于胡萝卜素的吸收；加入葱蒜既能杀菌又能提高维生素 $B_1$、维生素 $B_2$ 的利用率；加入动物性原料，以求荤素搭配，则营养素能够取长补短，更趋完善。其中，烹制蔬菜时，不管是凉、热菜，加入适当的食醋，都能极大地促进钙磷的吸收，以及更好地保存水溶性维生素。

（四）正确食用

蔬菜中的部分维生素（尤其是维生素 C），不管在烹调前、中、后，都易氧化而破坏，故蔬菜烹熟后应尽快食用，这样既能保持蔬菜的新鲜美味，又可以保存更多的营养素。若放置时间太长，不仅吃时影响其色、香、味、形，还使维生素的损失增大。下面列表比较：

**表 3－3　烹调蔬菜后放置时间对维生素 C 的影响**

| 菜类名称 | 新鲜样品含量（mg/100g） | 烹调后 20 分钟损失率% | 烹调后一小时损失率% | 烹调后两小时损失率% |
|---|---|---|---|---|
| 辣椒 | 237.0 | 29.8 | 41.8 | 46.0 |
| 豆芽 | 28.8 | 35.8 | 39.7 | 47.3 |
| 葱头 | 4.0 | 51.3 | 58.6 | 68.3 |
| 苜蓿 | 164.0 | 28.7 | 30.0 | 34.5 |

## 四、火候对营养素的影响

在烹调过程中，火候亦即烹调的温度很重要，它是烹制美味的重要环节。食物经由一定温度作用，在一定时间内，可由生变熟，这样能杀菌消毒，但同时也不同程度损失了一些无机盐和维生素。在不同的加热方法中，掌握火力大小和加热时间长短与营养素的关系非常密切。下面就火候与营养素的关系问题进行简要分析。火候大致分为旺火、温火、微火三种

旺火，亦即大火。其火焰高而稳定，呈黄白色，光度明亮，热气逼人。多用于爆、炒、炸、蒸、氽、涮等快速烹制，使菜肴达到香脆松嫩的特点。旺火对营养素的影响，具体的烹调方法不同，其影响的结果也不同。如：油炸对维生素尤其是 B 族维生素影响较大，

破坏部分蛋白质,但爆、炒、蒸等影响较小。总体来说,旺火对营养素的影响算是较小的。

温火,亦即中火。其火焰低而摇晃,呈红色,光度较暗,热气较大。多用于煎、煸、贴、烙、塌等较慢的烹制,使原料香鲜入味。温火对营养素的影响,主要破坏的仍然是维生素,其他营养素相对较少。

微火,亦即小火。其火焰细小,起落不定,呈青绿色,光度暗淡,热气不大。多用于炖、焖、烧、煨、煲、熬等长时间的烹制,使原料酥烂而有清汤。微火对营养素的影响,主要是蛋白质水解较多,部分脂肪有一定程度的乳化,无机盐和维生素大量溶于汤汁中,但 B 族维生素和维生素 C 破坏严重。

在实际运用中应具体情况具体分析,要根据不同的原料和不同的烹调方法运用不同的火候。如:炖汤时,先采用旺火,然后是微火,最后是温火;爆炒蔬菜时,一直用旺火;焖鱼时,先温火,而后微火。

## 五、常用烹调方法对营养素的影响

烹调方法很多,不同的烹调方法对营养素的影响也不同。下面着重介绍常用烹调方法对营养素的影响。

(一)煮

水煮时,蛋白质和糖类有部分水解,有利消化;脂肪变化不大,但可从组织中溶出而浮于汤中或被部分乳化。脂溶性维生素影响不大,煮时脂肪多可帮助脂溶性维生素的吸收,水溶性维生素可溶于汤汁中,维生素 $B_1$、维生素 $B_2$、维生素 C 溶出较多。同时,有部分受热分解,溶出的量和分解的量随时间和温度而变化。无机盐部分溶于汤中。总之,煮及类似的氽、烫、浸等的汤汁应尽量利用。

(二)炸

油炸时,蛋白质变性凝固,少部分水解,并可出现蛋白质炸焦而使营养价值降低。糖类发生焦糖化反应和美拉德反应,并有少量水解。脂肪发生聚合、氧化等,而使食用价值降低。此外,炸时因脂化反应的发生而使食物具有香味,但产生醛、酮、多环芳烃类物质,而使食物具有有毒成分。炸对无机盐影响不大,但使维生素尤其是 B 族维生素大部分被破坏,如维生素 $B_1$、$B_2$ 几乎全部丧失。

(三)炖

炖的时间长,蛋白质水解较多,其产物(如肌凝蛋白、肌肽、氨基酸)溶于汤汁中,而使汤有鲜味,同时其中坚韧难溶的胶原蛋白质可转变成可溶的白明胶,使汤有粘性。脂肪可发生一定程度的乳化,利于消化吸收。糖类中的淀粉可糊化,纤维素、果胶软化。无机盐和维生素大量溶于汤中,但 B 族维生素和维生素 C 破坏严重。

与炖相似的有烧、煨、焖、煲、熬等,因加热时间长,成菜熟软,利于儿童、老年人食用。

(四)炒

炒是一种最常用的烹调方法。炒时蛋白质变性,糖类糊化,脂肪变化不大;维生素有一定程度的降解,主要是维生素 C;部分无机盐溶出而损失掉。爆与炒相似,但因火大,加热时间短,故营养素的损失更少。

（五）蒸

蒸时蛋白质变性，部分蛋白质和糖类发生水解；少量维生素破坏，主要是维生素 $B_1$、维生素 C；无机盐损失很少。

（六）烤

烤时，蛋白质变性且易被烤焦而破坏；糖类发生焦糖化反应和美拉德反应而生成有色物质；脂肪损失较大，并产生致癌的多环芳烃化合物；维生素 A、B 族、C 破坏严重。

（七）烩

烩的时间短，使用中小火，成菜有一定汤汁，故营养素的损失较少。但烩菜的原料往往经过熟处理，因而营养素丢失较多。故初步熟处理的汤汁应尽量利用。

（八）煎

煎时用油少，但温度较高，对维生素的影响大，对其他营养素的影响不大。煎制动物性原料时易形成胺类化合物，再在盐的作用下生成致癌的 N－亚硝基化合物，故食用时要注意。

（九）熏

熏时，食物与燃烧不完全的碳火烟气接触即受到多环芳烃的污染。熏制食品的油脂不能用（因为受过污染），也不要滴入炉内，以免复污染。部分维生素遭受破坏，尤其是维生素 C 损失较多。

（十）熘

熘对营养素的影响不大，因为原料外面裹了一层糊或浆，在油炸时糊、浆受热凝固形成一层保护的外壳，因而对原料内部的营养素起保护作用，大大减少营养素的损失。

（十一）卤

卤可使食物中的部分蛋白质因水解而溶入卤汁中，并使卤汁变得更浓稠，具有粘性；脂肪有部分减少；较多无机盐溶入卤汁中；部分维生素溶入卤汁中，另有部分遭受破坏而损失。

## 第三节　烹饪中减少营养素损失的措施

烹饪中营养素的损失在所难免，合理加工、合理烹调是减少损失的最佳方法。那么如何进行呢？

### 一、合理加工

（一）合理选料

合理选择烹饪原料，是进行科学搭配和提高菜肴营养价值的基本前提。首先，烹饪原料的营养素要丰富。自然界没有任何一种天然食物含有人体所需要的、足量而又符合比例的全部营养素，因此，为了达到营养平衡，就必须选择多种不同的烹饪原料，要求品种、类别都要全面。另外，也要选择一些具有特殊营养价值的原料，如：大豆及其制品、内脏制品、蛋乳类、菌藻类、贝类等，这是提高菜肴营养价值最直接的方式。还有选择药膳、部分花和昆虫作为烹饪原料,都在合理选料之内。只要选料合理,再加以合理的烹调,人体便能获得较多的营养。所以,烹调前特别要选择新鲜、细嫩的原料,采取临用现购的方法。不能使用变质或污染大的原料,也不宜在仓库内长期存放原料,尤其是蔬菜、水果。

(二)合理搭配

原料的合理搭配,是使菜肴达到色、香、味、形俱佳的效果,增加食欲,促进消化。要做到:主配料搭配时,须突出主料。质地的搭配,应该软配软、脆配脆、韧配韧、嫩配嫩等。色泽的搭配,要把菜肴的主料、配料的色泽搭配协调,使其美观大方。味的搭配,分浓淡相配、淡淡相配和异香味相配。浓淡相配应选主料味浓厚,配料味清淡;淡淡相配应选主、配料味清淡,而又相互衬托;异香味相配应选主料有较浓醇香,配菜有特殊异香。形的搭配,分同形搭配和异形搭配。同形搭配要求原料形态、大小一致,如:丁配丁、片配片、丝配丝、条配条、块配块等;异形搭配要求主、配料形状不同、大小不一。此外,还须做到合理的荤素搭配、呈酸性食物与呈碱性食物的正确搭配,以达到营养平衡。

(三)合理切洗

需要切洗的原料应先洗后切,洗时不宜洗得过分,也不要切后再洗,以免蛋白质、脂肪、无机盐、维生素溶于水而损失。若洗涤不合理,还会导致大量酶的溶出,而使肉的质地不易变软。洗切好的原料,也不要长时间浸泡在水中,以免损失更多的营养素。原料切块时不宜太小,以免增加与空气接触的机会,而损失更多的营养素(尤其是维生素 A、$B_2$、C 等)。原料要现切现烹、现做现吃。

## 二、合理烹调

(一)合理焯料

需要焯水的原料较多,包括大部分的蔬菜原料以及动物性原料中腥、膻、臊等异味重、血污多的原料,依菜肴的制作要求,都要进行焯水。故焯水与菜肴的质量有着密切的关系。操作时,火大、水宽,锅中水一定要淹过原料,原料在加热中,要随时翻动原料,使其受热均匀。水沸后,投入原料,并根据原料的性质、烹调的要求及时出料。焯水时间不宜过长,防止过熟。焯水中,可适当加些油,以稳定绿色原料的颜色,但不宜加碱,以免破坏较多的维生素 $B_1$、$B_2$、C 等。焯水后,应能达到去除某些原料的异味,使一些富含草酸、植酸等有机酸的原料,如菠菜、竹笋、茭白等,减少或去除其有机酸,有利于无机盐的吸收。经焯过水的原料,应尽快让其冷却,同时不要挤去汁水,以免维生素损失更大。

(二)合理上浆

上浆的原料多选用质嫩、易成熟的动物性原料,其刀工一般是以丁、丝、条、片、粒为主的小型原料,烹调方法一般选用炒、氽、熘等。原料经上浆后,一般采用中等油量、温油锅进行加热。加热后的原料,其外表形成一层保护膜,将原料密封起来,阻止原料中的水分和一些营养素向外流散,使原料中的营养素能够得到保存。此外,上浆所用的淀粉、蛋液等本身就含有丰富的营养成分。这些浆不但能够保持原料的营养成分不受破坏,还能够增加菜肴的营养成分,并使菜肴鲜嫩、软滑、形态饱满、光润明亮。

(三)合理挂糊

挂糊适用于大部分烹饪原料,主要用于炸、煎、熘等烹调方法,是形成菜肴多样化的一个重要手段。挂糊时,应灵活掌握各种糊的厚度,要根据原料的老嫩、是否经过冷冻,以及挂糊后离正式烹调时间的长短等因素而定。经过冷冻的原料,糊应稠一些;未经冷冻的原料,则应稀一些。而且糊必须把原料表面全部包裹起来。由于炸、熘等烹调方法大多用旺火热油进行加热,只有给原料挂糊,才能更好地保持原料中的水分和鲜味,使其外香内嫩、光润饱满,同时保持甚至增加菜肴的营养成分。诚然,原料所含的蛋白质、脂肪、糖类、维生素等营养成分在高温烹制过程中,容易受到破坏而降低营养价值,通过挂糊,有了保护层,使原料不直接与热油接触,其营养成分就不致受到较多的损失。挂糊所用的淀粉、鸡蛋等原料,本身含有丰富的营养,从而增加了菜肴的营养成分。

(四)合理勾芡

勾芡的粉汁是用淀粉和水调制而成,经加热淀粉溶液发生糊化,并吸收汤汁中的水分,形成具有粘性并光洁滑润的芡汁。芡汁的好差,对菜肴的质量影响很大。勾芡应在菜肴即将成熟时进行,此时加入芡汁,不仅利于味与菜肴的充分融合,增加菜肴汤汁的粘性和浓度,使菜肴形状美观、色泽鲜明,而且还可以保护菜肴的营养素。因为芡汁中的谷胱甘肽具有强还原性,能减少维生素C的氧化破坏,勾过芡的菜肴也能充分利用汤汁,减少了汤汁中维生素和无机盐的流失。

(五)合理用醋

食醋不仅可以作调味剂,而且具有很强的杀菌去腥能力,并能促进蛋白质、淀粉等高分子化合物水解,使水解产物更利于消化吸收。同时,在菜肴制作中,合理用醋既利于维生素 $B_1$、$B_2$、C的保存,减少它们的氧化破坏,更能促进钙的吸收。如:干烧鱼、糖醋排骨、各种骨头制汤等,适当加醋,能使原料中的钙溶出更多,增加对钙的吸收。

(六)科学烹炒

同一烹调原料,使用不同的烹调方法制作,所损失的营养素是不同的。同一菜肴,使用不同的烹调方式制作,所损失的营养素也是不同的。如:旺火急炒广泛用于动植物原料的烹调,尤其是富含维生素C的叶菜类的烹调。此法可在短时间内利用油的高温先破坏原料中氧化分解酶的活性,减少酶对维生素C的分解破坏,从而使维生素C的保存率达60%~80%,还可以减少原料中水的外溢,保持蔬菜色鲜脆嫩,防止维生素和无机盐随水流失。如果中小火长时间烹制叶菜类原料,所氧化和流失的维生素、无机盐要多得多。另外,蔬菜在急火快炒时,不宜过早加盐,否则,会增加蔬菜中水、维生素、无机盐的流出,氧化破坏更多的维生素,还会影响菜肴的色、香、味、形。

总之,烹制菜肴时,所采用的烹调方式、方法不同,对菜肴营养素的影响以及色、香、味、形的影响都不同。只有科学烹调,才能更多地保存菜肴的营养素,使菜肴的色、香、味、形达到较佳效果。

## 本章小结

本章解释了合理烹饪及其意义,详细分析了营养素在烹饪中的变化,以及常用烹饪方法对营养素的影响,提出了一些在烹饪中减少营养素损失的措施,要求烹饪工作者尽可能地进行合理烹饪。

**关键概念**

合理烹饪 蛋白质的变性作用

## ◆ 思考与练习

### 一、填空题

1. 合理烹饪是____________的重要环节。

2. 引起蛋白质变性的三种因素是___________、___________、___________。

3. 油脂在加热时，粘度___________，颜色___________。

4. 蔗糖发生焦糖化反应，形成________________。

5. 烹调中的上浆、挂糊、勾芡，利用了淀粉的________________性质。

6. 烹调中不同的无机盐溢出的______________________是不同的。

7. 在烹调加工中，_________________维生素损失较多，_______________维生素损失较少。

8. 烤会使食物产生致癌的_____________________。

9. 勾过芡的菜肴能充分利用___________，减少了汤汁中____________和_______的流失。

10. 蔬菜在急火快炒时，不宜过早加______________。

### 二、选择题

1. 食物在烹饪加工时，最易损失的维生素是(　)。

A. $V_A$　B. $V_{B_1}$　C. $V_C$　D. $V_D$

2. 肉类在加热时，肌肉颜色由红色变为灰白色，其原因是(　)。

A. 蛋白质的水解 B. 蛋白质的分解 C. 蛋白质的氧化 D. 蛋白质的热变性作用

3. 菠菜、茭笋焯水的目的是为了除去它们的(　)。

A. 恶味　B. 草酸　C. 纤维素　D. 维生素

4. 下列常用的烹调方法中，使维生素损失较少的是(　)。

A. 蒸　B. 煮　C. 炒　D. 炸

5. 酒精消毒利用了下面的(　)能使蛋白质变性的性质。

A. 重金属盐　B. 紫外线　C. 有机溶剂　D. 氧气

### 三、判断题

1. 几乎所有的蛋白质在加热时都发生变性，然后开始凝固。(　)

2. 油脂加热温度越高，加热时间越长，其热聚合就越剧烈。(　)

3. 饴糖中的麦芽糖在受热时只出现单一色泽的变化。(　)

4. 无机盐随加工的精细度和洗涤浸泡时间的过长而损失更多。(　)

5. 在烹调加工中，维生素 C 的损失往往比维生素 A 多。(　)

6. 在烹制菜肴时，合理用醋有利于维生素 C 的保存，却不利于维生素 $B_1$、$B_2$ 的保存。(　)

## 四、简答题

1. 蛋白质的变性作用表现在哪些方面?

2. 何谓淀粉的糊化作用? 举例说明。

3. 在烹调加工中,维生素损失的原因有哪些?

4. 哪些常用烹调方法对营养素的影响较小?

5. 在烹调中如何减少营养素的损失?

## 五、分析题

1. 结合实际,分析如何进行合理烹饪。

2. 蔬菜焯水时,加入适量碱,可保持蔬菜的鲜绿色,这样做合理吗? 为什么?

## 六、案例题

1. 芹菜有一种特殊的气味,而且较长,烹制前需焯水和切配。制作方法有多种:其一是先将芹菜切段,再入水中反复洗涤,最后用沸水焯熟,冷水拔凉。其二是先将芹菜洗涤干净,再入沸水焯熟,然后用冷水拔凉,最后切配烹制。其三是先将芹菜洗涤干净,然后切段,再入沸水焯熟,最后用冷水拔凉。试问哪一种更科学? 为什么?

2. 干煸牛肉丝时,王师傅用高油温迅速成菜,李师傅用合适的油温,但煸炒时间过长,结果两道菜都不好吃。试分析其失败的原因。

# 第四章　平衡膳食

## 第一节　膳食结构和平衡膳食

### 一、平衡膳食概述

（一）平衡膳食的概念

平衡膳食，又称合理膳食或健康膳食，是指能够提供适宜人体热能和各种营养素需要的膳食。通过平衡膳食能够满足人体生长发育和各种生理需要，以及劳动强度及生活环境的需要，并且在各种营养素间建立起营养生理上的平衡关系，所提供的能量和全部营养素的数量，称为合理营养，合理营养是健康的基础，达到合理营养的物质就是平衡膳食，膳食中主要食物种类和数量的组成。膳食结构是评价膳食质量与营养水平的基本要素，也是衡量一个国家和地区农业水平和国民经济发展程度的重要标志之一。

平衡膳食既包括合理营养，同时又包括平衡膳食所提供的合理的食物组成，平衡膳食的食物组成将给人体带来健康，反之不平衡膳食的食物组成和营养平衡的失调，将有可能导致人体亚健康，或不健康。

（二）平衡膳食的基本要求

要健康体魄，首先，必须在人体的生理需要和膳食营养供给之间建立平衡的关系。

1. 热量营养素构成平衡

碳水化合物、脂肪、蛋白质均能为机体提供热量，称为热量营养素。当热量营养素提供的总热量与机体消耗的能量平衡时，当三种热量营养素的摄入量的比例为6.5∶1∶0.7，分别给机体提供的热量为：碳水化合物约占60%～70%、脂肪约占20%～25%、蛋白质约占10%～15%时，各自的特殊作用发挥并互相起到促进和保护作用，这种总热量平衡，热量比例（或热量营养素摄入量的比例）也平衡的情况称为热量营养素构成平衡。热量营养素供给过多，将引起肥胖、高血脂和心脏病；过少，造成营养不良，同样可诱发多种疾病，如贫血、结核、癌症等。

三种热量营养素是相互影响的，总热量平衡时，比例不平衡，也会影响健康。碳水化合物摄入量过多时，增加消化系统和肾脏负担，减少了摄入其他营养素的机会。蛋白质热量提供过多时，则影响蛋白质正常功能发挥，造成蛋白质消耗，影响体内氨平衡。当碳水化合物和脂肪热量供给不足时，就会削弱对蛋白质的保护作用。

要时时达到生活工作的热量需求，通常一日三餐热量分配应为：早餐占30%，午餐占40%，晚餐占30%，以保证一天的热平衡。

2. 氨基酸平衡

食物中蛋白质的营养价值，基本上取决于食物中所含有的8种必需氨基酸的数量和比例。只有食物中所提供的8种氨基酸的比例,与人体所需要的比例接近时,才能有效地合成人体的组织蛋白。比例越接近,生理价值越高。除人乳和鸡蛋之外,多数食品都是氨基酸不平衡食品。所以,要提倡食物的合理搭配,纠正氨基酸构成比例的不平衡,提高蛋白质的利用率和营养价值。

3. 各种营养素摄入量间的平衡

不同的生理需要、不同的活动,营养素的需要量不同,加之各种营养素之间存在着错综复杂的关系,造成各种营养素摄入量间的平衡难于把握。中国营养学会制定了各种营养素的每日供给量。只要各种营养素在一定的周期内,保持在标准供给量误差不超过10%,营养素摄入量间的平衡就算达到了。

4. 酸碱平衡

正常情况下人血液偏碱性,PH值保持在7.3~7.4之间。应当食用适量的酸性食品和碱性食品,以维持体液的酸碱平衡,食品搭配不当,会引起生理上的酸碱失调。

酸性食品摄入过多,血液偏酸、颜色加深、黏度增加,严重时会引起酸中毒,同时增加体内钙、镁、钾等离子的消耗,而引起缺钙。这种酸性体质,将影响身体健康。

酸性食品有:蛋黄、大米、鸡肉、鳗鱼、面粉、鲤鱼、猪肉、牛肉、干鱿鱼、啤酒、花生等。

碱性食品有:海带、蔬菜、西瓜、萝卜、茶叶、香蕉、草莓、南瓜、四季豆、黄瓜、藕等。

5. 动物性食物和植物性食物平衡(荤素平衡)

荤素食物,前者含有后者较少甚至缺乏的营养成分,如维生素$B_{12}$等,常吃素者易患贫血、结核病。因为素食,含纤维素多,抑制锌、铁等重要微量元素的吸收,摄取脂肪过少,危害儿童发育(特别是脑发育),导致少女月经初潮延迟或闭经;也可祸及中老年人,引起胆固醇水平过低而遭受感染与癌症的侵袭。

荤食也不可过量,高脂肪与心脏病、乳腺癌、中风等疾病的因果关系早有定论。荤素平衡,以脂肪在每日三餐热量中占25%~30%为宜。

6. 重视合理烹调,减少营养素损失

我国居民膳食习惯是以熟食为主,十分讲究菜点的加工烹调制作与感观质量。为讲一步提高我国居民的膳食质量,使用合理的烹调加工方法,是减少营养素损失,尽可能多地保存菜点中的营养素,提高食物消化吸收率,保证平衡膳食中的营养素数量和质量的重要措施之一。

总之,平衡膳食是通过膳食人群的食物组成及个人每日、每月、每年实际摄入的食物来实现的。保证平衡膳食营养、卫生、好吃、易于消化吸收,是维持机体良好营养健康状态,改善亚健康营养状态的首要条件。不同地区、国家、民族,甚至一个家庭,由于居民的饮食习惯、经济条件、地理环境、食物组成等存在着很大差异,这种差异是长时间形成的,不可能在短时间内发生改变。因此,为实现不同人群平衡膳食之目的,各国的营养学家做了大量的工作,根据本国的膳食食物组成特点,制定出了能满足不同国家、不同膳食人群营养需要的热能、营养素供给量的标准。

## 二、常见膳食模式的特点

膳食模式是指人体摄入的主要食物种类和数量的组成。不同国家、不同地区、不同民族、不同饮食习惯、甚至不同经济条件,居民膳食结构及食物消费类型均各不相同,根据平衡膳食的概念和当今世界膳食结构的特点，将膳食结构分成以下几类。

（一）平衡膳食模式

指以日本、新加坡为代表的居民膳食模式，他们继承了东方国家重视以摄入谷类为主要热能来源的优良传统，又避免了欧美发达国家以动物性食物为主的营养弊端，合理地供给一定数量的动、植物食品，以达到全面合理地摄取热能和各种营养素之目的，使他们的膳食食物组成基本上属于平衡膳食。例如，日本居民每日总热能摄入达到10.46MJ(2500kcal)左右，蛋白质80克左右，其中动物性食物的优质蛋白达48%，脂肪热能占总热能百分比低于30%，人均年谷类消费110千克左右，动物性食物135千克左右，其膳食结构基本符合平衡膳食的要求。

（二）不平衡膳食模式

1. 欧美膳食模式。是以欧美国家为代表的发达国家的膳食，其动物性食物成为热能主要来源，每天摄入的总热能在14.64MJ(3500 kcal)以上，蛋白质100克左右，动物蛋白占50%以上，脂肪占总能量百分比在35% ~48%。每年的肉、蛋、奶消费量达270千克左右，而谷类的年消费量在75千克左右，是比较典型的"三高"型（即高脂、高蛋白、高热能）膳食结构。

2. 发展中国家膳食模式。是以非洲某些不发达国家处于贫困线以下的人群为代表的膳食，每人平均热能摄入量不足8.79MJ(2100kcal)，蛋白质热能占总热能低于10%，每日不足50克，碳水化合物占总热能的热比值高达76.6%。由于总热能摄入量的不足人体处于长期饥饿状态，每年的动物性食物消费量仅5千克左右，乳类38千克左右，谷物薯类约150千克左右，导致多数民众处于温饱线以下。表现出极度的营养不良，是比较典型的热能、蛋白质不足型膳食结构。

3. 其他膳食模式主要是指以"纯素食"，或"纯荤食"，或个人"偏食"的膳食人群，尽管这类人群的热能需要能够得到满足，但由于长期饮食习惯和食物组成的不合理，有可能导致膳食中一种以上营养素的缺乏、不足或过多，给人体的健康带来危害。例如长期吃"纯素食"的人群有可能导致维生素A等脂溶性维生素、钙及微量元素、优质蛋白等营养素摄入量的缺乏与不足，同时过量膳食纤维的摄入，又有可能导致钙及微量元素、维生素等营养素吸收利用率的降低，出现不足或缺乏。

（三）地中海式膳食模式

生活在地中海沿岸的意大利、西班牙、希腊等国家的居民，环境与北欧地区大致相同，心脏病发病率却很低，是世界上的长寿地区之一。研究这一现象给人们不少新的启示。经过大量调查分析，谜底逐渐被揭开，人们认为这与该地区的饮食结构——地中海式饮食有关。1990年，世界卫生组织（WHO）的报告号召人们接受地中海式的饮食。报告所推荐的地中海式的饮食是含高碳水化合物和低脂肪的食品，并要多吃蔬菜和水果；另外还要吃些开胃食品，因为其中含有味道浓厚的草药调料，像当地的西红柿酱和鱼子酱中就有这样的调料。而肉则少吃或索性不吃，因为即便是瘦肉也会增加身体的脂肪（瘦猪肉中仍含28%的脂肪）。总的来说，淀粉类食品和菜糊状调料，加上大量的绿叶蔬菜和新鲜水果就是典型的地中海式饮食结构。

此外，地中海人的餐桌上常有红葡萄酒。红葡萄酒的奥妙在于葡萄酒成分中含有一种现时人们所熟悉的阿司匹林的基础成分——水杨酸。红葡萄酒中水杨酸含量比白葡萄酒几乎高1倍,长期适量饮用红葡萄酒等于吃入了小剂量的阿司匹林。

最新的动物实验研究结果告诉我们,葡萄皮中所含的白藜芦醇,可能是一种抗癌剂。红、绿葡萄中均含有此物质,但红葡萄含量更多。美国营养学界同意研究人员的结论,即白藜芦醇是一种对人类有潜在抗癌作用的物质。

经常进食野菜马齿苋是该地区饮食的另一特点。马齿苋与红葡萄酒一样,为地中海人餐桌上的又一道"风景"。他们常将马齿苋调入色拉中食用。据专家研究,这种野菜中含有丰富的ω-3脂肪酸。该不饱和脂肪酸能抑制人体内血浆胆固醇和甘油三酯的生成,可增加体内前列腺素合成,并使血栓素减少;由于血液黏度下降,防止了血小板聚集、冠状动脉痉挛和血栓形成,对降低心血管病的发生功不可没。

## 三、我国膳食结构的特点

### (一)我国传统用膳的十大平衡

古人有言:"饮食有节,身必无灾。"我们炎黄子孙自古以来就注重营养,这是中华民族文明的标志之一。对如何维持平衡膳食,许多中医文献曾有过精辟生动的论述。

1. 主副食比例适当,膳食中营养素的平衡

主食和副食的平衡是十分重要的,"肉虽多,不使胜食气",即所食动物性食物不应超过植物性食物。现在有人崇尚西方的饮食结构,主张多食肉,少吃粮食。这一观点极不合理!纵观我国中医文献,自古以来评论人体健康状态时,常用精、气、神充足来描述身体康健。精、气是生命的支柱,在这两个字中都包含有"米"字("气"的繁体字为"氣")。我们祖先又有"世间万物米为珍"之语,他们从生活实践中已认识到五谷杂粮是须臾不可离开的主食。可见,主副食比例适当是保证营养平衡的前提。

2. 食物杂与精的平衡

人体需要的营养是多方面的,从人类的进化历史看,必须有众多来源的食物才能满足营养的需要。著名的营养学家李瑞芬教授曾谈到,为保持身体健康,每天要吃25~30种不同的食物。可谓杂矣!由于微量元素等微营养素只能从外界摄取,体内不能自身合成或产生,因此杂食的重要性不言自明。

3. 菜肴的荤素搭配,膳食的酸碱平衡

节假日举行家宴或会餐时,常会有这样的感觉:面对鸭、鱼、肉堆满桌,大吃大喝以后,许多人感到发腻,殊不知这就是"轻度酸中毒"的反应。瓜、果、蔬菜是食物中的碱性食品;而富含蛋白质的鸡、鸭、鱼、肉类等属于酸性食品。无论日常生活或节假日,餐饮中都应掌握膳食酸碱的平衡,两者不可偏颇;只有平衡方可益补得当。否则终日饱食膏粱厚味,酸碱失衡,将严重影响健康。营养学家提醒大家要注意吃一些低脂肪、高蛋白、富含维生素的食物,这样才能保证营养素摄入的平衡。

4. 膳食的冷热平衡

"饮食者,热无灼灼,寒无沧沧",指出了膳食的冷热平衡。"食宜暖",生冷、凉食进食过多会损伤脾胃和肺气,微则为咳、甚则为泄,体虚胃寒的人,特别是老人和儿童,夏日更应慎重。反之,饮食也不可太热,否则易伤胃脘、咽喉。据报道,华北地区食管癌高发区居民就有喜饮滚开水、热粥的习惯。故古代医学家孙思邈在《千金翼方》中的论述是应当借鉴的:"热食伤骨,冷食伤肺,热无灼唇,冷无冰齿。"

5. 膳食寒、热、温、凉四性的平衡

根据我国药食同源的传统理论，膳食寒、热、温、凉四性必须保持平衡组合。同中药一样，食物同样有上述“四性”之分。如绿豆性寒无毒，清热解毒，生津止渴；菊花苦平无毒，清热明目；羊肉甘苦大热无毒，补虚祛寒。西瓜则有“天生白虎汤”之誉，适用于发热、口渴、尿赤。我国百姓夏天喜喝绿豆汤、菊花茶，并以西瓜为餐后水果；冬天则爱食涮羊肉，正是基于对这些食物功效的了解。中医说的“忌口”，即是按食物的四性来决定的。凡体质偏热者，尤其是发烧、急性炎症患者，应忌吃羊肉、狗肉等热性食物，以免“火上浇油”。凡体质虚寒，特别是患胃寒、哮喘病的人，应忌食鸭肉、绿豆、竹笋等凉性食物，以防伤身。若片面追求高蛋白、高脂肪食物，忽视食物性味，不但于身体无补，而且能引起“上火”，或旧病复发。

我国民间十分重视食性寒与热的平衡，吃寒性食物时必需搭配些热性食物：如螃蟹属寒性，生姜属热性。吃螃蟹时要佐以姜末等等。破坏摄食食物四性的寒热平衡自然有损于健康。肾脏病的增加与过量吃盐有密切的关系。喜食盐或口重的人，患食道癌的可能性竟然比平常人高12.3倍。古人云：“厚味伤人无所知，能甘淡薄是吾师，三千功行从此始，淡食多补信有之。”

6. 膳食五味的平衡

食物有甘、酸、苦、辛、咸五味，中医学主张饮食的五味要配合得当——五味调和，相得益彰，否则就会使某一味的作用过偏。日常膳食中，甘、酸、苦、辛、咸五味调配得当，可增进食欲，有益健康，反之则会带来弊端。如甜食有补气血、解除肌肉紧张和解毒功能，但食糖过多易影响食欲；酸味可增加食欲、健脾开胃，且可增强肝脏功能，提高钙、磷的吸收率，但过食酸味使消化功能紊乱；苦味可除湿、利尿，且对调节肝、肾功能有益，但苦味过浓会引起消化不良；辛辣能刺激胃肠蠕动，增加消化液分泌，促进血液循环和机体代谢，而过食辛辣对眼疾、口腔炎及痔疮、便秘等不利。

7. 就餐时间、饥与饱的平衡

古人主张“先饥而食，先渴而饮”；饥不可太饥，饱不可太饱。这就是饥与饱的平衡原则。同时饮食时间要有规律，即“饮食以时”。我国传统的一日三餐制是符合科学道理的，早餐应保证。我国著名营养学家李瑞芬教授的饮食秘诀则是：“一日多餐，餐餐不饱，饿了就吃，吃的很少。”她将这套饮食秘诀称为“羊吃草”。这种少量多餐的办法适用于老年人或中年妇女。

8. 就餐前后动与静的平衡

人们每天饮食中所摄入的营养与其身体的热量消耗间需要保持平衡。《论语·乡党》篇中说；“食不语，寝不言。”《千金翼方》中说：“食勿大言”，“及饥不得大语”。说明古人主张食前及食中宜静而专致，不可分心，以利纳谷和消化。

学术界话说“饭后百步走，能活九十九”，说明食后缓行有利健康。《食寿保元》书中称“食后便卧令人患肺气、头风、中痞之疾，盖营卫不通，气血凝滞故而。”孙思邈在《千金翼方》中说：“平日点心饭讫，即自以热手摩腹，出门庭行五六十步，稍息之”。又说“中食后，还以热手摩腹，行一二百步，缓缓行，勿令气急，行讫，还床偃卧，四展手足勿睡，顷之气定。”这是一套较为完整的食后养生法。

9. 就餐速度快与慢的平衡

《养病庸言》中说:“不论粥饭点心,皆宜嚼得极细咽下。”《医说》中记述说:“食不欲急,急则损脾,法当熟嚼令细”。咀嚼是帮助摄食及消化的重要环节。

进食时缓嚼慢咽,能使唾液大量分泌。唾液中的淀粉酶可帮助食物消化、溶菌酶和一些分泌性抗体可帮助杀菌解毒。口中唾液与食物的混合,以及细嚼使食物磨碎,都可促进消化和吸收。而缓食又能使胃、胰、胆等消化腺得到和缓的刺激令其逐渐分秘消化液,从而不致于因“狼吞虎咽”使消化器官难以适应。

近年来人们还注意到细嚼慢咽有利于减肥。认为,唾液能抑制致癌物是由于含有一定量的过氧化酶,过氧化酶和维生素 C,其解毒功能最强,是天然防癌剂。

10. 就餐时的情绪平稳

平静愉快的情绪有利于消化功能正常进行,食前和食中保持这种情绪,对于健康有重要的意义。与此相反的情绪,则会危害脾胃。如《索问·举痛论》中说:“怒则气上,喜则气缓,悲则气消,恐则气下,惊则气乱,思则气结。”很难设想,人体在气血紊乱的情况下,还能保证消化功能正常进行。古人说:“食后不可便怒,怒后不可便食。”进食过程中一切反常的情绪都应尽力排除。音乐对于消化功能有很大裨益。

(二)我国目前膳食结构

我国人口众多,长期以来的膳食组成特点是以植物性食物为主,谷类占摄入食物总量的60% ~80%,并且占总热能70%左右。而动物性食物所提供热能仅占8%左右,因此我国膳食模式称为高谷类膳食或高碳水化合物型膳食模式。通过20世纪90年代后期部分地区典型监测表明,居民人均每日摄入能量9.99MJ(2387kcal),蛋白质70.5克,脂肪54克。其中城镇居民人均摄入能量9.43MJ(2253 kcal),蛋白质69.2克,脂肪72克;农村居民人均摄入能量10.25MJ(2449 kcal).蛋白质71.1克,脂肪46.7克。虽然基本达到了营养素供给量标准,其膳食结构尤其是单一的以米、面和猪肉为主膳食人群,仍属于“热能足、优质蛋白质不足”,存在着明显的营养缺陷和不足。

在我国许多大城市居民,虽然他们早已解决了温饱问题,甚至某些居民经济收入已经达到小康或富裕水平,由于食品营养科学知识的匮乏,就其个人或家庭仍然处于的营养失衡的状况,存在不少营养问题:生热营养素占总热能的百分比分配不合理,其中碳水化合物占总热能百分比偏高;膳食蛋白质仅占总热能的8.9%不足10%,而且谷类蛋白占蛋白质总摄入量的2/3以上,动物蛋白不足1/3;脂肪摄入量相对偏高;其中钙、维生素 A、维生素 $B_2$ 明显摄入量不足;铁、维生素 A 的摄入量主要来自植物性食物,吸收利用率效低等。

(三)我国膳食结构的改进。

随着我国人民生活水平提高,改进我国传统的食物结构势在必行。首先降低主食,米、面供给量为400克,适量增加杂粮或豆类,总量不超过100克;每天增加1个蛋、250克牛乳(或相当于30克干大豆的豆制品);适当减少畜类产品,增加水产品及禽肉。

目前我国经济尚不发达,地区、城乡生产水平发展很不平衡,人口众多,食物资源偏紧,因此膳食结构的改进需要一个较长的过程。我国城乡居民食物消费正处于由不全面小康型向全面小康型过渡的时期,因此我国膳食结构仍然应考虑以下几方面的改进:

1. 发扬我国膳食构成的长处。我国传统膳食以谷类为主,同时发展肉、蛋、乳和水产品的生产,增加动物性食品的消费量;开发利用植物蛋白质新资源,特别是大豆蛋白质，提高我国居民每日膳食蛋白质整体质量。

2. 调整动物性食物结构。近年来我国肉食的消费数量有明显增加，但是从中国预防医学科学院对12个省、自治区、直辖市的调查表明，肉食结构仍存在明显不合理，其中猪肉占70%，禽18%，牛、羊肉占12%。乳类和海产品的消费，城乡、人群、职业之间差异很大，肉类品种单一，所以必须调整动物性食物结构。尽量品种多样化，增加乳、蛋、禽、鱼、海产品等，这是"以质补量"，优化内陆地区居民的膳食质量的重要措施。

3. 开发具有特殊营养和生物功能作用的食品资源。让具有营养和食疗保健功能的如魔芋类、乳酸菌等发酵类、菌类、蜂蜜类、花粉类、黑色食品进入餐厅和家庭，提高我国膳食食物的营养和保健功能作用。

4. 针对特殊人群开发强化食品和保健食品。例如对老人、幼儿开发优质蛋白、富钙、富铁、富锌、富硒、富维生素A、维生素D等营养强化食品、母乳化食品；针对特殊人群开发宇航员食品、学生乳、学生营养餐等；针对病人开发素膳、降血糖、降血脂、降胆固醇、高膳食纤维保健食品。

5. 开发野生动植物食品。这是近几年发展很快的种植业，又称"新特原料"。把某些野生动、植物变成家养殖、种植原料，既开发了新食品，又挽救了某些稀有动、植物，在国家政策允许范围内将它们变为美味佳肴，造福于人类。

6. 变废弃原料为新食品资源。将某些营养价值高可以再利用的废弃原料，例如谷类加工中的米糠、麦麸、某些种子等，开发成胚芽食品或果肉食品等。

## 第二节　膳食指南和平衡膳食宝塔

### 一、膳食指南

膳食指南是食物合理选择与搭配的陈述性建议、它是根据有关营养学制订的饮食指导原则，其目的在于改善、优化饮食结构，倡导平衡膳食，以减少与膳食有关的疾病。

中国营养学会根据中国膳食存在的具体问题，于1997年4月制定了《中国居民膳食指南》，其内容共有八条。

1. 食物多样，谷类为主。

营养学家把食物分成五类。第一类是谷类及薯类，如大米、土豆等，以碳水化合物为主，也含有一定量的蛋白质、少量脂肪、矿物质和B族维生素；第二类是动物性食物，如鸡、鱼、蛋等，主要含蛋白质，也含脂肪、矿物质、维生素A和B族维生素，含优质蛋白质、脂肪、膳食纤维；第三类是大豆及其制品，含优质蛋白质、脂肪、膳食纤维；第四类是蔬菜及水果，主要提供膳食纤维、矿物质、维生素C和胡萝卜素；第五类是纯热能食物，包括动植物油、食糖、酒类，主要提供能量。各种食物所含营养素，均不相同，只有合理搭配，才能保证全面营养。谷类食物是我国人民传统膳食的主体，是人体能量的主要来源，它可为人体提供碳水化合物、蛋白质、B族维生素及膳食纤维。以谷类为主，粗细搭配，主副食合理，有益健康。

2. 多吃蔬菜、水果和薯类。

蔬菜、水果含有丰富的维生素、矿物质及膳食纤维。色泽深的蔬菜、水果所含的维生素更多,如各种辣椒及绿叶菜都含有丰富的维生素 C,但通过烹调后容易损失。所以,人体补充维生素宜选用水果。

薯类是我国传统膳食的组成部分,随着人们生活水平的提高,薯类的消费量在不断减少,但薯类兼有谷类和蔬菜的双重好处,应当提倡多吃薯类。多吃含有丰富水果、蔬菜和薯类的膳食,对保护心血管健康及预防某些癌症等均有重要作用。

3. 常吃奶类、豆类及其制品。

我国居民普遍缺钙,这是由于膳食中奶类摄入量低而引起的,奶类含有丰富的钙及优质蛋白质,还含有人体所需的维生素,常吃奶类,就能保证足够量的钙的摄入,可有效提高儿童及青少年的骨密度,防止老人骨质疏松。因此,人一生中都应该吃奶类及其制品。

豆类及其制品含有丰富的优质蛋白、不饱和脂肪酸、钙及 B 族维生素,特别是大豆中含有丰富的赖氨酸,可弥补谷类食物中赖氨酸的不足,提高膳食蛋白质的营养价值。

4. 经常吃适量鱼、禽、蛋、瘦肉,少吃肥肉和荤油。

鱼、禽、蛋、瘦肉等动物性原料是优质蛋白质、脂溶性维生素和矿物质的良好来源。动物蛋白质的氨基酸组成更适合人体需要,且赖氨酸含量较高,有利于补充植物性食物中赖氨酸不足的缺陷。鱼类及其他水产品是理想的高蛋白低脂肪食物。畜禽类的内脏如肝、心等所含无机盐和维生素均很丰富。日常烹调少用动物油,多用植物油,可预防肥胖及许多慢性病的发生。

5. 食量与体力活动要平衡,以保持适宜体重。

人们通过进食获取能量,而体力活动又可消耗能量,因此,进食量和体力活动是影响人体重的两个主要因素,二者不平衡时就会导致人体消瘦或肥胖,从而影响身体健康。

6. 吃清淡少盐膳食。

世界卫生组织建议,每人每日食盐的使用量以不超过 6 克为宜,因此太油腻、太咸或熏制、泡制食品不宜多吃。流行病学调查表明,钠的摄入量越高,则高血压发病率也越高,因此食盐不宜过多食用。

7. 饮酒要限量。

白酒除供给人能量外,不含其他营养素,过量饮酒会使食欲下降,影响到食物摄入不足,导致多种营养素缺乏;还可增加中风、酒精性肝硬化、损坏神经系统的危险;酒精还可以对生殖细胞产生毒害作用。因此,应限制饮酒。

8. 吃清洁卫生不变质的食物。

食物要符合食品卫生要求,应当选择新鲜、干净、无污染的食物。进餐时还要注意进餐的卫生条件,杜绝因进餐不符合卫生而引起的一些疾病。

## 二、平衡膳食宝塔

中国居民平衡膳食宝塔是根据中国居民膳食指南结合中国居民的膳食结构特点设的。它把平衡膳食的原则转化成各类食物的重量,便于大家在日常生活中实行。

平衡膳食宝塔提出了一个营养上比较理想的膳食模式。它所建议的食物量，特别是奶类和豆类食物的量可能与大多数人当前的实际膳食还有一定距离，对某些贫困地区来讲可能距离还很远，但为了改善中国居民的膳食营养状况，这是不可缺的。应把它看作是一个奋斗目标，努力争取，逐步达到。

平衡膳食宝塔共分五层，包含我们每天应吃的主要食物种类。宝塔各层位置和面积不同，这在一定程度上反映出各类食物在膳食中的地位和应占的比重。

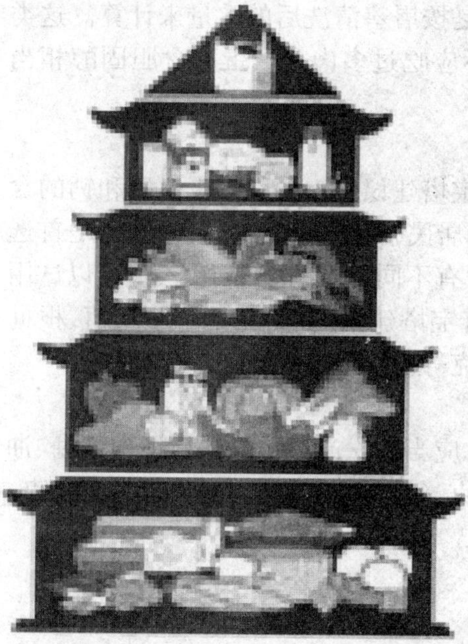

油脂类 25 克

奶类及奶制品 100 克、豆类及豆制品 50 克

禽畜肉类 50 ~ 100 克、鱼虾类 50 克、蛋类 25 ~ 50 克

蔬菜 400 ~ 500 克、水果 100 ~ 200 克

谷类 300 ~ 500 克

**图 4－1　中国平衡膳食宝塔食物组成**

宝塔没有建议食糖的摄入量。因为我国居民现在平均吃食糖的量还不多，少吃些或适当多吃些可能对健康的影响不大。但多吃糖有增加龋齿的危险，尤其是儿童、青少年不应吃太多的糖和含糖食品。食盐和饮酒的问题在《中国居民膳食指南》中已有说明。

宝塔建议的各类食物的摄入量一般是指食物的生重。各类食物的组成是根据全国营养调查中居民膳食的实际情况计算的，所以每一类食物的重量不是指某一种具体食物的重量。

1. 谷类

谷类是面粉、大米、玉米粉、小麦、高粱等等的总和。它们是膳食中能量的主要来源，在农村中也往往是膳食中蛋白质的主要来源。多种谷类掺着吃比单吃一种好，特别是以玉米或高粱为主要食物时，应当更重视搭配一些其他的谷类或豆类食物。加工的谷类食品如面包、烙饼、切面等应折合成相当的面粉量来计算。

2. 蔬菜和水果

蔬菜和水果经常放在一起，因为它们有许多共性。但蔬菜和水果终究是两类食物，各有优势，不能完全相互替代。尤其是儿童，不可只吃水果不吃蔬菜。蔬菜、水果的重量按市售鲜重计算。

一般说来，红、绿、黄色较深的蔬菜和深黄水果含营养素比较丰富，所以应多选用深色蔬菜和水果。

3. 鱼肉蛋

鱼、肉、蛋归为一类，主要提供动物性蛋白质和一些重要的矿物质和维生素。但它们彼此间也有明显区别。

鱼、虾及其他水产品含脂肪很低，有条件可以多吃一些。这类食物的重量是按购买时的鲜重计算。肉类包含畜肉、禽肉及内脏，重量是按屠宰清洗后的重量来计算。这类食物尤其是猪肉含脂肪较高，所以生活富裕时也不应吃过多肉类。蛋类含胆固醇相当高，一般每天不超过一个为好。

4. 奶类和豆类食物

奶类及奶制品当前主要包含鲜牛奶和奶粉。宝塔建议的100克按蛋白质和钙的含量来折合约相当于鲜奶200克或奶粉28克。中国居民膳食中普遍缺钙，奶类应是首选补钙食物，很难用其他类食物代替。有些人饮奶后有不同程度的肠胃道不适，可以试用酸奶或其他奶制品。豆类及豆制品包括许多品种，宝塔建议的50克是个平均值，根据其提供的蛋白质可折合为大豆40克或豆腐干80克等。

5. 精纯食品

油脂类每天不超过25克；儿童、青少年、老人，应当少吃或适量摄入精纯食用糖、油及其高糖食品，建议成人食用糖最好每日少于20克，每日食用盐的用量最好少于6克。

## 三、平衡膳食宝塔应用

1. 以宝塔为依据，合理确定食物组成

宝塔建议每人每日各类食物摄入量范围适用于一般健康成年人，但要根据年龄、性别、身高、体重、劳动强度、季节等情况适当调整。年轻人、劳动强度大的人需要能量高，应适当多吃些主食；年老、活动少的人需要能量少，可少吃些主食。因此，应根据个体的劳动强度合理确定食物组成。表4－1列出了三个能量水平各类食物的参考摄入量。

**表4－1　平衡膳食宝塔建议不同能量膳食的各类食物参考摄入量（克/日）**

| 食物 | 低能量<br>约1800千卡 | 中等能量<br>约2400千卡 | 高能量<br>约2800千卡 |
|---|---|---|---|
| 谷类 | 300 | 400 | 500 |
| 蔬菜 | 400 | 450 | 500 |
| 水果 | 100 | 450 | 200 |
| 肉、禽 | 50 | 75 | 100 |
| 蛋类 | 25 | 40 | 50 |
| 鱼虾 | 50 | 50 | 50 |
| 豆类及豆制品 | 50 | 50 | 50 |
| 奶类及奶制品 | 100 | 100 | 100 |
| 油脂 | 25 | 25 | 25 |

从事轻微体力劳动的成年男子如办公室职员等，可参照中等能量（2400千卡）膳食来安排自己的进食量；从事中等强度体力劳动者如钳工、卡车司机和一般农田劳动者可

参照高能量(2800 千卡)膳食进行安排;不参加劳动的老年人可参照低能量(1800 千卡)膳食来安排。女性一般比男性的食量小,因为女性体重较低及身体构成与男性不同,女性需要的能量往往比从事同等劳动的男性低 200 千卡或更多些。一般来说,人们的进食量可自动调节,当一个人的食欲得到满足时,他对能量的需要也就会得到满足。

平衡膳食宝塔建议的各类食物摄入量是一个平均值和比例。每日膳食中应当包含宝塔中的各类食物,各类食物的比例也应基本与膳食宝塔一致。日常生活无需每天都样样照着“宝塔”推荐量吃。例如烧鱼比较麻烦,就不一定每天都吃 50 克鱼,可以改成每周吃 2 ~ 3 次鱼、每次 150 ~ 200 克较为切实可行。实际上,平日喜欢吃鱼的就多吃些鱼,愿吃鸡的多吃些鸡,都无防碍,重要的是一定要经常遵循宝塔各层各类食物的大体比例。

2. 同类互换,调配丰富多彩的膳食

人们吃多种多样的食物不仅是为了获得均衡的营养,也是为了使饮食更加丰富多彩,以满足人们的口味享受。假如人们每天都吃同样的 50 克肉、40 克豆,难免久食生厌,那么合理营养也就无从谈起了。宝塔包含的每一类食物中都有许多的品种,虽然每种食物都与另一种不完全相同,但同一类中各种食物所含营养成分往往大体上近似,在膳食中可以互相替换。

应用平衡膳食宝塔应当把营养与美味结合起来,按照同类互换、多种多样的原则调配一日三餐。同类互换就是以粮换粮、以豆换豆、以肉换肉。例如大米可与面粉或杂粮互换,馒头可以和相应量的面条、烙饼、面包等互换;大豆可与相当量的豆制品或杂豆类互换;瘦猪肉可与等量的鸡、鸭、牛、羊、兔肉互换;鱼可与虾、蟹等水产品互换;牛奶可与羊奶、酸奶、奶粉或奶酪等互换。

多种多样就是选用品种、形态、颜色、口感多样的食物,变换烹调方法。例如每日吃 50 克豆类及豆制品,掌握了同类互换、多种多样的原则,就可以变换出数十种吃法。可以全量互换,全换成相当量的豆浆或熏干,今天喝豆浆、明天吃熏干;也可以分量互换如 1/3 换豆浆、1/3 换腐竹、1/3 换豆腐,早餐喝豆浆、中餐吃凉拌腐竹、晚餐再喝碗酸辣豆腐汤。

3. 要合理分配三餐食量

我国多数地区居民习惯于一天吃三餐。三餐食物量的分配及间隔时间应与作息时间和劳动状况相匹配。一般早、晚餐各占 30%,午餐占 40% 为宜,特殊情况可适当调整。通常上午的工作学习都比较紧张,营养不足会影响学习工作效率,所以早餐应当是正正经经的一顿饭。早餐除主食外,至少应包括奶、豆、蛋、肉中的一种,并搭配适量蔬菜或水果。

4. 要因地制宜充分利用当地资源

我国幅员辽阔,各地的饮食习惯及物产不尽相同,只有因地制宜充分利用当地资源,才能有效地应用平衡膳食宝塔。例如,牧区奶类资源丰富,可适当提高奶类摄取量;渔区可适当提高鱼及其他水产品摄取量;农村山区则可利用山羊奶以及花生、瓜子、核桃等资源。在某些情况下,由于地域、经济或物产所限无法采用同类互换时,也可以暂用豆类代替奶类、肉类,或用蛋类代替鱼、肉;不得已时也可用花生、瓜子、榛子、核桃等干坚果代替肉、鱼、奶等动物性食物。

5. 要养成习惯,长期坚持

膳食对健康的影响是长期的结果。应用于平衡膳食宝塔需要自幼养成习惯,并坚持不懈,才能充分体现其对健康的重大促进作用。

## 第三节　营养配餐

现代生活注重健康,而科学的饮食则是保持和增进健康最简便的方法。人们已经逐渐认识到,长期不良的饮食习惯与不合理的膳食结构会严重影响人们身体健康,许多人就是因为“吃”的不得法,而导致疾病,如:肥胖、心脏病、高血压、糖尿病等。营养配餐是烹饪营养工作的重要内容之一,人体要获得均衡充足的营养素,必须通过合理的膳食计划才能实现,而做好营养配餐又是合理营养的保证。

### 一、营养配餐的原则

营养配餐是利用平衡膳食的理论,合理选择、搭配各种食物,使就餐者能获得所需要的各种营养素,达到营养素供给量标准,并合理分配到各餐中,根据原料的营养素分布与特点,用合理的烹调方法烹制出美味的膳食,以促进人体的食欲,提高食物中营养素的消化吸收率。因此,营养配餐是烹饪营养学的实践表现,营养配餐的结果是以食谱的形式出现。

### 二、营养配餐的操作程序

营养配餐人员根据就餐者的营养素的需要情况,分别计算并确定出主食、副食和各种调味品的数量,结合这些原料营养素分布的特点,合理烹饪,并将其分配到一日三餐中。

(一)市场调查

市场调查就是了解市场,搞清楚市场需求和市场供应两方面的情况。营养配餐人员进行市场调查的目的和内容,就是要了解就餐人员的职业、餐饮习俗等,根据情况估算需要的能量和营养素;同时,还要了解当前市场食物原材料供应的品种与价格等有关情况。综合以上内容,才能做出正确的分析判断,从而设计出合理的营养配餐方案,使营养配餐服务收到令人满意的效果。因此,做好市场调查是高质量完成营养配餐准备工作的关键步骤。

1. 了解就餐对象基本情况的步骤

(1)确定调查内容

①就餐者的人数、性别、年龄

就餐者的人数、性别、年龄是准备原材料的主要依据,必须准确、详实。如果估计不足,会造成准备的饭菜过少,餐食断档;估计过高,导致剩菜剩饭过多,造成浪费。

②就餐者的工作性质、劳动强度及所处的外界环境条件

处于不同条件下就餐者的饮食需求不同。如:脑力劳动者体力活动少,应注意补充

足量的糖和蛋白质，控制能量供给，调整钙磷平衡，供给足量的膳食纤维，同时保证充足的维生素 A，以防眼睛疲劳。汽车驾驶员长时间处于环境噪声与振动干扰下，受不洁空气的污染，体内蓄积重金属铅，应提高蛋白质的摄入量，增加钙的供给，以调节神经系统的应激能力；补充足量的碳水化合物，以抑制铅的吸收，并抵御长时间驾驶引起的低血糖。

③机体条件

机体条件不同，膳食需求也不相同。如：青少年处于生长发育的高峰时期，能量供给应随年龄、体重增加而调整，既要防止营养不良，也要防止营养过剩。应多选择鱼、肉、蛋、奶、豆类作为优质蛋白质的来源，并搭配足量的蔬菜。饮食要适应生理状态和学习情况的变化，如学生考试期间，春、秋游，女学生经期等，对膳食的需求不尽相同；老年人消化功能弱，活动量少，能量不可过高，应控制脂肪和盐的摄入，适量增加植物性蛋白质和粗粮。

(2)选择适宜的调查对象

应选择了解实际情况、有一定表达能力的人作为调查对象。

(3)确定调查方法

调查方法是进行调查的手段，只有科学、合理地运用，才能保证调查资料的真实可靠。

(4)总结调查结果

将调查到的信息总结归纳，经分析后做出应用表格，为执行生产任务提供可靠的数据。

2. 了解食物原料库存与时价

掌握食物原料的库存与时价，是营养配餐人员进行科学配餐的前提。

(1)了解库存的方法

①察看有关库存表

通过分析有关库存表，可以了解食物原料库存量及可食用日期。

②访问库房管理员

向库房管理员了解食物原料的库存量。

③进库房查看

营养配餐员应定期查看库存食品的存放情况及其数量、质量。

(2)了解时价的方法

营养配餐人员应了解原材料市场情况，掌握市场价格。有以下几种方法：

①请供货商提供报价单

注意查看所供应原材料的价格、品种、日期、产品质量标准。

②实物检查

在确定使用某种产品前，要让供货商提供原材料样品和价格，对照采购标准进行检查。

③考察市场

通过考察市场，可以发现新的原材料，对于新产品的开发有重要意义。考察市场时应注意，并非产品价格越低，成本越低。价格应与原料的品质、规格相符。

3. 相关知识

(1)就餐对象的调查方法

①访谈调查

这是主要的调查方法,即通过谈话,了解所需资料。由于其灵活性强,收集的资料准确可靠,可直接听到被调查者的观点和意见,有利于交流。访谈调查包括个别访谈、电话访谈、召开座谈会。个别访谈是指逐一对就餐者进行询问了解,因可与就餐者直接接触,信息真实可靠;电话访谈可以及时、迅速地获得信息,保密程度较高,但因不能出示表格,因此要事先设计好调查表格,发问要言简意赅;召开座谈会,即组织就餐者代表就营养配餐问题进行座谈,因参加人员较多,可以比较全面地反映就餐对象的意见和要求。

②问卷调查

即将事先设计好的表格,请被访者填写。问卷调查反映的信息客观、真实,便于统计分析。

③应用的主要手段

看:通过观察,确定就餐人数、年龄、性别、职业等基本情况。

问:通过询问,了解就餐者的饮食习惯和要求。

听:注意倾听被访者的谈话,以便全面地了解饮食需求。

记:准确记录调查情况,为配餐提供详尽的基本资料。

(2)不同地域的饮食习俗

我国幅员辽阔,人口众多,饮食文化源远流长。不同地域人群的饮食习俗不同,构成了底蕴深厚的食文化。了解不同地域人群的饮食习俗,用以指导科学配餐,是营养配餐人员必须具备的基本知识。

①华北地区

以面食为主,喜吃馒头、面条、烙饼、饺子、馅饼等,北京人早点喜食油饼、油条、豆汁、焦圈、烧饼、豆浆、豆腐脑等,炸酱面和打卤面等是著名的面食。北京小吃"驴打滚""艾窝窝"、马蹄烧饼等花样多,口感好,百食不厌。天津人爱吃煎饼果子、贴饽饽熬小鱼,喜食海味、鱼虾。山西面食花样全国著名,"猫耳朵"被营养学家喜爱倍至,还有其他各色面制品、刀削面等美食,山西人还善于制作各色花样蒸馍。

华北地区的人口味较重,食盐摄入量较高,应予纠正。炒菜喜放洋葱、姜、蒜是有益健康的好习惯。天津人喜欢咸中微甜,山西人喜欢咸中微酸,并吃辣。内蒙古人口味与山西相近,喜酸辣味。

内蒙古地区饮食结构中蔬菜摄入量相对较低,牧区肉食量过大,是造成脑血管意外和男性前列腺疾患发病率较高的重要原因。此外,饮酒过量也是营养配餐中值得注意的问题。

②东北地区

饮食习惯与华北地区相仿,喜欢吃面食。副食品以白菜、土豆、豆腐等为主,爱吃"白肉血肠"、"酸菜白肉"、"地三鲜"。喜欢吃炖菜,如"猪肉炖粉条"、"小鸡炖蘑菇"。东北地区有个好习惯,即早饭需要有菜有汤,如同一顿正餐。东北口味偏咸、酸,吃面喜欢加醋,食用油多用豆油。东北地区饮食习惯比较粗犷,加之地区寒冷,高度白酒的消费量很高,是导致酒精性肝硬化和脑血管意外发生的重要原因之一。此外,相当一部分东北人来自山东,延续了“口重”习惯,因此高血压发病率较高,在营养配餐中应予以高度重视。由于东北地区冬季气候寒冷,大部分蔬菜品种相对缺乏,故在配餐时要加大蔬菜的摄入量。

③华东地区

包括上海、江苏、浙江、安徽、山东等地。上海、江苏、浙江、安徽人爱吃大米,面食只作为点心和调制早餐食用。一般早餐习惯吃粥,午餐、晚餐吃米饭。副食多有汤、有菜,多数人喜欢吃鱼虾类食物和新鲜蔬菜,口味清淡、略甜,炒菜多放糖,多数地区不爱吃辣椒、生蒜、生葱。山东人的饮食习惯与华北地区类似。食盐摄入量在国内名列前茅,因此高血压发病率较高。配餐时应掌握地域特点,予以适当调整。

④华中地区

湖北、湖南、江西盛产稻米,以大米为主食,早餐有时用面点做调剂。爱吃辣椒和生姜,但不吃生蒜。口味注意酸辣,喜吃泡菜、豆豉等发酵食品,以及腌、腊的各种动物性食物。河南省大部分地区饮食习惯与华北地区类似。华中地区蔬菜摄入量较高,基本符合平衡膳食的要求。

⑤两广地区

广东、广西两省及邻近地区居民,有许多地方与华东地区相仿。但广东人饮食讲究清鲜,喜吃各种禽、肉、鱼、虾、生猛海鲜,喜欢煲汤,盐的食用量低是一大优点和特色。爱吃猫、田鼠,尤其讲究吃蛇。口味清淡,喜食甜品,重视早茶和宵夜。两广地区食盐摄入量相对而言属全国最低,同时习惯食用大量的新鲜蔬菜,因此该地区高血压和心血管疾病发病率比较低。

⑥西南地区

一般指四川、云南、贵州省及重庆市。以大米为主食,面食和小吃丰富多彩。喜欢麻辣味,爱用花椒,喜食新鲜蔬菜和泡菜。川菜注重调味,有百菜百味之美誉。贵州人口味也喜辣,爱吃腌菜。云南人口味喜酸辣微带甜味,爱吃米制品(如米线)和猪肉拌米饭。

西南地区某些经营性餐饮场所供应的菜肴普遍存在油脂偏重的弊端。

西南地区傣族和彝族人民日常生活中蔬菜食用量远高于国内其他地区,所以高血压和脑血管意外发病率在全国最低。

⑦西北地区

主要指陕西、甘肃、宁夏等省区。这些地区的居民习惯一日两餐,以面食为主,不太讲究副食品,口味喜欢酸辣,每餐必有油泼辣子(红辣椒面用滚油烧成)。陕甘一带居民喜欢吃“锅魁”,即锅盖大小、4～5 厘米厚的烙饼,陕西人喜欢吃羊肉泡馍、宽面条,西安、兰州人多爱吃拉面,饺子为节日待客佳品。

西北地区居民饮食中蔬菜摄入量相对较低,加上有饮用高度白酒的习惯,因此高血压和脑卒中的发病率比较高。

(3)库存报表与报价单知识

①库房盘存表

库房盘存表是定期对仓库中原料进行盘存时填制的表格。

②报价单与进货表

报价单是销售单位提供的,说明产品价格、规格、产地等内容的报表。进货表是采购部门购进原材料时填制的,表明产品数量、价格、规格等。

（二）成本核算

1. 核算营养餐的成本

成本关系到就餐者及企业的利益,熟练地进行成本核算,是营养配餐人员应掌握的基本技能。

(1)核算一道菜点的成本

将所需主、辅料的质量(即重量)分别与其单价相乘,得出各自价格后,相加之和即为点菜成本。

**例1** 制作土豆烧牛肉。用料及价格为：牛肉125克(12元/千克),土豆50克(0.80元/千克),姜10g(3元/千克),大葱10克(1.6元/千克),酱油5克(3元/千克),计算此菜成本。

解:成本 $=0.125\times12+0.05\times0.8+0.01\times0.3+0.01\times1.6+0.005\times3.0=1.601$(元)

(2)核算营养套餐的成本

主食及每道菜点成本的计算方法同上。将主食及各道菜点成本相加,即为营养套餐的成本。

**例2** 营养套餐为米饭、馒头、红烧牛肉、肉片烧茄子、椒麻圆白菜、番茄蛋汤,价格为米饭0.22元,馒头0.36元,红烧牛肉1.96元,肉片烧茄子1.77元,椒麻圆白菜0.36元,番茄蛋汤0.82元,计算此菜成本。

解:成本 $=0.22+0.36+1.96+1.77+0.36+0.82=5.49$(元)

(3)核算学生营养餐的成本

①依据菜单开出带量食谱,列出各类食物的需要量。

②依据报价单确定各类食物的单价。

③根据各类食物需要量及其单价核算营养餐成本。

在推行学生营养餐过程中,国家尚无统一的毛利率标准。北京市规定售价5元(政府指导价)的学生营养午餐,其直接原材料成本不得低于2.70~2.80元。营养配餐应与本地有关规定为依据,结合不同年龄段学生营养素供给量标准,开具食谱,进行成本核算。

**例1-3** 北京市学生营养午餐价格为5.00元,根据北京市有关规定,计算12~15岁学生营养午餐的毛利率(加上0.54元的一次性餐盒费)。

解:毛利率 $=[1-(2.75+0.54)/5.00]\times100\%=34\%$。

2. 相关知识

(1)营养套餐菜单知识

菜单是餐饮服务的基础,可展示菜点的品种、价格、规格,也能起到引导消费的作用。有点菜菜单、团体包餐菜单、冷餐会菜单、宴会菜单、套餐菜单、送餐菜单和特价菜单等。

套餐是按就餐对象的特点成套供应,并具有特定模式的规定菜点,所以套餐菜单并不标定每一个菜品的价格。套餐菜单可分为:幼儿园菜单、敬老院菜单、企事业工作餐和学生营养餐菜单;按就餐时间可分为:早餐、中餐、晚餐、午后加餐和晚间加餐菜单。

学生营养餐一般按四个标准供应,即6~8岁,9~11岁,12~15岁,16~18岁。幼儿园、寄宿制学校和敬老院属于包伙制,每日供应4~5餐,要求较高,需精心设计食谱。

设计套餐菜单,要明确就餐者的年龄、喜好、职业特点及相应的营养标准。应注意菜肴口味、色彩和品种搭配,保证蔬菜的摄入量,充分考虑平衡膳食的原则。要考虑烹调的可操作性、厨房的设备条件及原材料的市场供应情况。

套餐菜单菜点名称要清晰醒目,应标明营养素供给量数据,营养小知识或名菜名点小知识,有些风味菜肴,可在菜单上做简明扼要的描述。

菜单版面设计应具有一定的艺术性,可印上销售单位的地址、电话、服务方式、服务内容等,以加深阅读者的印象和便于联系。

吃饭挑食的习惯不好。为了身体健康,应该多种食物,天上飞的、地上跑的、草里蹦的、水里游的、土里长的都要吃。吃肉也不要挑,四条腿的猪、牛、羊,两条腿的鸡、鸭、鹅,没有腿的鱼都要吃,特别要多吃"一条腿"的香菇、蘑菇,因为它们能帮助人体提高免疫能力,促进身体健康。

(2)餐饮菜单定价

菜点价格由成本及毛利润两部分构成,成本包括主料成本、配料成本和调料成本,如果是外送盒饭,则成本应增加餐盒、叉勺、餐巾纸等费用。

(三)卫生督导

1. 检查个人及环境卫生

(1)检查个人卫生的程序及内容

①检查程序

配合有关领导和卫生监督员,按规定检查卫生。每日做记录,每周统计,做报表,呈报主管领导。

②检查内容

操作人员的头发、指甲是否干净,身上是否有异物;工作服、鞋、帽是否清洁,是否按要求戴口罩、手套;洗手、消毒是否到位;工作服、帽应每日一换洗,鞋应每周一换洗;头发不能露出帽子以外,不得留胡须。卫生不合格者不得进入操作间。

(2)检查环境卫生的程序及内容

主要是对操作间内、外环境进行检查。为提高检查效果,可定期评比,公布检查结果。

①操作间设备、工具应分类摆放整齐,表面清洁。保持无蝇,无老鼠,无油污,无杂物,无异物。

②冷库、保鲜库原材料存放应规范。实行生、熟隔离,成品与半成品隔离,食品、药物与杂物隔离,蔬菜与肉类食物隔离。

③每天应规定将所用原材料及制作的食品留样,进行微生物学检查。

④下班前应做好卫生工作。保证原料食品存放到位,餐具、用具清洗消毒,地面清洁无积水,地沟无油污、无异味。地沟可用消毒液灌注封闭。

2. 晚餐的消毒

餐具消毒是卫生的关键,是保证食品安全的主要措施。

(1)餐具消毒检查程序

建立餐具消毒制度和原始记录,制定检查表格,每日抽查各岗位餐具消毒情况,报告检验结果,并提出整改意见。

(2)餐具消毒制度

①专职清洗消毒,责任到人。

②设立全封闭餐具保管柜,防止二次污染。如果餐具较长时间未使用,使用前要重新消毒。

3. 相关知识

(1)卫生监督检查制度

营养配餐人员应配合卫生监督人员,依据国家颁布的食品卫生法律、法规,建立健全食品卫生监督制度,加强餐食制作过程的监督和检查,确保食品卫生安全。

(2)餐(炊)具的消毒方法

餐(炊)具消毒的方法有物理方法和化学方法之分,常用的有高温消毒、紫外线消毒、消毒柜热风干燥消毒。不同的餐(炊)具应使用不同的消毒方法。高温消毒使用范围最广,也最经济实用。

①高温消毒法。容具、炊具、用具洗刷后,放入消毒锅或蒸箱内消毒。碗碟和筷子可用洗碗机消毒。

②消毒液消毒。不适宜高温消毒的器皿,可在洗刷后用消毒液浸泡,再用清水冲净后扣放,控干水分。可用75%的酒精消毒。空气湿度较大时,则应使用95%的酒精雾化喷洒,以保证消毒质量。

③紫外线消毒 。主要用于环境消毒,在无人时开紫外线灯30分钟即可达到消毒目的。

④墩、案在消毒前要用刷子洗净,木质菜墩、菜板表面粗糙,易有食品残渣,造成细菌繁殖,应定期蒸煮或用消毒液浸泡。炊具在使用前应用消毒液或酒精消毒。

⑤食品机械外表面必须用洗涤液洗刷,擦拭干净,保证无残留油污和杂物。内部零件拆卸、洗刷后,要用消毒液消毒。因消毒液腐蚀不锈钢器具,可改用无菌水冲洗或用无菌毛巾擦拭。

⑥清洁巾、洁净布洗净后可浸泡在消毒液里,随时使用,也可放入消毒柜与其他餐具一起消毒。

(四)烹饪原料的感官质量检验

1. 烹饪原料的的感官质量检验

食品的感官检验,就是通过对人的视觉、嗅觉、触觉和味觉检验食品形态、色泽、气味、滋味等感观性状的方法。这种方法简单易行,通过看、嗅、触、尝,可对食品质量做出初步判断。烹饪原料的感官质量检验要点如下。

(1)蔬菜与水果

大小均匀,开头完整;色泽鲜亮,结构紧密,无异色;无损伤,无病虫害,无干疤、水锈,无枯萎现象。

(2)畜肉及家禽

畜肉及家禽应有卫生合格印讫；鲜肉表面有微干外膜，剖部为红色并带有各类家畜肉特有的色泽；鲜肉剖部致密有弹性，用手按压时弹性良好（不新鲜肉弹性差）；鲜肉无异味。

（3）鱼和水产品

活鱼体表面无损伤，呼吸均匀，游动自如；鲜鱼体硬，挺直不弯，腮盖紧合，腮鲜红，鳞片紧附鱼体，肉不离刺，肚不破，无腐败气味；冻鱼体硬，明亮，体表带原有色泽者为优。

（4）禽蛋类

鲜蛋蛋无损，有光泽，全蛋透光，生蛋透光性好，不见或略见蛋黄暗影，气室小，内无斑点或斑块；松花蛋（又叫皮蛋、变蛋）蛋清弹性大，茶褐色并有松枝花纹。将蛋上抛，落入手掌有振动感为佳；咸鸭蛋蛋白纯正无斑点，软嫩，生蛋透光性好，蛋黄呈橙色，松沙出油，无异味。

2. 烹饪原料感官质量检验的常用方法

（1）视觉检验

首先观察烹饪原料是否保持固有的形态和色泽，有无异物和污染物。定型包装的食品或原料应检查外包装是否清洁，有无破损；包装材料是否符合卫生要求；包装说明与内容物时否相符。选有代表性的样品，在自然光条件下，观察食品的颜色和外观。

（2）嗅觉检查

通过嗅觉判别食品的气味有无异常。从深部开始变质的食品，无法从表面嗅出气味，可用工具插入内部或用刀切开再嗅。瓶装食品应在开盖瞬间嗅闻判别。要注意区分食品本身的特殊气味和异常气味的差别。

（3）触觉检查

用手触及食品，检查其硬度、弹性等。畜禽肉可用手指将肌肉组织向下压凹陷，如凹陷很快消失，则为鲜肉，腐败变质的肉，凹陷不能复原；鱼可用手指拨动鱼体，鱼鳞易脱落的已变质，也可用手将鱼中间部位托起，如头、尾部下垂，也是变质的表现；面粉可抓在手中捏紧，手指松开后，恢复粉状原有的质地好，凝结成块且搓不开的则已变质。

（4）味觉检查

检查前应先漱口，清理口腔，保持味觉器官的敏感度。检查时先用舌尖沾少许食品，在口腔内细细品尝，并结合色泽、气味等综合判定。

（五）营养食谱的制定

1. 合理配菜的营养原则

不同的原料具有不同的营养价值。为了从膳食中尽可能全面足量地获得各种营养素，在原料搭配中尽量使其营养素从种类上和数量上相互搭配和补充。在实际操作时，尽量少配单一原料的菜点，多配多种原料的复合型菜点。

（1）掌握主要烹饪原料的营养价值特点

要掌握谷类、麦类、玉米及杂粮，大豆及豆类，瘦肉及肉类，肝脏及内脏，叶菜及蔬菜，牛乳及乳类，鸡蛋及蛋类等的营养价值特点。

（2）重视具有特殊营养价值的原料选择

我国多数居民的膳食食物组成是以谷类为主的植物性食物，在配菜时应当特别重视富含优质蛋白、钙、维生素 A、赖氨酸、维生素 $B_2$、可溶性膳食纤维等具有特殊营养价值原料的选择。

（3）不可忽略含有生物活性成分原料的应用

多选用富含如香菇素、番茄红素、葱蒜素、葡甘聚糖、可溶性膳食纤维等功能性成分的原料，如菌类、生葱、生蒜、西红柿、魔芋、苹果等。

(4)多选择海产品和乳制品

多吃海产品和乳制品可“以质补量”，优化内陆地区居民的膳食质量。根据进餐者营养需要选择原料。

(5)根据进餐者营养需求，有目的地选购原料，合理配制菜点。这对幼儿、青少年、老人显得尤为重要。

(6)根据进餐者的口感需求、经济条件、饮食习俗来选择原料。从菜品的方方面面勇于创新，不断提高菜点的营养、卫生及品质质量，以适应现代进餐者对食品不断追求的需要。

(7)原料选择多样化

在有限的进食量中获得尽可能多的营养素，在合理配菜中获得合理营养。

2. 合理配膳的原则

(1)主食和副食的合理搭配

按烹饪原料的生理功能及用途，我国传统人为地把它们分为主食和副食。主食，是指人们膳食中主要热能来源的食物，又称为“热力食物”，它们在一日三餐中不可缺少。而且所占比例占总热能的60%左右。我国居民的主食是米、面，辅以杂粮、薯类等。副食，是用于更新、修补组织，调节生理功能。补充主食中营养不足的食物，又称为“保护性食物”。如肉、鱼、蛋、蔬菜等。这两大类食物在生理功能上具有同等重要的地位，绝非一个主一个副。例如，以米面为主食，必须合理搭配副食如动物性食物、豆类及其制品、蔬菜、水果等。以补充主食中赖氨酸、色氨酸、蛋氨酸和维生素 A、维生素 D、维生索 E、维生索 $B_1$、维生素 $B_2$、维生素 C、胡萝卜素、膳食纤维、必需脂肪酸及部分无机盐的不足。就是主食也因品种不同，加工方法不同，而应采取粗细粮混食、粗粮细作、干稀搭配、粮豆配合、面点小吃与单一的主食配合等方式。例如各类荤素包子、饺子、馄饨、烩面等。这样，可使主食中的氨基酸、各种营养素相互补充，达到尽可能全面地摄取营养素之目的。

(2)荤素搭配

动物性食物又称荤食，植物性食物又称素食，荤素搭配有利于营养素之间相互取长补短。素食与荤食的最大不同，首先是荤食中肉类、蛋类、乳类的蛋白质质量优于素食；其次，荤食中的钙、磷、铁、脂溶性维生素优于素食；而素食中的维生素 C、胡萝卜素以及膳食纤维优于荤食。因此荤素搭配混合食用，可达到营养素间的相互补充。荤素搭配实现合理营养的最关键点是合理配菜，即根据烹饪原料的品种、数量、质量及其营养价值，在它们经过刀工处理后，按照进餐者的生理和工作的需要，把主料和若干辅料进行合理搭配，使之成为一个菜或一席菜，尽量少配“单料菜点”(单料菜点是指单一原料组成的菜点)，即使是某些具有特殊风味的传统单料菜，如香酥鸭、北京烤鸭、樟茶鸭、烤猪方等，也提倡配生菜等蔬菜。红烧肉加土豆或萝卜；粉蒸肉加红薯、土豆、干菜、鲜豆类等；炒鸡蛋加葱、西红柿、韭菜；炒肉片加根茎类新鲜蔬菜等，都是荤素搭配的例子。

(3)成酸性食物和成碱性食物的合理搭配

常见的烹饪原料中，粮食(五谷)、肉类、禽类、水产、蛋类、花生、核桃等在体内分解。代谢后的无机盐多为酸性物质，所以它们是成酸性食物；大豆及豆制品、蔬菜、粮食中的根茎类（如白薯、土豆等）、水果、牛奶、栗子、杏仁等在体内分解代谢后的无机盐多为碱性物质，所以它们是成碱性食物；也有些食物基本上不含以上所说的各种元素，如提精纯的油、糖、淀粉等，代谢后为中性，称它们为中性食物。

由于自然界中大量存在着成酸性和成碱性食物，人们食用后，通常都能维持血液的PH值在7.3～7.4之间。一般情况下，成酸性食物在饮食中容易超过需要的数量，因为人们的主食属于成酸性食物，若再长期多食动物性食物，就易导致血液偏酸性。为了纠正体液PH值的下降，机体必须用相应的碱藏去中和过多的酸，并将其排除体外；而人体内的碱藏是有限的，血液偏酸严重者可导致人体酸中毒，因此，在膳食中必须注意成酸性食物和成碱性食物的适当搭配，尤其应该控制成酸性食物的比例。这就能保持生理上的酸碱平衡和营养素的充分利用。

食品在生理上属酸性还是碱性，可以通过食品高温灼烧成灰分后，用酸或碱液进行中和而确定。灰分的酸度和碱度，是指100克食品的灰分溶于水中，用浓度为0.1摩尔/升酸或碱的规定溶液中和时，所消耗酸液或碱液的毫升数，即为食品灰分的酸、碱度。以“＋”表示碱度，以“－”表示酸度（见表4－2）。

**表4－2　　常见的成酸性和成碱性食品**

| 成碱性食品 | | 成酸性食品 | |
|---|---|---|---|
| 名称 | 灰分的碱度 | 名称 | 灰分的酸度 |
| 大豆 | +0.20 | 猪肉 | -5.60 |
| 豆腐 | +0.20 | 牛肉 | -5.00 |
| 四季豆 | +5.20 | 鸡肉 | -7.60 |
| 菠菜 | +12.00 | 蛋黄 | -18.80 |
| 莴笋 | +6.33 | 鲤鱼 | -6.40 |
| 萝卜 | +9.28 | 牡蛎 | -10.40 |
| 胡萝卜 | +8.32 | 干鱿鱼 | -4.80 |
| 土豆 | +5.20 | 虾 | -1.80 |
| 藕 | +3.40 | 白米 | -11.67 |
| 南瓜 | +5.80 | 糙米 | -10.60 |
| 黄瓜 | +4.60 | 面粉 | -6.50 |
| 海带 | +14.60 | 面包 | -0.80 |
| 西瓜 | +9.40 | 花生 | -3.00 |
| 梨 | +8.40 | 大麦 | -2.50 |
| 苹果 | +8.20 | 啤酒 | -4.89 |
| 草莓 | +7.8 | 干紫菜 | -0.60 |
| 牛乳 | +0.32 | 芦笋 | -0.20 |

3. 食谱制定的原则

食谱是将能达到合理营养的食物，科学地安排至每日各餐中的膳食计划。即按照《中国居民膳食营养素参考摄入量》的标准，合理安排每日膳食，以每日膳食计划的“日食谱”为基础，进而设计并编制出“周食谱”、“半月食谱”、“月食谱”，成为有目的、有计划地安排和调节每餐食物的膳食计划。

能满足进餐者对能量、营养素的全面需要；计算设计每日主要食物组成；合理分配三餐进食量和能量；编制简明科学的膳食计划；针对不同膳食人群的饮食习惯列出具体的加工烹调实施方法；考虑季节、市场供应，兼顾经济条件等，科学设计食谱。

4. 食谱编制的方法

(1)能量需要量的计算方法

①使用食物成分表，确定就餐者能量需要量

从食物成分表可以直接查出各个年龄段不同人群的能量需要量。如脑力劳动者每日需要 10.04MJ(2400kcal)的能量。集体供餐对象的能量需要量，也应根据查表得来的数据进行计算。

**例 3**　根据能量供应量快速查看表计算 6 ~ 8 岁小学生的日能量供给量。

解：查表得：6 ~ 8 岁小学生的平均日能量供给量 7.5MJ(1800 kcal)。

根据此表可计算出该人群的全日营养餐供给量。

②不同人群营养配餐能量需要的计算

a. 根据成人的身高，计算其标准体重。公式为：

标准体重(kg) = 身高(cm) - 105

b. 根据成人的体质指数(BMI)，判断其属于正常\肥胖还是消瘦。公式为：

c. 体质指数($kg/m^2$) = 实际体重(kg)/身高的平方($m^2$)

中国人的体质指数在 18.5 ~ 23 之间为正常，>23 属超重，25 ~ 30 属肥胖，>30 属极度肥胖。公式为：

d. 全日能量供给量(kcal) = 标准体重(kg) × 单位标准体重能量需要量(kcal/ kg)

**表 4 - 3**　**成年人每日能量供给量(kcal/kg)标准体重**

| 体型 | 体力活动量 | | | |
|---|---|---|---|---|
| | 极轻体力活动 | 轻体力活动 | 中体力活动 | 重体力活动 |
| 消瘦 | 30 | 35 | 40 | 40 ~ 45 |
| 正常 | 20 ~ 25 | 30 | 35 | 40 |
| 肥胖 | 15 ~ 20 | 20 ~ 25 | 30 | 35 |

注：①年龄超过 50 岁者，每增加 10 岁，比规定值酌减 10% 左右。

②1 kcal = 4.184 kJ

**例 4**　某就餐者 40 岁，身高 172 cm，体重 68kg，从事中等体力活动，求其每日所需能量。

解：标准体重 = 172 - 105 = 67(kg)

体质指数 = 68/(1.72 × 1.72) = 23.0($kg/m^2$)属正常体重

查表知正常体重、中体力活动者单位标准体重能量供给 35kcal/kg，因此：总能量 = 67 × 35 = 2345(kcal)

(2)主要营养素的计算方法和步骤

①计量单位及换算

从事营养配餐的人员，经常会用到质量和能量的计算。国家对量和单位的使用有明确规定。

质量单位及换算：质量可用克(g)、千克(kg)、毫克(mg)、微克(μg)表示。它们之间的换算关系是:1 kg =1 000 g;1 g = 1 000 mg;1 mg = 1 000 μg。

能量单位及换算：能量(热量)的单位及换算可用兆焦(MJ)、千焦(kJ)、焦(J)表示。其换算关系是1 MJ = 1 000 kJ;1 kJ = 1 000 J。千卡(大卡)、卡作为热量(能量)单位虽沿袭多年但现已废止。本书鉴于基础资料及使用者的习惯,仍沿用"卡"。千卡(大卡)与千焦(kJ)间的关系是:1 kcal = 4.184 kJ。

②计算方法和步骤

a. 计算每餐能量需要量三餐能量分配比例为:早餐占30%,午餐占40%,晚餐占30%,可将全日能量需要量按此比例进行分配。

**例5**　已知某脑力劳动者每日需要10.04 MJ(2 400 kcal)的能量,求其早、午、晚三餐各需要摄入多少能量?

解:

早餐　10.04 MJ(2 400 kcal)×30% = 3.012 MJ(720 kcal)

午餐　10.04 MJ(2 400 kcal)×40% = 4.016 MJ(960 kcal)

晚餐　10.04 MJ(2 400 kcal)×30% = 3.012 MJ(720 kcal)

b. 分别计算三类产能营养素每餐应提供的能量

三类产能营养素所占总能量的比例为:蛋白质占12% ~ 15%,脂肪占20% ~ 30%,碳水化合物占55% ~ 65%(若取中等值计算则蛋白质占15%、脂肪占25%、碳水化合物占60%),据此可求得三类产能营养素在各餐中的能量供给量。

根据本地生活水平,调整确定上述三类产能营养素占总能量的比例。

**例6**　已知某人早餐摄入能量3.012 MJ(720 kcal),午餐4.016 MJ(960 kcal),晚餐3.012 MJ(720 kcal),求三类产能营养素每餐各应提供多少能量?

解:

早餐:蛋白质3.012 MJ(720 kcal)×15% = 0.4518 MJ(108 kcal)

脂　肪3.012 MJ(720 kcal)×25% = 0.753 MJ(180 kcal)

碳水化合物3.012 MJ(720 kcal)×60% = 1.8072 MJ(432 kcal)

午餐:蛋白质4.016 MJ(960 kcal)×15% = 0.6024 MJ(144kcal)

脂　肪4.016 MJ(960 kcal)×25% = 1.004 MJ(240kcal)

碳水化合物4.016 MJ(960 kcal)×60% = 2.4096 MJ(576kcal)

晚餐:蛋白质3.012 MJ(720 kcal)×15% = 0.4518 MJ(108kcal)

脂　肪3.012 MJ(720 kcal)×25% = 0.753 MJ(180kcal)

碳水化合物3.012 MJ(720 kcal)×60% = 1.8072 MJ(432kcal)

c. 分别计算三类产能营养素每餐需要量

根据三类产能营养素的能量供给量及其能量系数,可求出三餐中蛋白质、脂肪、碳水化合物的需要量。

**例7**　已知蛋白质的产能系数为约16.7 kJ/g(4 kcal/g),脂肪的产能系数为37.6 kJ/g(约9 kcal/g),碳水化合物的产能系数为约16.7 kJ/g(约4 kcal/g),根据例4计算结果,求三类产能营养素每餐需要量。

解：

早餐：蛋白质 0.4518 MJ ÷ 16.7 kJ/g = 27.0g

（108 kcal ÷ 4 kcal/g = 27.0g）

脂　肪 0.753 MJ ÷ 37.6 kJ/g = 20.0g

（180 kcal ÷ 9 kcal/g = 20.0g）

碳水化合物 1.8072 MJ ÷ 16.7 kJ/g = 108.2g

（432 kcal ÷ 4 kcal/g = 108.0g）

午餐：蛋白质 0.6024MJ ÷ 16.7 kJ/g = 36.0g

（144 kcal ÷ 4 kcal/g = 36.0g）

脂　肪 1.004MJ ÷ 37.6 kJ/g = 26.70g

（240 kcal ÷ 9 kcal/g = 36.67g）

碳水化合物 2.4096MJ ÷ 16.7 kJ/g = 144.28g

（576 kcal ÷ 4 kcal/g = 144.0g）

晚餐：蛋白质 0.4518MJ ÷ 16.7 kJ/g = 27.0g

（108 kcal ÷ 4 kcal/g = 27.0g）

脂　肪 0.753MJ ÷ 37.6 kJ/g = 20.0g

（180 kcal ÷ 9 kcal/g = 20.0g）

碳水化合物 1.8072MJ ÷ 16.7 kJ/g = 108.2g

（432 kcal ÷ 4 kcal/g = 108.0g）

（3）相关知识

①能量和主要营养素的确定原则。为了保持健康，人类必须从膳食中获取各种各样的营养物质。人体对营养素的需要量随年龄、性别和生理状况而异。正常人体需要的各种营养素要从饮食中获取，因此必须科学地安排每日膳食以提供数量及质量适宜的各种营养素。营养素长期供给不平衡就可能危害健康。

为了避免可能产生的营养不良或营养过剩的危害，营养学家认为传统的推荐膳食供给量（RDA）已经不能很好地适宜今日的需要，因此提出了适用各种人群的膳食营养素参考摄入量（DRIs）。

②了解和食物营养成分的基础资料是营养配餐不可缺少的。有了较精确的食物营养成分数据，就能更好地开展营养配餐工作。各种食物的营养素含量常因品种、土壤、气候、成熟度和加工处理等因素的影响而有较大的差异。许多国家都针对本国食物生产的特点，研制各自的食物成分表，作为评价营养价值的依据。

5. 品种、数量的确定方法和步骤

（1）主食品种、数量的确定

主食的品种、数量主要根据各类主食选料中碳水化合物的含量确定。

**例 8**　已知中等体力活动者的早餐中应含碳水化合物 108.2 g，如果本餐只吃面包一种主食，试确定所需面包的质量。

解：查表得知，面包中碳水化合物含量为 53.2%。则

所需面包的质量 = 108.2 g ÷ 53.2% = 203.4 g

**例 9**　午餐应含碳水化合物 144.31 g，要求以米饭、馒头（富强粉）为主食，并分别

提供50%的碳水化合物,试确定米饭、富强粉的质量。

解:查表得知,大米含碳水化合物77.6%,富强粉含碳水化合物75.8%,则

所需大米质量 = 144.31 g×50% ÷77.6% = 93.0 g

所需富强粉质量 = 144.31 g×50% ÷75.8% = 95.2 g

**例10**　晚餐应含碳水化合物108.2g,要求以烙饼、小米粥、馒头为主食,并分别提供40%、10%、50%的碳水化合物,试确定各自的质量。

解:查表得知,烙饼含碳水化合物51%,小米粥含碳水化合物8.4%,馒头含碳水化合物43.2%,则

所需烙饼质量=108.2 g×40% ÷51% = 84.9 g

所需小米粥质量=108.2 g×10% ÷8.4% = 128.8 g

所需馒头质量=108.2 g×50% ÷43.2% = 125.2 g

(2)副食品种、数量的确定

计算步骤如下:

①计算主食中含有的蛋白质质量。

②用应摄入的蛋白质减去主食中蛋白质质量,即为副食应提供的蛋白质质量。

③副食中蛋白质的2/3由动物性食物供给,1/3由豆制品供给,据此可求出各自的蛋白质供给量。

④查表并计算各类动物性食物及豆制品的供给量。

⑤设计蔬菜的品种与数量。

**例11**　已知午餐应含蛋白质36.05 g,猪肉(脊背)中蛋白质的含量为21.3%、牛肉(前腱)为18.4%、鸡腿肉为17.2%、鸡胸脯肉为19.1%;豆腐(南)为6.8%、豆腐(北)为11.1%、豆腐干(熏)为15.8%、素虾(炸)为27.6%,假设以馒头(富强粉)、米饭(大米)为主食,所需质量分别为90 g、100 g。若只选择一种动物性食物和一种豆制品,请分别计算各自的质量。

解:查表得知,富强粉含蛋白质9.5%,大米含蛋白质8.0%,则

主食中蛋白质含量 = 90 g×9.5% + 100 g×8.0% = 16.55 g

副食中蛋白质含量 =36.05 g - 16.55 g = 19.5 g

副食中蛋白质的2/3应由动物性食物供给,1/3应由豆制品供给,因此

动物性食物应含蛋白质质量 = 19.5 g×66.7% = 13.0 g

豆制品应含蛋白质质量=19.5g×33.3% =6.5g

猪肉(脊背)、牛肉(前腱)、鸡腿肉、鸡胸脯分别为:

猪肉(脊背)质量 = 13.0 g ÷21.3% = 61.0 g

牛肉(前腱)质量 = 13.0 g ÷18.4% =70.7 g

鸡腿肉质量 = 13.0 g ÷17.2% = 75.6 g

鸡胸脯肉质量 = 13.0 g ÷19.1% = 68.1 g

豆腐(南)、豆腐(北)、豆腐干(熏)、素虾(炸)分别为:

豆腐(南)质量 = 6.5 g÷6.8% = 95 g

豆腐(北)质量 =6.5 g÷11.1% = 58g

豆腐干(熏)质量 = 6.5g÷15.8% = 41g

素虾(炸)质量 =6.5 g ÷27.6% = 23 g

据此再配以适量的 蔬菜,即可设计营养食谱。

3. 相关知识

(1)主食品种和数量的确定原则

粮食用量必须参照就餐人员的进食量确定。如就餐人员需要的平均能量供给量为10.04 MJ(2 400 kcal),按粮食供能量占总供能量的55% ~65%计算,则粮食提供的能量为5.52 ~6.53 MJ(1 320 ~1 560 kcal),即需粮食377 ~445 克,就餐人员的习惯粮食用量应在此范围内。

确定每日每人平均粮食用量后,应在三餐中进行合理分配,并与三餐的能量分配基本一致,早餐占30%,午餐占40%,晚餐占30%。例如,全日每人粮食的食用量为420克,则三餐分别为105 ~126 克、168 克、126 ~147 克。粮食进食量受副食菜肴的影响较大,副食菜肴调配合理,则粮食的进食量也会比较稳定。

就餐者对主食品种的用量差别较大,如面条、包子、馒头、米饭等,应分别统计计算。按照营养和能量合理分配的原则,依据对日常累积的数据分析,就可以得出接近实际需要量的数据。

(2)副食品种和数量的确定原则

副食的食用量应在已确定主食用量的基础上决定。例如,某人日能量需要量为10.04 MJ(2 400 kcal),按照蛋白质供能量占总能量的12% ~14%计算。日蛋白质需要量应为72 ~84 克。若此人粮食用量为420 克,则粮食中含蛋白质42 克(每100 克粮食约含蛋白质10 克),占蛋白质总量的50% ~58%。如按动物性食物提供的蛋白质占蛋白质总量的22% ~30%,豆制品和蔬菜提供的蛋白质占20%计算,则动物性食物所供蛋白质不应低于19 ~22 克,即需动物性食物127 ~147 克(动物性食物含蛋白质约为10% ~20%,这里按15%计算)。再分配大豆及其制品25 ~50 克(大豆含蛋白质约为35% ~40%),以及蔬菜400 克(蔬菜含蛋白质约为1% ~3%)和食用植物油25 克左右,则不仅可以完全满足蛋白质、脂肪和能量的需要,也能基本满足矿物质的维生素的需要。

核定各类食物用量后,就可以确定每日每餐的饭菜用量。菜肴的定量,主要参照各类副食品的定量进行核定。由于常用菜单中各种菜肴的食物餐份(单位量)组成配比是固定的,所以菜肴的定量只能做到基本一致。为了缩小食物定量与饭菜定量间的差距,应适当降低饭菜分配定量的起点额。如馒头不能都以100 克面粉原料为起点单位量,应有以50 克、25 克面粉为定量的馒头;菜肴不能都以一餐份(一单位量)为起点,应有1/2 餐份、1/3 或1/4 餐份。这样虽然给制作或分发增加麻烦,但可使定量分配更接近实际需要,减少浪费。利用不同种类菜肴和不同餐份定量作适当的配比,才能做到食物定量分配合理。

根据核定的每日每餐饭菜用量以及就餐总认输,可以计算出每日每餐食物用料的品种和数量,从而设计出一周(随营养食谱的周期而定)每日的食物用料计划。

## 三、特殊群体的食谱编制

（一）脑力劳动者的配餐

1. 配餐原则

（1）控制能量的供给量。

（2）多选富含不饱和脂肪酸，具有健脑功能的食物，如坚果类、种子类、鱼类、虾类以及牡蛎等水产品。

（3）提高优质蛋白质的供给量，可多选择鸭、兔、鹌鹑、鱼、牛肉、大豆及其制品。

（4）提供以单糖类为主的碳水化合物，多选择玉米、小米、干枣、桂圆、蜂蜜等。

（5）注意补充 B 族维生素，多选择香菇、鲜鱼、核桃、芝麻等。

2. 配餐示例见表 4－4。

表 4－4　　脑力劳动者一周食谱

| 星期<br>餐次 | 一 | 二 | 三 | 四 | 五 | 六 | 日 |
|---|---|---|---|---|---|---|---|
| 早餐 | 牛奶、茶蛋、面包、芝麻豆芽拌海带 | 牛奶、咸鸭蛋、金银卷、柿椒拌豆腐丝 | 豆浆、煮鸡蛋、油条、蒜蓉豇豆 | 牛奶、卤鸡蛋、芝麻花卷、蒜蓉茄泥 | 牛奶、五香蛋、芝麻烧饼、蒜蓉黄瓜豆腐丝 | 牛奶、茶蛋、豆沙包、炝清笋条 | 牛奶、咸鸭蛋、馒头、香干炒芹菜 |
| 午餐 | 米饭、肉片烩鲜蘑、松仁玉米、海米冬瓜汤 | 米饭、清蒸武昌鱼、素三丁、虾皮紫菜青菜汤 | 米饭、清炖牛肉番茄、土豆、蒜蓉苦瓜、虾皮小白菜汤 | 米饭、扒翅根、酸辣白菜、鸡蛋玉米羹 | 米饭、肉片炒香干、柿椒、醋熘土豆丝、菠菜汤 | 米饭、红烧带鱼、扒香菇油菜、虾皮萝卜丝汤 | 米饭、氽鸡丸冬瓜、粉丝、香菜、蒜蓉盖菜、番茄蛋汤 |
| 晚餐 | 米饭、煮玉米、二米粥、清炖排骨白萝卜、炒小白菜粉丝 | 蜜蜂奶、烙酸奶饼、玉米面粥、肉片扁豆香菇、芝麻菠菜 | 馒头、紫米粥、肉片炒柿椒木耳、桃仁芹菜 | 烙饼、绿豆粥、麻婆豆腐、烧栗子冬瓜 | 米饭、蒸红薯、红豆粥、清炒虾仁黄瓜、素焖扁豆 | 馒头、八宝粥、肉丝冬笋木耳、蒜蓉西兰花 | 米饭、芝麻火烧、绿豆粥、鱼香肉丝、烩玉米笋黄瓜 |

（二）不同劳动环境下工作人员的配餐

1. 高温环境下作业人员的配餐

高温作业可分为三种类型：高温、强热辐射作业；高温、高湿作业；夏季露天作业等。

（1）配餐原则

①为补充随汗液丢失的大量矿物质，应提高钠、钾、镁、钙、磷等矿物质的供给

量。在正常人膳食基础上,每日须增加钾、钠、钙和磷以及微量元素铁和锌的供给。

② 增加维生素的供给量,包括维生素 C、B 族维生素以及维生素 A 等。

③ 合理增加能量和蛋白质的供给量。

④合理安排进餐时间。三餐分别安排在起床后、下班后的 1~2 小时,以及上班前的 1 个多小时。高温往往影响食欲,因此在菜肴方面要经常变换花样,并适量选用有辛辣味的调味品。要有选择地增加动物性食品、豆及豆制品、深色蔬菜、海产品的量。又因大量出汗,矿物质丢失较多,故应提供盐分略高的汤类。

(2) 配餐示例 见表 4-5。

表 4-5 高温环境下作业人员一周食谱

| 餐次\星期 | 一 | 二 | 三 | 四 | 五 | 六 | 日 |
|---|---|---|---|---|---|---|---|
| 早餐 | 豆沙包、二米粥、咸鸭蛋、花仁炝西芹、咸菜 | 金银卷、牛奶、卤蛋、芝麻黄瓜条、咸菜 | 馒头、豆浆、煮鸡蛋、花生米、酱豆腐 | 油饼、豆腐脑、五香蛋、蒜蓉豇豆、咸菜 | 花卷、牛奶、咸鸭蛋、炝青笋、咸菜 | 芝麻烧饼、二米粥、卤蛋、椒油土豆丝、小酱菜 | 面包、牛奶、茶蛋、炝三丝、咸菜 |
| 午餐 | 米饭、馒头红烧排骨、海带、小白菜粉丝、双耳南瓜汤 | 米饭、馒头、红烧肉炖腐竹、素炒三丁、紫菜蛋花汤 | 米饭、馒头、红烧牛肉土豆、胡萝卜、素什锦、番茄蛋汤 | 米饭、馒头、扒鸡腿、番茄炒圆白菜、肉丝榨菜汤 | 米饭、馒头、红烧带鱼、香菇油菜、虾籽冬瓜汤 | 米饭、馒头、红烧丸子、蒜蓉盖菜、酸辣汤 | 米饭、馒头、元宝肉、清炒油麦菜、虾皮紫菜汤 |
| 晚餐 | 米饭、窝头、二米粥、木樨肉、烧土豆、咸菜 | 馒头、烙饼、玉米面粥、肉片扁豆、醋烹豆芽、咸菜 | 米饭、烧饼、紫米粥、麻婆豆腐、肉丝芹菜、咸菜 | 米饭、葱花卷、绿豆粥、鱼香肉丝、素炒西葫芦、咸菜 | 米饭、发糕、玉米渣粥、醋熘白菜、咸菜 | 米饭、葱油饼、八宝粥、家常豆腐、素炒茄片、柿椒、咸菜 | 米饭、紫米芸豆粥、肉片鲜蘑、地三鲜、咸菜 |

2. 低温环境下作业人员的配餐

低温作业人员包括长期于常年气温在 10℃以下的环境中生活、工作(如极地、高寒地区),或长期在局部低温环境中工作(如制冷业、冷库等)的人员。

(1) 配餐原则

① 保证充足的能量,日能量供给量应在 16.74MJ(4000kcal)以上。产能营养素的合理来源为碳水化合物 48%~50%,脂肪 35%~37%,蛋白质 14%~15%。

②合理地增加脂肪的供给量对机体防寒具有积极意义,但应注意动物性脂肪 不宜过多。

③ 蛋白质的供给量要充足,一般应为常温下相同劳动等级人员的 130% ~ 150% 。

④ 低温环境下机体抵抗力低,应激能力差,需增加维生素 A 的供给量(为常温下的 150% 。)

(2)配餐示例见表 4 - 6。

表 4 - 6　　低温环境下作业人员一周食谱

| 餐次\星期 | 一 | 二 | 三 | 四 | 五 | 六 | 日 |
|---|---|---|---|---|---|---|---|
| 早餐 | 大米红小豆粥、煎鸡蛋、烧饼、花仁炝西芹、小酱菜 | 牛奶、茶鸡蛋、姜黄花卷、麻酱黄瓜、咸菜 | 豆腐脑、煮鸡蛋、油条、豆芽、香菜拌海带、咸菜 | 牛奶、香肠、莲蓉包、炸花生米、圣女果 | 豆浆、卤鸡蛋、油条、椒油土豆丝、五香花生米 | 牛奶、五香蛋、果酱包、黄瓜豆腐丝 | 牛奶、咸鸭蛋、馒头、五香卤杏仁、粉丝海白菜 |
| 午餐 | 米饭、馒头、香菇炖鸡块、清炒蒿子秆、虾籽豆腐羹 | 米饭、馒头、咖喱牛肉、土豆胡萝卜、韭菜豆芽、紫菜蛋花汤 | 米饭、馒头、太阳肉、小白菜粉丝、酸辣汤 | 米饭、馒头、红烧带鱼、清炒佛手瓜、肉丝榨菜汤 | 米饭、馒头、红烧栗子肉、蒜蓉木耳菜、虾皮紫菜汤 | 米饭、馒头、黄豆烧猪蹄、素什锦、粉丝菠菜汤 | 米饭、馒头、红烧排骨、海带、香菇油菜、蛋花玉米羹 |
| 晚餐 | 猪肉扁豆馅包子、大米粥、拌金针菇、黄瓜 | 米饭、大饼、玉米面粥、猪肉焖海带、素炒圆白菜 | 米饭、发糕、绿豆粥、糖醋里脊、尖椒土豆丝 | 米饭、葱油饼、二米粥、木樨肉、酸辣白菜 | 羊肉饺子、糖醋心里美萝卜 | 米饭、炸麻团、紫米粥、肉片焖豆角、蒜蓉苋菜 | 米饭、豆沙炸糕、八宝粥、番茄炒鸡蛋、炒三片(土豆、柿椒、胡萝卜) |

3. 噪声与振动环境下作业人员的配餐

(1) 配餐原则

① 适当增加能量和蛋白质的供给量,有助于加强神经系统对外界刺激的抵御能力和适应能力。

② 适当增加脂肪的供给量,日脂肪摄入量以每千克体重高于 1 克为宜。

③ 增加维生素 A 的供给量,可减轻噪声、振动对内耳损伤。日摄入量最好能达到 3000 国际单位。

④ 提高维生素 E 的供给量,以预防因振动而引起的肌肉萎缩和肌肉营养不良。可选用动物内脏、花生油和葵花籽油,亦可口服维生素 E 丸。

⑤ 提高矿物质镁的供给量。

(2) 配餐示例见表 4－7。

**表 4－7　噪声与振动环境下作业人员一周食谱**

| 餐次＼星期 | 一 | 二 | 三 | 四 | 五 | 六 | 日 |
|---|---|---|---|---|---|---|---|
| 早餐 | 玉米面粥、馒头、鸭蛋、拌苤蓝、胡萝卜丝 | 馄饨、油条、黄瓜条 | 番茄、鸡蛋面条汤、酱豆腐、炸馒头片 | 蛋炒米饭、牛奶、酸辣莴笋、胡萝卜条 | 二米粥、麻酱蒸饼、咸鸭蛋、老虎菜 | 大米粥、猪肉白菜馅包子、酱菜丝 | 豆浆、烧饼夹肉、香菜辣椒胡萝卜 |
| 午餐 | 米饭、馒头、鸡蛋炒番茄、肉片柿子椒、番茄香菜豆腐汤 | 红豆米饭、花卷、猪肉炖海带、素炒扁豆、虾米小白菜汤 | 米饭、肉龙(猪肉、大蒜)鸡汤鱼丸豆腐、白菜、咸菜 | 面条(蘑菇、黄花、木耳、猪肉、鸡蛋卤)、黄瓜条、卤鸡蛋 | 米饭发糕、红烧鸡块、番茄炒圆白菜、蟹柳虾皮黄瓜汤 | 米饭、双色卷、八珍豆腐、鱼香三丝、玉米面粥、酱黄瓜 | 米饭、素焖扁豆、素炒茄子、鸡蛋粉丝菠菜汤 |
| 晚餐 | 饺子(猪肉、茴香馅)、鲜玉米 | 麻酱花卷、猪肉炒豇豆、拌黄瓜、海米、冬瓜汤、白薯 | 米饭、鸡蛋炒黄瓜、青椒炒肉丝、南瓜丸子汤 | 千层饼、炸藕盒、素炒圆白菜、胡萝卜香菜、肉末粥、白薯 | 葱花饼(猪肉、大蒜)素炒蒜苗、咸菜、小米粥 | 烙饼、大葱青椒末摊鸡块、粉丝菠萝、虾皮、紫菜黄瓜 | 小米粥、包子(猪肉、小白菜馅)、花生米、咸菜 |

4. 接触有害物质作业人员的配餐

接触铅作业的工种有:冶金工业 、印刷工业 、制造蓄电池及颜料工业、汽车驾驶及维修等。接触汞作业的工种有:冶金、仪表、化工、电工器材、轻工业、军火工业以及原子能工业。接触含镉化合物作业的工种有:电镀、电池、冶炼、颜料、农药、电器元件、太阳能以及核工业等。较常见的接触无机磷及磷化合物的工种有:磷矿开采与冶炼、军工生产、火柴及电石生产、农药的生产与使用等。

(1) 配餐原则

① 食物中的蛋白质可与铅、汞等结合,形成不溶性的化合物排出体外,从而提高机体对铅、汞的吸收。因此,应供给充足的蛋白质,以食用乳及乳制品,鱼、蛋类等动物性食物为宜。

② 必须严格控制脂肪的摄入量(每日50克以下)。

③ 碳水化合物可抑制铅在肠道内的吸收,保护肝脏并维持肝脏的解毒功能。因此,应提高碳水化合物的摄入量。

④ 增加含锌食品。动物性食品是锌的良好来源,如牛肉、猪肉和羊肉等,豆类及小麦每千克含锌均在5~20毫克左右。

⑤ 提高水溶性维生素的供给量,可选用面粉、瘦肉、豆荚类、动物,内脏(牛肝、猪肝)、蔬菜(绿色菜,特别是深绿色蔬菜)、水果等。

⑥ 维生素A可改善镉造成的对肺上皮细胞损害,因此应增加供给量。由于镉对磷有较强的亲和力,可使骨中的钙游离而造成骨质疏松,引起骨痛,因此也需增加维生素A和钙的摄入量。

(2) 配餐示例见表4-8。

表4-8　**接触有害物质作业人员一周食谱**

| 星期<br>餐次 | 一 | 二 | 三 | 四 | 五 | 六 | 日 |
|---|---|---|---|---|---|---|---|
| 早餐 | 牛奶、蛋糕、苹果 | 牛奶、油饼、圣女果 | 牛奶、汉堡包、香蕉 | 牛奶、豆包、果味黄瓜 | 牛奶、馒头、咸蛋、拌萝卜丝 | 牛奶、糖火烧、番茄 | 牛奶、什锦炒饭、泡菜 |
| 午餐 | 米饭、鱼香两样、清炒圆白菜、五彩蛋花汤 | 烙饼、摊鸡蛋、炒合菜、青菜豆腐汤 | 饺子(猪肉、韭菜鸡蛋馅)醋蒜汁、炝芹菜 | 馒头、红烧兔肉、香菇油菜、鸡蛋番茄汤 | 米饭、炒鸡杂、素烧茄子、冬瓜香菜汤 | 茴香馅包子、炒胡萝卜丝、小米粥、咸菜 | 蒸饼、酱羊肝、鸡汤鲜芬白菜、大米粥、咸菜丝 |
| 晚餐 | 米饭、冬瓜氽丸子、熏干小白菜、鲜玉米 | 炸酱面、猪肉炸酱扁豆、黄瓜、萝卜丝、白薯 | 米饭、鸡蛋炒番茄、肉片扁豆、银耳百合羹 | 馅饼(鸡蛋、虾皮、韭菜馅)小米粥、拌白菜丝、咸菜 | 馒头、肉粒素虾仁、酸辣圆白菜、鸡蛋黄瓜汤 | 米饭、木樨肉、萝卜氽鱼丸、拌油麦菜 | 烙饼、宫保鸡丁、肉炒茭白、虾皮青菜紫菜汤 |

5. 粉尘环境下作业人员的配餐

(1) 配餐原则

①增加优质蛋白质,每日在90~110克左右。

②维生素$B_6$在蛋白质代谢中起重要作用,应增加摄量,食物中摄入量不足时,可口服维生素$B_6$片剂。

③为提高机体免疫力,应增加维生素C的供给量(每日15毫克)。

④增加维生素D的摄入量,多晒太阳,增加维生素D的体内合成。

口服维生素D和钙片,可促进肺组织病灶部位的钙化愈合。

(2)配餐示例见表4-9。

表 4-9　　粉尘环境下作业人员一周食谱

| 餐次＼星期 | 一 | 二 | 三 | 四 | 五 | 六 | 日 |
|---|---|---|---|---|---|---|---|
| 早餐 | 青菜木耳鸡汤面、火腿面包 | 豆浆、鸡蛋灌饼、拌三丝 | 牛奶、面包酱肉、菜丝沙拉 | 南瓜面片汤、鸡蛋 | 豆腐脑、油饼 | 馄饨、炸馒头、芥末菠菜 | 番茄面条、汤卧鸡蛋、老虎菜 |
| 午餐 | 米饭、馒头、红烧带鱼、木耳炒圆白菜、虾皮香菜冬瓜汤 | 米饭、花卷、鸡蛋炒番茄、熘肉片、扁豆、小白菜豆腐汤 | 米饭、鱼香肉丝、腐竹芹菜、木耳鸡蛋黄瓜汤 | 馅饼（猪肉、韭菜馅）、豆腐乳、拌海带胡萝卜黄瓜丝、小米粥 | 米饭、千层饼、萝卜炖牛肉、炒西葫芦、海米粉丝白菜汤 | 米饭、蒸饼、酱鸡肝、肉末豆芽、小白菜豆腐汤 | 麻酱花卷、红烧狮子头、白菜炒莴笋、胡萝卜丝、虾皮紫菜汤 |
| 晚餐 | 麻酱花卷、肉丝豇豆、粉丝白菜、绿豆粥、咸菜 | 米饭、白薯、木樨肉、醋熘白菜、翡翠豆腐羹 | 饺子（羊肉、西葫芦、韭菜馅）、花生米、饺子汤 | 米饭、红烧鸡块、粉丝小白菜、虾皮紫菜汤 | 包子（猪肉、南瓜馅）、小米粥、尖椒土豆丝 | 米饭、香菜冬瓜氽丸子、番茄炒菜花 | 发面饼、酱鸡翅、清炒油麦菜、香菜萝卜丝、疙瘩汤 |

6. 有害生物因素及放射性物质环境下作业人员的配餐

（1）配餐原则

① 供给充足的优质蛋白质，可在同等劳动强度供给量标准的基础上，增加 10 克左右，可多选用乳及乳制品（脱脂乳）、瘦肉、家禽、动物内脏等。

② 控制膳食中脂肪供给量，并以不饱和脂肪酸比例高的脂类为主（花生油、菜籽油、葵花籽油等）。

③ 补充含微量元素丰富的食物，如牛肉、羊肉及水产品。

④ 增加维生素 A 和维生素 C 的供给量。每日维生素 A 的摄入量最好达到 5000 国际单位（可多吃动物肝脏，亦可口服维生素 A 丸），维生素 C 的摄入量每日达到 150 毫克（可多吃蔬菜和水果）。

（2）配餐示例

一周食谱可参考接触有害物质作业人员的食谱。

（三）中小学食堂营养食谱的确定

1. 寄宿制学校学生营养食谱的确定

寄宿制学校学生一日三餐均在学校，确定营养食谱应注意膳食营养平衡，适应学生生长发育的需要。

（1）合理分配能量。三餐能量的分配，早餐应占 30%，午餐应占 35%～40%，晚餐占 30%～35%。早餐必须摄入足够的能量，才能适应上午课程集中的特点。许多学生晨起食欲不佳，早餐常常未进食足量的食物，所以应增加一次课间餐，以补充摄入能量的不足。10～12 岁的女生日需能量为 10.04MJ（2400kcal），男生达 11.72MJ（2800kcal），因青少年食欲旺盛，配餐应保证提供足够的能量。

（2）合理的膳食组成。在能量供给充分的前提下，除保证蛋白质的摄入量外，还要注意提高蛋白质的利用率，主、副食要搭配适宜，以充分发挥蛋白质的互补作用。就一种或几种营养素而言，动物性食物营养价值较高，但没有任何一种食物完全含有人体需要的全部营养素，因此某一餐仅食稀饭、泡饭、馒头、咸菜等以淀粉为主的食物，或单吃鱼、肉、蛋等高蛋白为主的食品，都是不合理的，必须调整为每餐均有荤有素或豆菜搭配的合理膳食结构。以早餐为例，既应摄入足量的主食（粗细粮均可，100～150 克）又需要一定量的动物性食品（鸡蛋一个或瘦肉 50 克）及蔬菜。如条件不允许，则应在主食之外搭配豆类食物（如大豆、豌豆或蚕豆 25 克或豆腐干 50 克）和一定量的蔬菜。

（3）保证含钙、铁及维生素 A、维生素 $B_2$ 和维生素 C 的食物。我国不同地区膳食调查显示，学龄儿童及青少年的膳食中，钙、铁及维生素 A、$B_2$ 和 C 的摄入不足。条件许可时，均应饮用鲜牛（羊）奶，经常吃绿叶或黄红色蔬菜，以保证各种维生素和矿物质的供给。还必须注意采用合理的烹调方法，以保存食品中的营养成分。

（4）膳食多样化。应做到粗细搭配，干稀适度。要适当增加花色品种，使膳食丰富多彩，既美味可口，又营养丰富。

2. 配餐示例见表 4－10。

表 4－10　　寄宿制学校学生一周食谱

| 星期 / 餐次 | 一 | 二 | 三 | 四 | 五 | 六 | 日 |
|---|---|---|---|---|---|---|---|
| 早餐 | 豆浆、花卷、蛋糕、腌黄瓜 | 牛奶、面包、火腿肉、什锦菜 | 白菜粥、馒头、卤鸡蛋、豆腐乳 | 胡萝卜、粥、花卷、咸鸭蛋、小黄瓜 | 豆腐脑、油条、小桃酥、什锦菜 | 牛奶、麻团、煮鸡蛋、圣女果 | 二米粥、肉包子、茶鸡蛋、炝三丝 |
| 加餐 | 牛奶<br>饼干 | 酸奶<br>小桃酥 | 牛奶<br>蛋糕 | 酸奶<br>豆沙面包 | 豆浆<br>果酱面包 | 牛奶<br>小比萨饼 | 豆浆<br>蔬菜包子 |
| 午餐 | 米饭、小馒头、酱翅中、蛋炒番茄、虾皮小白菜、海带豆腐汤 | 米饭、千层饼、红烧排骨、咖喱土豆、香干油菜、酸辣汤 | 米饭、红糖小窝头、卤鸡心肝、三鲜豆腐、醋熘白菜、番茄蛋花汤 | 米饭、发糕、红烧鱼块、酱爆三丁、粉丝菠菜、虾皮紫菜汤 | 米饭、金银卷、香辣鸡腿、洋葱炒蛋、海米冬瓜、青菜豆腐羹 | 扬州炒饭、麻酱花卷、炸鱼排、粉丝白菜氽丸子、苹果 | 饺子、卤鸡肝、素什锦、麻酱沾瓜条、饺子汤、香蕉 |
| 晚餐 | 炸酱面条<br>鸡泥肠<br>生蔬菜丝 | 二米饭<br>肉末豆腐<br>拌三丝<br>番茄蛋汤 | 米饭<br>番茄菜花<br>粉丝菠菜<br>氽丸子 | 豆沙包<br>拌海带丝<br>菜肉馄饨 | 米饭<br>葱油豆腐<br>清炖狮子头<br>白菜汤 | 烙饼<br>酱炒鸡蛋<br>清炒豆芽<br>绿豆粥<br>咸菜 | 米饭<br>煮玉米<br>炒三片<br>排骨青菜汤 |

3. 中小学生营养午餐食谱的确定

（1）应遵循“营养、卫生、科学、合理”的原则，体现平衡膳食，做到一周各类营养素配比合理，经常满足学生生长发育的需要。

（2）主食做到粗细粮搭配。应尽量搭配五谷杂粮、豆类、薯类，提倡粗粮细作。除米饭外，每天搭配适量面食。

（3）副食应做到动物性食品与豆制品、根茎菜、绿叶菜、瓜类、豆类、薯类及菌藻类合理搭配。蔬菜中绿叶蔬菜占2/3，红黄色蔬菜占1/3。

（4）制定学生营养餐食谱应掌握以下几点：

① 每周食谱不重样。

②目前中小学生普遍缺乏维生素 A、维生素 $B_2$、铁和钙，食谱应尽量选用这些营养素含量高的食物，如豆腐、鸭肝、鸡肝、海带、胡萝卜等。每周吃一次含铁丰富的动物内脏，如鸭肝、鸡肝等；为补充钙、碘，除经常提供含钙丰富的食物外，每周至少吃一次海带或其他菌类食物。

③ 食谱制定要注意结合季节特点。

④ 合理搭配菜肴，以利进餐，如米饭和带汁的菜搭配，肉馅食物应配青菜。

⑤ 考虑操作时间的加工能力，保证食谱切实可行。

⑥ 合理烹调，减少食物中营养成分的损失。

（四）老年人营养食谱的确定

1. 配餐原则

（1）能量供给合理，体重控制在标准体重范围内。

（2）适当增加优质蛋白质的供应量。

（3）控制脂肪摄入量，全日不超过40克。食用动物油要适量。

（4）不要单一食用精米精面，每天应食用适量粗粮。

（5）控制食盐摄入量，全日应控制在4～6克。

（6）补充钙、磷和维生素。

（7）增加膳食纤维的摄入。

（8）注意一日三餐（或四餐）的能量分配。

2. 全日食物量

牛奶250克，鸡蛋40克，鱼肉类50～100克，谷类350～400克，豆制品50～100克，蔬菜500克，水果100克，糖10克，烹调油10克，

总计：蛋白质70～80克，脂肪39克，碳水化合物362克，总能量8.87MJ（2119kcal）。

3. 配餐示例见表4－11。

表 4－11　　老年人一周食谱

| 星期<br>餐次 | 一 | 二 | 三 | 四 | 五 | 六 | 日 |
|---|---|---|---|---|---|---|---|
| 早餐 | 山药粥<br>发糕<br>卤蛋 | 二米粥、芝麻烧饼<br>葱末、香菜末拌豆腐 | 红枣粥、椒盐卷、咸鸡蛋、咸菜 | 红薯、玉米面粥、馒头、香肠、酱豆腐 | 大米粥、馒头、蒸蛋羹、咸菜 | 豆腐脑、豆沙包、茶蛋、咸菜 | 胡萝卜米粥、面包、蜂蜜、卤鸡蛋 |
| 午餐 | 米饭<br>砂锅豆腐<br>素炒圆白菜<br>桃子 | 米饭<br>滑熘里脊<br>扒白菜<br>苹果 | 米饭<br>香菇饨鸡<br>炒胡萝卜丝 | 蒸春饼<br>木耳烧菜心<br>淡菜炖豆腐汤 | 水饺<br>拌菜心 | 米饭<br>熘肝尖<br>炒小白菜 | 米饭<br>香菇、鸡汤炖豆腐、肉丝炒胡萝卜丝 |
| 加餐 | 牛奶<br>面包 | 牛奶<br>烤馒头干 | 牛奶<br>面包 | 牛奶<br>饼干 | 牛奶<br>面包 | 牛奶<br>烤面包干 | 牛奶<br>面包 |
| 晚餐 | 鸡蛋挂面汤<br>葱油花卷<br>胡萝卜炒肉丝<br>烧油菜 | 肉蓉米粥<br>馒头<br>芙蓉鸡丝<br>拌菠菜 | 玉米糁粥<br>馒头<br>海米、木耳烧菜心 | 米饭<br>番茄炒鸡蛋<br>素炒三丝 | 肉丝面条汤<br>葱油花卷<br>菠菜炒鸡蛋 | 什锦面片汤<br>肉片（发面卷肉）<br>素烧油菜 | 木樨肉、刀削面汤<br>馒头<br>烧三样（油菜、丸子、笋） |

## 四、筵席设计的营养原则和方法

筵席是中国烹饪工艺技术和艺术的最高表现形式。它具有丰富的外延和内涵.深受进餐者的喜爱，同时也有其不足和值得改进的地方。

（一）筵席设计的营养原则

1. 筵席的营养特点。传统的中式筵席属于高脂肪、高蛋白、高热能典型的不平衡餐，食物的组成、菜点组合远远超出平日的摄入量；筵席是以价钱高低定格局选原料，以分量丰盛为特点；食物和营养素过剩，浪费严重；食物组合不科学，动物性食物偏多；以“聚餐式”的进餐方式为主很不卫生。因此，改革传统进餐方式应当从筵席开始。

2. 筵席设计的营养原则。正确控制入席者热能的需要及生热营养素的热比值，是筵席设计的营养原则。也就是说，在保持筵席传统格局的前提下，尽量减少剩余食物的浪费。

（二）筵席设计的方法

1. 控制能量及热比值。经我们多次筵席营养调查分析得出：普通成人进餐者热能的实际摄入量每人约为 5.8MJ（1 400kcal）；由于是分桌共同进餐，除每人实际摄入的热能，同时还应当加上每桌必要的食物剩余和个人对食物喜好的差异，这部分热能约占供给热能的 15%～20%；因此，一个普通进餐者（成人）热能的供给量约为 6.69～7.11 MJ（1600～1700 kcal）；同时生热营养素的热比值分配脂肪少于 50%，蛋白质 15%～20%，碳水化合物在 35%左右为宜。

2. 计算筵席主要食物组成。根据以上能量及热比值按每桌10人。

3. 尽量减少食物和营养素的浪费。按筵席主要食物组成和筵席菜点格局，通过合理搭配和少而精不浪费食物的原则任意组合筵席，可以将50种左右的食物巧妙地组合在一起，融观赏、美食、营养、文化为一体.并且可以避免筵席食物组成过于丰盛导致食物和营养素的浪费。

4. 菜点组合要科学。将中西菜点、荤素菜点、风味小吃与面点等巧妙地组合在一起。让荤素菜点的比例更加合理。

5. 重视菜点色、香、味、形、器的配合。菜点色、香、味、形、器的配合是筵席的精髓，是展现筵席菜点配合的主题与风味，切勿过于铺张浪费，要改变以论钱配菜的习俗。

6. 改善就餐环境和进餐方式。变“聚餐式”为“自选式”、“单上式”，“公筷式”或“分食式”。

7. 用机械化的配套生产逐步代替传统落后的手工作坊式操作。让中式筵席中的名、优、特菜点能够标准化批量生产，促进中式筵席的发展。

## 五、快餐设计的营养原则和方法

### （一）套餐设计的营养原则

根据进餐者的营养需要按食品特色，或按劳动强度需要，或按生理特点设计烹制的一餐食物组合。

### （二）套餐设计的方法

1. 按餐次每人每份进行食物配制，做到既满足热能营养需要，又色香味美好吃。营养设计关键，一是按进餐者的营养需要控制每餐总热能，一般餐厅式的套餐是按中餐的热能、营养素需要量供给，例如成人一般热能控制在5.0 ±0.4MJ（1200kcal ±100kcal）之间；二是控制食物总量；三是突出风味特色；四是尽量满足多数人能饱腹，但是不要浪费食物。

2. 配制特色套餐，例如小吃套餐、汉堡套餐、空中旅客套餐等，并且进行营养成分和价格标示。

3. 重点发展小、中、大学生的营养套餐按学生营养生理需要，分早、中、晚分别设计营养套餐，既要保证学生热能、营养素的供给，还必须重视套餐菜点的多样化，并且严格食品卫生管理，保证套餐的食品安全。

4. 为特殊人群设计套餐，如高钾低钠、低脂低胆固醇、低糖高膳食纤维、富钙、$V_A$、$V_D$ 等具有特殊营养价值的套餐。这主要面向医院病人和社区特殊人群的需要。

5. 机械化批量生产力争达到营养卫生、快捷方便、好吃美观，尤其是学生套餐和特殊人群设计套餐。

### （三）方便食品的营养设计原则

方便食品一般指经烹调加工已基本完成，食前不需再加工烹调或稍加处理即可食用，且便于运输和保存携带的食品。而营养方便食品是根据正常人体热量及营养素的需要来设计的。每一种方便食品所含营养成分必须商品标准化，能方便进餐者按自己热能、营养素、口味的需求进行选择。

随着现代生活节奏加快，方便食品日益为社会所欢迎。许多经济发达国家的午餐都是食用不同类型的方便食品。据报道，美国这类食品占1/3以上，大多数都采用大批量的食品加工工业方式生产，营养成分的标示已成为商品标示化的必要内容。在日本，已有我国的“麻婆豆腐”成品或半成品生产线，大批量的生产，并标示其营养成分，既方便，又有营养价值。

方便食品基本可分为三大类：一是干燥或粉状的快餐食品，如快餐面、快餐饭、快餐咖啡、快餐奶粉、快餐营养粉等。这些食品在食前经加水浸泡或略加热煮沸即可食用。二是罐头类食品和以塑料薄膜夹铝箔做成的薄形袋装食品。此种食品食用方便，便于运输和携带，可根据不同工种、不同环境条件、不同生理需求，进行营养配餐。常用于部队训练、边防、高山、野外等特殊工种的营养方便餐。三是各种烹调成熟的成品或半成品，如包子、饺子、点心、营养盒饭等，一般放在低温冰箱（－20℃左右）保存，一经加热即可食用；或者放在保温箱中取出来便可食用；还可以开设快餐馆或营养餐厅，方便人们快速进餐，并且获得某个方面的营养需要。

## 第四节　营养干预

### 一、营养政策和教育

营养政策的制定，除了考虑经济效益外，更重要的是，应立足于改善人群营养状况，提高健康素质的社会效益，通过营养立法，对膳食结构进行调整，对有关食品的营养做出规定，对居民的饮食进行科学的指导，对与饮食相关的经济活动进行规范，来解决老百姓营养的不足和失衡问题，最终使老百姓饮食的结构得到特定的优化，使其获取的营养相对平衡。

营养立法是一项极为重要的工作，有了营养法即可按照法律规定的义务，真正成为政府部门的工作，使营养工作真正发挥实效。

世界各国均积极开展营养立法工作，为了在饭馆、食堂、医院推行营养师制度，1945年日本厚生省颁布了《营养师法则》，1947 年公布了《营养师法》，对营养师和管理营养师的职资、培训、考核、业务、奖罚等作了法律规定；1952 年为了改善全民的营养状况，厚生省颁布了《营养改善法》，1954 年还公布了《学校供膳法》等。

营养指导工作与文化教育、医疗卫生、计划生育、环境保护等工作一样，对提高民族素质有深远意义，目前许多国家均设有营养指导的政府机构或职能组织。

营养教育，是指用营养科学知识教育人民，使每个社会成员、家庭、生产单位的组织者或管理者，均有一定的营养学知识，政府部门与相应机构，应有计划地为各地培养和输送营养专业人才，有组织地普及营养科学知识。因此，必须创办学校，或在现有的医科院校、农业院校以及设有食品专业的轻工院校开设营养专业课程，培养营养科技人才。

为了满足社会发展的需要，应对现有营养人员进行培训，对从事食堂工作的管理、炊事和卫生人员，食品厂科技管理人员等进行轮训。

营养普及教育十分重要，应将营养知识的普及教育，作为文化教育和物质文明建设的组成部分，通过出版、广播、电视、电影等途径，把营养知识传播到千家万户，成为人民日常生活的指导原则，还应将营养教育编入中小学的教材，以便尽早灌输营养知识。

## 二、食品强化

(一) 食品强化的概念和目的

在食品中经补充某些缺少或特需的营养成分而加工的食品称为强化食品,补充的营养成分称为强化剂,制成的食品称为强化食品。

食品强化技术具有重要的社会效益与经济效益,反映了文明社会人类饮食生活发展的必然趋势。

强化食品早在五十多年前即已出现,近二十年有了迅速发展,已形成大规模生产工业。如:1936~1 938 年美国进行了食盐加入碘,牛奶加入维生素 D,黄油加入维生素 A 以及面粉加入 B 族维生素和无机盐的食品强化措施。1948 年菲律宾在大米中强化以维生素 $B_1$,七十年代初期,日本政府对几百万学龄儿童每日午餐供应赖氨酸强化的面条和面包。

在我国,食品强化尚在起步阶段,近几年,一些单位开展了饮料、面包、奶类、酱油等强化食品的研究与生产,取得了一定效果,但进行大规模生产还需要相当努力。

食品强化的目的,是为了提供给人群以营养较全面的食品,满足人体营养并预防营养缺乏病,其现实意义在于:①弥补天然食品的缺陷;②补偿食品在加工、储存、转运过程中营养素的损失;③简化膳食手续;④尤其适合从事军事或特殊职业的人,为国家节省医药费用。

(二)食品强化的原则

1. 鲜明的针对性。首先明确要提供强化食品的人群对象,待解决的营养问题。为此,必须对人群营养状况进行调查研究,找出营养问题。

2. 适宜的强化剂用量。应从保健效果、加工工艺、安全、经济等方面,加入适宜的强化剂量,量过少达不到应有的功效,过多不仅浪费还可引起营养素之间平衡失调。

3. 确定强化剂在食品中的保存率。一些强化剂对光、热、氧等不稳定且易在食品储藏、加工过程中被破坏,应在添加剂量上将损失量计算在内,也可应用稳定剂或改进加工、储藏方法,尽可能减少强化剂的损失。

4. 本身的安全、卫生、经济。应注意强化剂的质量、纯度、有害副产物和污染物的含量等问题,规格必须符合食用标准,不可添加非食用的物质,同时也应符合食品本身的卫生标准,另外强化食品的价格不应太高,否则不易推广。

5. 保持或增强食品原有风味及感官性状。如用大豆粉强化面粉以 5% ~6% 为宜,否则会有豆腥味。

## 三、功能食品

食品的重要性在于其所含有的营养成分,任何一种食品均不可能成为所有营养成分的来源,为人体提供所需的各种营养素。因而,在营养干预措施中研究和发展功能食品,是保证人群健康,预防和控制与营养有关疾病的重要手段。

根据营养及特殊作用,我们把功能食品分为营养型、口味型、保健型三个类型。

(一)营养型

用以提供合理营养的食品,如:①营养配方食品。根据某个人群营养需要,根据合理的膳食构成而设计配制的食品，如婴幼儿食品、孕妇乳母食品、老年人食品、运动员食品等。②特殊营养食品，人为地改变食品中天然营养素含量、比例或控制热能以适应某些人群健康或疾病营养需要的食品，如低脂肪（特别是低动物脂肪）食品、低胆固醇食品、低热能食品、低盐食品、高纤维素食品等。③营养强化食品。在食品加工过程中加入某些营养素以保持或改进食品营养质量。

（二）口味型

随着社会经济发展，生活水平的提高，口味型食品是饮食文化发展的内容之一。人们要求香味诱人、滋味可口的食品，从饮食中得到更高的享受。

（三）保健型

保健食品，通常是指具有保健作用的食品，也被认为有增进健康、预防疾病甚至有治疗疾病功效的食品。

1. 延缓衰老的功能食品

一般认为膳食中蛋白质和糖的比值越高，机体的寿命越长。人类的研究结果表明：若人的一生中摄取的蛋白质较多，对平均寿命的延长有利。据人群寿命调查证实，以植物蛋白质为来源的人群，他们的平均寿命长于以动物 蛋白质为主要来源的人群。所以我国人民膳食以植物蛋白和动物蛋白并重，以植物蛋白为主，是比较符合国人生活水平情况的。

$V_C$、$V_E$、β－胡萝卜素和硒都是抗氧化剂，它们都有降低冠心病、恶性肿瘤发生的良好效果，自然有利延长机体寿命。

2. 抗肿瘤功能食品

肿瘤是指机体局部组织的细胞在各种内在和外界的致癌因子的长期作用下，逐渐发生持续性异常增生所形成的新的生长物，由实质细胞、血管、支持性基质与结缔组织所组成。

这里介绍以下几种常见的抗肿瘤食品。

（1）大蒜

大蒜含有氨基酸、蛋白质、酶类、糖类、苷类、维生素、脂肪、无机盐及含硫化合物等多种成分。大蒜中的微量元素以磷含量为最高，每100克大蒜含44毫克磷，其次为镁、钙、铁、硒、锗等；除此，还有$V_C$、$V_B$。目前认为，大蒜抗肿瘤的主要生物活性物质是含硫化合物。大蒜中的含硫成分多达30余种，其中最主要有二烯丙基一硫化合物、二烯丙基二硫化合物、二烯丙基三硫化合物等。此外，大蒜中的硒、锗等稀有元素在抗肿瘤方面也起着十分重要的作用。

（2）中华猕猴桃

猕猴桃每100克含糖11克、蛋白质1.6克、钙56.1毫克、维生素C高达300毫克，还含有人体必需的各种氨基酸。现已证实中华猕猴桃有抗肿瘤作用。

（3）芦笋

芦笋含有黄酮类化合物，根及根茎中含有胡萝卜素、维生素C、组蛋白、天门冬素等具有抗癌活性的物质。

用芦笋治癌，要坚持长期食用煮熟后的芦笋，且保存时间不宜超过1周。

（4）胡萝卜

胡萝卜含有丰富的β-胡萝卜素。β-胡萝卜素是维生素A的前体物质,1分子β-胡萝卜素在体内可转化为2分子的维生素A。维生素A可促进人体上皮细胞生长,增强抵抗力,具有抗癌作用。β-胡萝卜素本身是天然的抗氧化剂,也有防癌作用。

胡萝卜中含钼较高,也含吲哚,这两者都具有抗癌活性。此外,胡萝卜中的木质素能提高机体免疫力,间接抑制体内癌细胞的生长。

(5)红薯

红薯含有大量的淀粉、粗纤维和胡萝卜素。美国的生物学家曾发现,红薯中含有一种物质,能够防止结肠癌和乳腺癌的发生。红薯中的纤维、淀粉亦能预防便秘,减少肠癌的发生。

(6)蘑菇

蘑菇含有丰富的多糖、蛋白质、维生素A、维生素$B_2$及铁、镁、磷等诸多矿物质。蘑菇中起抗肿瘤作用的主要是多糖。近年发现,很多真菌有抗癌作用,如银耳、香菇、茯苓、猴头、金针菇等。从真菌中提取到的有效抗肿瘤成分几乎都是多糖,这些多糖可能都是通过增强机体免疫系统,从而达到抑制肿瘤细胞生长的作用。

(7)富硒食物

硒是一种抗肿瘤作用的稀有元素,增加食物中硒的摄入量,如食用富硒麦芽粉、含硒饮料、口服液等有助于防止肿瘤的发生。

当今世界正广泛流行保健食品热,我国保健食品的研制尚处在起步阶段,应加强科学管理。目前较公认的保健食品有:①天然保健食品。如香菇、赤小豆、淡菜、核桃仁、洋葱、大蒜等有降低血清胆固醇作用。②药膳食品。我国已规定出既是食品又是药品的药膳食品,可单独食用或添加食品中制成药膳食品,如枣(大枣、酸枣、黑枣)、蜂蜜、莲子、黑芝麻、枸杞子、银耳等。⑤生物工程食品。如麦胚油、酸奶、魔芋食品、矿泉饮料、花粉食品等,均对健康有良好作用。

## 本章小结

本章科学地说明了平衡膳食的概念,具体分析了实现合理营养的基本条件,详细说明了中国膳食指南及平衡膳食宝塔,介绍了世界各地居民的膳食结构,分析了如何科学地进行营养配餐及营养干预。

**关键概念:**

平衡膳食　合理营养　膳食模式　膳食指南　营养配餐

## ◆ 思考与练习

**一、填空题**

1. ________、________、________、均能为机体提供热量,称为热量营养素。

2. 要时时达到生活工作的热量需求,通常,一日三餐热量分配应为:早餐占________,午餐占________,晚餐占________,以保证一天的热平衡。

3. 节假日举行家宴或会餐时,常会有这样的感觉:面对鸭、鱼、肉堆满桌,大吃大喝以后，许多人感到发腻，殊不知这就是__________的反应。

4. __________又称合理膳食或健康膳食，是指能够提供适宜人体热能和各种营养素需要的膳食。

5. 淀粉类食品和菜糊状调料，加上大量的绿叶蔬菜和新鲜水果，这就是典型的__________饮食结构。

6. __________是食物合理选择与搭配的陈述性建议，它是根据有关营养学制订的饮食指导原则，其目的在于________饮食结构，倡导平衡膳食，以减少与膳食有关的________。

7. 营养配餐的操作程序有__________、__________、__________、__________、__________。

8. 在食品中经补充某些缺少或特需的营养成分而加工的食品称为________，补充的营养成分称为强化剂。

9. 抗肿瘤食品有________、________、________、________、________、________、________。

## 二、选择题

1. 下面哪个不是酸性食品(　)。

A. 蛋黄　B. 大米　C. 鲤鱼　D. 草莓

2. 世界卫生组织建议，每人每日食盐的使用量以不超过(　)为宜。

A. 5g　B. 6g　C. 7g　D. 8g

3. 下面哪个民族忌食猪、骡、驴、狗、蛇、元鱼等(　)。

A. 回族　B. 藏族　C. 蒙古族　D. 维吾尔族

4. 餐(炊)具的消毒方法不对的是哪个(　)

A. 高温消毒法　B. 消毒液消毒

C. 紫外线消毒　D. 低温消毒

## 三、判断题

1. 正常情况下人血液偏碱性，PH 值保持在 7.3 ~ 7.4 之间。(　)

2. 日本、新加坡、法国、美国等国家的膳食都属于平衡的膳食模式。(　)

3. 蔬菜、水果含有丰富的维生素、矿物质及膳食纤维，所以可以大量的食用。(　)

4. 传统的中式筵席属于高脂肪、高蛋白、高热能典型的不平衡餐。(　)

5. 方便食品一般指经烹调加工已基本完成，食前不需再加工烹调或稍加处理即可食用，且便于运输和保存携带的食品。(　)

## 四、简答题

1. 我国传统用膳的十大平衡是什么？

2. “中国居民膳食指南”其内容是什么？

3. 营养配餐的原则是什么？

4. 合理配膳的原则是什么？

## 五、应用题

请为一名中等职业学校女生(饭店服务与管理专业)设计平衡食谱，该生身高160cm，体重55 公斤。

# 第五章　食疗保健基础知识

● **学习目标**

1. 通过学习食疗保健原料的性能，在配膳时能运用“性”、“味”、“归经”等特性，发挥食物对人体防癌疗疾、养生保健的功效。

2. 通过学习了解中医食疗的特点，能根据食疗对象的体质、健康状况、患病性质、季节时令、地理环境等多方面辨证施食。

3. 通过学习食疗宜忌，能运用相须相使、相畏相杀、相恶、相反，四方面原理，使配膳合理，从而提高食物原有性能，避免抵消和产生副作用情况。

● **基本内容**

1. 食疗保健原料的性能，包括食物的性味、食物的升降浮沉和食物的归经。

2. 中医食疗的特点，是以注重整体、辨证施食为基础，能合理根据不同对象、年龄、性别、体质、季节、地理环境，综合运用食物配方。

3. 食疗宜忌，通过合理配膳，增强食物的食疗效果和可食性，以及保健作用，避免或减少不合理配膳所产生的功能降低或副作用。

## 第一节　食疗保健基本原则

### 一、注重整体

整体就是统一性和完整性。中医学非常重视人体的统一性、完整性及其与自然界的协调性。中医认为，人体是个有机整体，构成人体的各组成部分之间，在结构上是不可分割的，在病理上是相互影响的。同时，也认识到人体与自然环境有密切联系，人体在适应自然、改造自然的斗争中，维持着机体的正常的生命活动。

（一）注重人体自身的完整性

人体是由许多组织器官和基本物质组成的。脏腑、经络、肢体、孔窍及气血津液等，虽然各有其相对独立的生理功能与病理表现，但其间的关系却又十分密切，各组织器官之间生理功能上相互协调，病理变化上相互影响。人体的局部与整体又是辩证的统一，人体某一局部区域内的病理变化，往往与全身的脏腑、气血、阴阳的盛衰有关。治疗局部的病变也必须从整体出发，才能采取适当措施。如心开窍于舌，心与小肠相表里，所以可用清心泻小肠火方法，治疗口舌糜烂。

（二）注重人体自然界的统一性

人生活在自然界中，自然界中存在着人类赖以生存的必要条件，同时自然界的变化又可以直接或间接地影响人体，机体也产生相应的反映。

季节、区域以及昼夜的变化对人体都有着不同的影响。春夏阳气发泄，气血容易趋向于体表，皮肤松弛疏泻、多汗；秋冬阳气收藏，气血容易趋向于里，皮肤致密、少汗多尿。北方地区气候寒冷、干燥少雨，人体津液偏亏，饮食上易温补阳气、滋润生津。一般疾病，大多数是白天较重。因而注重整体，因食、因地、因人制宜是中医食疗保健的重要原则。

## 二、辨证（体）施食

证也叫征候，是机体在疾病发展过程中的某一阶段的病理概括，包括病理的部位、原因、性质以及邪正关系，反映出疾病发展过程中某一阶段的病理变化的本质。辨证，就是将四诊（望、闻、问、切）收集到的资料、症状及体征，通过分析综合，辨清疾病的原因、性质、部位以及邪正之间的关系，概括判断为某种性质的证。通过辩证，根据治疗原则确定相应的治疗方法，就是辨证施食。

在辨证施食的过程中，相同的证可用相同的治疗方法，不同的证应用不同的治疗方法。一种疾病的不同阶段，可以出现不同的证候，应采用不同的食疗措施；不同的疾病也可在不同的发展过程中出现相同证候，因而采用不同的食疗原则。这就是所谓“证同治同，证异治异”。如麻疹初起未透，宜发表透疹；中期肺热明显，常须清肺；而后期则为余热未尽、肺胃阴伤，则必须以养阴清热为主。久痢脱肛与子宫下垂，是不同的病，但如果均表现为中气下陷证，就都可以用提升中气的方法治疗。膳食随“证”而施是中医的特点和原则。

体，亦即体质，是指人群中的个体，在长期的生、长、壮、老过程中，由于受到天时、地理、人事等外在的自然环境和社会环境因素以及个体自身的年龄、性别等内在因素的影响，形成机体的代谢、机体和结构上的特殊性，包括着人体的正气之盛衰和抗病能力强弱，决定人体对某种致病因素的易感性。辨体，就是对各种不同个体的先天的、年龄的、性别的、精神的、饮食起居以及地理天时、社会等方面的因素，进行综合分析，概括、判断为某种类型的体质。判断施食就是在辨的基础上，确立与体质相适应的饮食保健方法，合理配膳，以增强人体正气，提高抗病能力，降低对某种病邪的易感性，达到增进健康、预防疾病的目的。

## 三、调理阴阳

（一）阴阳的概念

阴阳属古代哲学的范畴，其最初含义是很朴素的，指阳光的向背，向日为阳，背日为阴。后来指对自然界相互关系的某些事物和现象对立双方的概括，如气候的寒冷，方位的上下、左右、内外，运动状态的躁动和宁静等。

阴阳既代表着相互对立的事物，又可用于一个事物内部的对立统一。一般凡是剧烈运动着的、外向的、上升的、温热的、明亮的都属于阳，相对静止着的、内守的、下降的、寒冷的、晦暗的都属于阴。同一事物也存在着相互对应的两个方面，如白昼和黑夜。人体的背和腹等。

事物的阴阳属性是相对的,不是绝对的,在一定条件下可以相互转化,如上午为阳中之阳,下午为阳中之阴。阴与阳是相互运动着的,表现在二者的对立制约、互相作用、消长平衡和相互转化四个方面。

阴与阳对立制约,即阴制约着阳,阳制约着阴,使二者之间达到动态平衡,即“阴平阳秘”。如春、夏、秋、冬四季有温、热、凉、寒的气候变化,春夏之所以温热是因为春夏阳气上升抑制了秋冬的寒凉之气;秋冬之所以寒凉,是因为秋冬阴气上升抑制了春夏的温热之气的缘故。

阴与阳的互相作用,之阴和阳既相互对立,又相互依存,任何一方都不能脱离另一方而单独存在。如上为阳,下为阴,没有上也就没有下,也就无所谓阴阳,这就是所谓的“无阳则阴无以生,无阴则阳无以化”。

阴阳的消长平衡,即“阴消阳长”、“阳消阴长”,阴阳处于不断的运动变化之中。运动是绝对的,静止是相对的,如:子夜阳生,日中阳气隆,机体的生理功能由抑制逐渐转向兴奋。日中至黄昏,阳气渐衰,阴气渐盛,机体的生理功能也从兴奋转向抑制。

阴阳的相互转化,指阴阳在一定条件下,可以向各自相反的方向转化。以四季气候的变迁来看,由春温发展到夏热之极点,就是向寒冷转化的起点。由秋凉发展到冬寒之极点,就是向温热转化的起点。

(二)阴阳失调的表现

阴阳失调就是指阴阳消长平衡失去协调,表现为阴阳的偏盛、偏衰、互损、格拒和亡失等几个方面,这里主要介绍前两种病理状态。

1. 阴阳偏盛

阴或阳的偏盛,主要是指阳邪侵入人体,可形成阳偏盛;阴邪侵入人体,可形成阴偏盛。

(1)阳偏盛

阳偏盛即阳盛,指机体在疾病中所表现出来的一种阳气偏盛机能亢奋、热能过盛的病理状态。由于阳是以热、动、燥为其特点,故阳偏盛,则人出现壮热、面红、目赤等症状。阳偏盛,多是由于感受温热阳邪,或虽感受阴邪但从阳化热,或因情志内伤、五志过极化热,或因气滞、气瘀、食积等郁而化热所致。

(2)阴偏盛

阴偏盛,指机体在疾病过程中所出现的阴气偏盛、机能障碍或减退、产热不足以及病理性代谢产物积聚的病理状态。由于阴是寒、静、湿为其特点,阴偏盛则出现形寒、肢冷、舌淡等症状。阴偏盛多由于感受寒湿阴邪,或过食生冷、寒滞中阻、阳不制阴而致。

2. 阴阳偏衰

机体的精、气、血、津液和脏腑、经络等组织器官及其生理功能,均可区分为阴阳两类属性,它们之间存在着相互制约、互相作用及相互转化的关系,维持着相对平衡的状态。如果由于某种原因,出现阴或阳某一方面减退时,必然不能制约对方而引起对方的相对抗,形成“阴虚则阳盛”、“阴虚则阳抗”的现象。

(1)阳偏衰

阳偏衰即阳虚,指机体阳气虚损,机能减退或衰弱,热能不足等病理表现,大多数在临床上有面色发白、畏寒肢冷、舌淡、脉迟等寒象，还有喜静、卧，小便清长，下利清谷等虚象。阳虚多是由于有先天禀赋不足，或后天饮食失养和劳倦内伤，或久病损伤阳气所致。

(2)阴偏衰

阴偏衰即阴虚，是指机体的精、血、津液等物质亏耗，以及阴不制阳导致阳相对亢盛、机能虚性亢奋的病理状态，临床上表现为五心烦热、骨蒸潮热、面红升火、消瘦、盗汗、咽干口燥、舌红少苔等症状。阴虚，多由于阳邪阴，或因五志过极、化火伤阴，或因久病耗伤阴液所致。

"阴平阳秘，精神乃治"(《素问·生气通天论》)，人体健康从根本上说是阴阳保持相对平衡的结果，阴阳相对平衡遭受破坏是导致疾病发生的主要原因。调整阴阳的方法，一般才用泻其偏盛、补其偏衰的方法。

①泻其偏盛。根据阳偏盛或阴偏盛的不同，又有清泻阳热和温散阴寒两种方法。如对阳热偏盛所引起的热性体质或热性病，宜用寒性的食物以清泻阳热；对于阴寒偏盛所引起的寒性体质，宜用热性食物以温散阴寒。

②补其偏衰。补其偏衰根据阴偏衰、阳偏衰和阴阳俱衰的不同，有滋补养阴、温补助阳和阴阳双补三种方法。对于阴偏衰所引起的阴虚，宜用滋补养阴的食物以补其阴衰不足；对于阳偏衰所引起的阳虚体质或阳虚病证，宜用温补助阳的食物以补其阳衰不足；对于阴阳俱衰所引起的阴阳俱虚，则宜用补阴和补阳的食物以补其阴阳俱衰。此外由于阴偏衰或阳偏衰又引起另一方偏衰，在补其偏衰时，还要注意到在补阴时适当配用补阳的食物，在补阳时适当配用补阴的食物。

## 四、调整脏腑功能

脏腑是是五脏六腑的总称，包括脏和腑两大类，五脏是心、肝、脾、肺、肾，六腑指胆、胃、小肠、大肠、膀胱和三焦。

(一)五行与五脏

五行是木、火、土、金、水五种物质，我国古代劳动人民在长期的生活和生产实践中，认识到它们是不可缺少的基本物质，后引申为世界上的一切事物，都是由木、火、土、金、水五种物质之间的运动变化而生成的。

五行学说将人体内脏分别归于五行，以五行的特点来说明五脏的生理功能，同时又将自然界的五方、五时、五味、五色等与人体的五脏、五腑、五体、五官等联系起来。

(二)五脏六腑的生理功能

1. 五脏的生理功能

(1)心。心居于胸腔中，在膈膜之上，圆而尖长，形似倒垂未开的莲芯，有心包卫护于外。心的生理功能有：主血脉，主神志。心五行属火，开窍于舌，其华在面，在志为喜，在液为汗。

(2)肺。由于肺位置最高，故称"华盖"，又因其娇嫩，故又称"娇藏"。肺的主要生理功能是：主气，司呼吸，主宣发肃降，通调水道，朝百脉而主治节，以辅佐心脏，调节气血的运行。肺五行属金，上通喉咙，外合皮毛，开窍于鼻，在志为忧，在液为涕。

(3)脾。脾位于中焦，在膈之下，它的主要功能是主运化，升清和统摄血液。脾五行属土,开窍于口,其华在唇,在志为思,在体合肌肉主四肢。

(4)肝。肝位于腹部、横膈之下,右肋之内,主要生理功能是主疏泄和主藏血。肝五行属木,开窍于目,主筋,其华在爪,在志为怒,在液为泪。

(5)肾。肾位于腰部,在脊柱两旁,左右各一,它的主要生理功能是藏精,主生长、发育、生殖和水液代谢。肾主骨生髓,外荣于发,开窍于耳和二阴,在志为恐与惊,在液为唾。

2. 六腑的生理功能

由于六腑以转化饮食物为其生理特点,故有实不能满、以降为顺、以通为用之说,但是通和降得太过与不及都属于病态。

(1)胆。胆居六腑之首,内藏清净之液,即胆汁。胆汁味苦、色黄绿,由肝之精气做化生,汇集于胆,泄于小肠,以助饮食消化,是脾胃循环功能得以正常进行的重要条件。

(2)胃。胃的主要生理功能是受纳与腐熟水谷,主通降,以降为和。饮食入胃经胃腐熟后,必须下行入小肠,再进一步消化吸收。

(3)小肠。小肠的主要生理功能是受盛和化物以及泌别清浊。

(4)大肠。大肠的功能是再吸收小肠排下的食物残渣中多余的水液,形成粪便,即"转化糟粕"的功能。

(5)膀胱。膀胱位于小腹中央,为储尿的器官,主要功能是是储尿和排尿。

(6)三焦。三焦是上焦、中焦、下焦的合称,其主要生理功能一是通行元气,二为水液运行之道路。

(三)五脏六腑的相互关系

1. 五脏之间的关系

(1)心与肺。肺的宣发肃降和"找百脉"能促进心血运行;相反血液正常运行、循环,方能维持肺呼吸功能的正常进行。

(2)心与脾。心主血,脾统血,脾生化血液功能旺盛则心有所主,脾气健旺则血行脉中。

(3)心与肝。人体的血液生化与脾,储藏于肝,通过心以运行全身。

(4)肺与脾。机体气的生成,主要依赖于肺的呼吸功能和脾的循环功能,脾气虚损可导致肺气不足,肺病日久也可影响到脾。

(5)心与肾。心属火,肾属水,若火不能下降于肾而独亢,肾水不能上济于心而聚,那么心肾之间的生理功能就会失调,表现为"心肾不交"。

(6)肺与肝。肺主降,肝主升,二者相互协调,对全身气机的调畅是一个重要环节。

(7)肺与肾。肺主呼气,肾主纳气。肺的呼吸功能需要肾的纳和作用来协助;肺失宣肃,通调水道失职,必累及于肾。

(8)肝与脾。脾的运行有赖于肝的疏泄。肝的疏泄功能正常,则脾的运行功能健旺。脾运健旺生血有源,则肝有所藏。

(9)肝与肾。肝肾同源,肾精亏损可导致肝血不足;肝血不足,也可引起肾精亏损。

(10)脾与肾。脾之健运化生精微,须借助肾阳的温煦,肾中精气亦有赖于水谷精微的培育和充养,才能不断充盈和成熟。

2. 六腑之间的关系

饮食入胃，经胃的腐熟和初步消化，下传于小肠，通过小肠的进一步消化，泌别清浊，清者为精微物质，以营养全身，其剩余之水液吸收后成为渗入膀胱的尿液之化源，浊者以糟粕下达于大肠由肛门排出。在此过程中，胆汁排泄有助于消化，三焦能推动和支持传化功能的正常进行。

六腑之间的病理上是相互影响的，如胃有实热，消灼津液，则可致大肠传导不利、大便不通。大肠燥结、便闭不行，又会影响胃的和降。脾胃湿热，熏蒸肝胆，使胆汁外泄了发生黄疸病症。

3. 五脏与六腑之间的关系

（1）心与小肠。心与小肠相表里，心有实火可移热于小肠引起尿少、尿痛。小肠有热，亦可循经上延于心，引起心烦、舌赤、口舌生疮。

（2）肺与大肠。肺与大肠相表里，肺气的肃降，有助于大肠传导功能的发挥；大肠传导功能的正常，则有助于肺的肃降。

（3）脾与胃。脾与胃相表里，胃主受纳，脾主运化，共同完成饮食物的消化，吸收其精微的输布，而滋养全身。

（4）肝与胆。肝与胆相表里，若肝的疏泄功能不正常，就会影响胆汁的分泌与排泄；反之，若胆汁的排泄不畅，会影响肝的疏泄。

（5）肾与膀胱。肾与膀胱相表里，膀胱的储尿和排尿功能依赖于肾的气化。若肾气充足，则能维持水液正常代谢；如肾气不足，则会出现小便不利或失禁、尿频等症。

（四）调整脏腑功能的方法

1. 调整脏腑自身的功能

即依据脏腑各自的生理功能特点进行调整，以维持脏腑各自生理功能的正常。如脾主运化和升清，宜用健运脾胃的食物和升发脾气的食物，以增强脾胃的生理功能；肝主疏泄，调畅全身气机，宜用疏肝理气的食物以调肝。再如胃主通降，以降为和，若胃失通降，则可出现大便秘结等病症，宜用同降胃气的食物以恢复胃的正常生理功能。由于五脏之中，肾为先天之本，脾为后天之本，故调整脾、肾的功能在调整脏腑功能中占有重要地位。

2. 按照脏腑间的相互关系、病理上相互影响的特点进行协调

如在生理上脾的健运有赖于肝主疏泄，在调理脾、胃运化功能时，除宜用健胃、脾的食物外，还宜配合疏肝理气的食物，以增强胃的运化功能。相反，肝失疏泄，可致脾失健运，宜以疏肝理气的食物为主，使肝、脾之间的影响恢复正常。只有这样，食疗保健才能收到较好的效果。

## 五、调理气血

（一）气血的概念

气，是古代人们对自然现象的一种朴素认识。早在春秋战国时期的唯物主义哲学家，就认为“气”是构成世界的最基本物质。就人体而言，气是构成人体的最基本的物质，是维持生命活动的基本物质。由于气具有活力很强的不断运动着的特性，对人体生命活动有推动和温煦作用，因而中医用气的运动变化来阐释人体的生命活动。人体的气来源于父母的先天之精气，通过肺、脾、胃和肾等脏器生理功能的综合作用，将三者结

合起来而生成血。血是红色的液态样物质,是构成人体和维持人生命活动的基本物质之一,具有很高的营养和滋润作用。血的生成主要来自脾胃对水谷精微的转化,脾胃是气血生化之源。

(二)气血失常

人体的气血流行于全身,是脏腑、经络等一切组织器官进行生理活动的物质基础,如果气血失常,必然会影响机体的各种生理功能而导致疾病发生。气血失常常见的有以下几个方面。

1. 气虚

气虚指元气耗损、功能失调、脏腑功能衰退、抗病能力下降的病理状态。形成的原因:一是先天禀赋不足;二是后天失养;三是肺、脾、肾功能失调而致气的生成不足;四是劳倦内伤,久病不复,精神萎顿、倦怠,四肢无力,眩晕,自汗,易感冒。这些都是气虚的表现。

2. 气机失调

气机失调是指气的升降出入失常而引起的气滞、气陷、气闭和气脱等病理现象。

3. 血虚

血虚是血液不足或血的需养功能减退的病理状态,表现为面色无华,唇、舌、爪、甲色淡无华,形体瘦怯,手足麻木,两目干涩等症状,多由新血生成不足、脾胃虚弱、营养不足、化生血液功能减弱或久病不愈造成。

4. 血淤

血淤是指血液的循行迟缓或不流畅的病理状态。血淤阻滞在脏腑经络等某一局部时,则发生疼痛,痛有定处,得寒温而不减,甚则可形成肿块,同时可伴有面目黧黑、肌肤甲错、唇色紫暗以及淤斑、红缕等血行迟缓和血液淤滞的现象。血淤主要是由气滞血行受阻或气虚而血行迟缓,或痰浓浊阻于脉络,或寒邪入血、血寒而凝,或邪热入血等原因所致。

5. 气血两虚

气血两虚是指气虚或血虚同时存在的病理状态,表现为面色淡白或萎黄,少气赖言,疲乏无力,形体瘦怯,心悸失眠,肌肤干燥,肢体麻木等症候。气血两虚多因久病消耗、气血两伤,或先有失血、气随血耗,或先因气虚、血的生化无源等原因造成。

(三)气血的调理

气血的调理原则为“有余泻之,不足补之”。调理气血的方法有补气、补血、行气、活血、止血和凉血等。

补气时多选用:粳米、栗子、花生、大枣、鸡肉、猪肚、牛肉、海参、鸽蛋等食物。

补血时多选用:猪肝、鸡肝、龙眼肉、胡萝卜等食物。

行气时多选用:橙子、橘皮、佛手、白萝卜、菠菜、大蒜等食物。

活血时多选用:桃仁、油菜、慈姑、山楂等食物。

止血时多选用:黄花菜、栗子、茄子、黑木耳、乌梅、香蕉等食物。

# 第二节　食疗保健原料的性能

食疗是指用食物来预防和治疗疾病，以食代疗，达到强壮身体和延年益寿的目的。食疗原料的性能就是指食物具有的性质和功能，中医食疗是根据中药学的性能理论发展而来的。《素向·脏器法时论》指出："毒药攻邪，五谷为养，五果为助，五畜为益，五菜为充，气味合而服之，以补精气。"它说明了饮食治疗是整个中国医学的一个组成部分，即除了用药物祛邪治病外，还可利用谷、肉、果、菜等食物来补益精气，滋养身体，调节机能，增强抗病能力，通过扶正而达到祛邪的功效。

食疗所用的食物，能根据不同症候而发挥基本的治疗和保健作用。是因为各种原料具有各自的特性和作用。每种食物所含的成分不相同，就常常表现出不同的生理功能和作用，也称为偏性。食疗、食养都是利用食物的偏性来调整人体阴阳的偏盛偏衰，使之恢复到健康的阴阳平衡状态。在此，我们把食疗原料对食疗和食养的多种作用概括为四气五味、升降浮沉、归经等，统称为性能。主要讲解三种。

## 一、食疗保健原料的四气五味

四气，又称四性，是指食疗原料的寒、热、温、凉四种药性。四性是食疗原料性能的一个方面，是指食疗原料作用于机体而发生的反应概括出来的，是与所治疾病的寒、热性质相对而言的。其中寒和凉为同性质，只是程度不同，即凉次于寒；热和温为同性质，只是程度不同，即温次于热。因此，四性实质上是说明食物或药物具有寒凉和热温两种对立的性质。除此，还要区分出一种介于寒与热、温与凉之间的平性食物。

1. 凉性或寒性原料，二者具有共同性，但程度上有差别，表现为凉次于寒。寒凉食疗原料属阴性，具有清热、泻火、解毒等作用。适用于热性体质，阳热亢盛、阴津不足者皆可选用。例如具有寒冷性质食疗原料有西瓜、梨、芹菜、绿豆、冬瓜、柿子、菠菜、小米、高粱米、大麦、薏仁米等。

2. 温性或热性原料，二者具有共同性，同样也有程度上的差别，表现为温次于热。温热性食疗原料属阳性，具有温阳、散寒、通络、助阳等作用，适用于寒性体质和病症。例如具有温热性质的食疗原料有羊肉、黄牛肉、雀肉，干姜、红糖、葱白等。

3. 平性原料，它介于寒凉和温热之间，作用缓和，寒、热之性不明显，平性食物性质平和，具有健脾、开胃、补肾等作用，适合于一般的体质，寒症、热症都可应用。尤其体质虚弱，或久病使阴阳俱虚者更为适宜。例如具有平性性质的食疗原料有牛奶、苹果、红薯、黄豆等。

五味，是指原料所具有的辛、甘、酸、苦、咸五种不同的味。《内经》指出："谨和五味，骨正筋柔，气血以流，腠理以密，如是则骨气以精，谨道如法，长有天命。"

五味过偏会导致疾病或延长病程，因此，当机体患病时，更应注意五味调和。由此可见，随着对食物原料认识的不断深入，五味并不代表药物和食物的真实味道，而是对药物和食物疗效的归纳和概括。不同味的原料具有不同的作用，味相同的原料其作用也相近和有共同之处。五味和四性一样,也是食物或药物原料作用于人体发生反应,经反复验证后归纳出来的。

辛味原料具有发散、行气、活血的作用,多用于治疗表证或气血阻滞等症,选择辛味的原料有较好的治疗作用。食疗原料有葱、姜、芥菜、花椒、茴香、陈皮、肉桂、辣椒、萝卜等。如用生姜、葱、蒜、萝卜等治疗感冒或胃痛,就是取其宣散解表、行气止痛的作用。

甘味原料具有补益正气、缓解疼痛等作用。一般多质润而善于滋燥。如白合味甘,可滋肺阴、润肺燥;红糖可缓中温胃,用于治疗脘腹冷痛,产后腹痛等。另外,甘味原料还可以调和药性,使药力持久而缓和,如蜂蜜、饴糖、甘草等皆有此功效。其他食疗原料还有南瓜、各种豆类、水果、肉类和蛋类等。

苦味原料具有清热、泻火、燥湿、解毒等作用,多用于治疗热症、湿症、气逆等病症。如苦瓜味苦,有清热、解毒、明目、清暑的作用;杏仁味苦,用来泄降肺气;茶叶味苦,能提神、除烦止渴,消食化痰、利尿解毒。其他食疗原料还有醋、佛手等。

酸味原料具有敛汗、止喘、止泻、涩精等作用,多用于治疗虚汗、泄泻、遗精等症。如乌梅收敛固涩,可以涩肠止泻,有涩味的莲子可止泻固精。其他食疗原料还有山楂、石榴等。

咸味原料具有泻下、软坚、散结和补益阴血的作用,多用于热结痰核、瘰疬(淋巴腺炎或淋巴结核)、及热结便秘等症。如海参甘咸性温,有补遗阴血的作用;海蜇可清热、化痰、消积。其他食疗原料还有食盐、紫菜、海带、蟹、龟肉等。

除原料五味外,还有淡味和涩味。其中淡味食物具有疗湿、利尿作用,多用于水肿、小便不利等病症。如茯苓、薏仁米、冬瓜等。涩味食物具有收敛固涩的作用,与酸味食物的作用基本相同。

应该注意的是食物的性味应与疾病的属性相适应,食物的五味各有其治疗作用,辛味行气血,甘味补益和中,酸味收敛固涩,咸味散结软坚,苦味宣泄燥湿。配膳时应辨明疾病选择相应性味的食物,以免损害身体加重疾病。

以上述对原料性味的辨析看,每种原料都有性和味两方面的偏性,正是这种偏性奠定了食物治疗疾病、调节机能、强壮体质的基础,就实际应用来说,必须将原料的性和味结合起来考虑,才能比较恰当地运用食物的疗养作用。

## 二、食疗保健原料升降浮沉

升降浮沉是指原料所具有的升、降、浮、沉四种作用趋向。这一特性是由它们本身所具有的的气、味、质地的不同而决定的。在正常情况下,人体的功能活动有升有降,有浮有沉。升与降,浮与沉相互协调平衡,就构成了机体的生理过程。升,上升之意;浮,发散之意。其共同点是向上向外,有升阳、发表或散寒、催吐的作用。如当升不升,就会出现久泻脱肛等病症,当浮不浮,会表现为肌肉无汗等向内的病症。降,下降之意;沉,泻利之意,其共同点是向下向内,有潜阳、降逆,或者泻下、利尿等作用。如当降不降,则可表现为呕吐、头痛眩晕等病症。当沉不沉,则可表现为多汗等向外的病症。

一般凡是质地轻薄,气味芳香如花叶之类,或性温热、味辛甘一类食物原料大多具有升浮之意,其功效具有升阳、益气、发表、散寒等升浮的特点。如香菜具有发散、宣通、开窍的功效;薄荷有轻清宣散,解表透热的功效;大枣、糯米有升提益气的功效。因此,凡是病位在上在表，如头痛、恶寒发热，可用有升浮作用的药物与食物。

凡是质地沉实，如种子果实之类，气味浓厚，性味酸、咸、苦、寒一类的食物原料大多具有沉降之意，其功效具有泻下、清热利尿、渗湿、降逆、消导积滞、滋阳等沉降的特点。如西瓜有清热、止咳、利尿、补益的作用，治暑热烦渴；乌梅收敛酸涩，可治泻痢；甲鱼滋阴退热，可治阴虚火旺症等。因此，凡是病位在下在里，如大便不通、小便不利，可用有沉降作用的药物与食物。

此外，原料升降浮沉的作用趋向还与加工和烹调方法有关。原料的升降浮沉作用在一定的条件下是可以转变的，如酒炒则升，姜汁炒败散，醋炒则收敛，盐多则下行等。

掌握原料的升降浮沉的特点，运用升降浮沉来调整机体的升降功能，维持机体平衡。

## 三、食疗保健原料的归经

归经是指把某种食物的作用和人体的经络联系起来，表明食疗原料对人体某些脏腑经络的实际作用和重点选择性。

食疗保健原料的归经理论是古人在长期的生活和食疗保健实践中得出的结论。食物的归经和原料的五味理论有一定关系，如辛味归肺经，甘味归脾经，酸味归肝经，苦味归心经，咸味归肾经。这说明了原料辛、甘、酸、苦、咸五味分别对五脏有特定的联系和中和作用，生姜、芫荽等辛味原料能治疗肺气不宣的咳喘症；苦瓜、绿菜等苦味原料能治疗心火上延症；乌梅、山楂等酸味原料能治疗肝胆疾病；甲鱼、鸭肉等咸味原料能滋阴补肾。这都说明原料的归经与五味的关系。

原料的归经理论，有助于帮助选择最适宜的食疗原料。因为一种食疗原料，主要对一种经（脏腑及其经络）或某几经发生明显作用，而对其他经则作用较小，或没有作用。因此，在辨证施食的过程中，为选择最适宜的原料提供了依据。例如：梨有清热止咳的作用入肺经；酸枣仁有安定神态、医治失眠的作用入心经；菊花治疗目赤、眩晕入肝经；大豆健脾开胃入脾经；核桃、黑芝麻有健脑补肾、壮腰强髓作用入肾经等。

需要注意的是，由于食疗原料的性、味，使食疗原料具有了相对的独特作用。因此在具体使用时应该把食疗原料的性、味、升、降、浮、沉等与归经进行综合考虑，酌情运用，才能收到良好的效果。因为同一脏腑发生病情，可能有的属热，有的属寒，有的属虚，有的属实，而归入同一脏腑经络的食物也有湿、清、补、泻等不同。例如，同是肺经病复的咳嗽，或由于肺虚引起，可用甘平的猪肺补虚；或由于肺燥引起，可用甘微寒的百合润燥；或由于肺寒引起，可用辛热的干姜温肺，或由于肺热引起，可用甘寒的芦根清热等。因此，只有将原料的各种性能综合考虑，才能达到理想的食疗与保健效果。

## 第三节 食疗保健食物

### 一、食疗保健食物的特点

中医食疗作为一门学科,它与药膳的意义相近,是指用食物来预防和治疗疾病,以食代疗,达到强壮身体和延年益寿的目的。中医食疗有着丰富的内容,但总的来讲具有以下特点。

(一)中医食疗的基本原则之一是注重整体辨证论治

中医食疗是中医学的一个重要组成部分,它的各个环节都是以中医学的基本理论为指导的。中医学非常重视人体的完整性和人与自然界的协调性。因此,注重整体是中医食疗的核心内容之一,同时也是中医食疗辨证论治的重要依据。

注重整体,是因为人体各部分之间的组合,是不可分割、紧密相关、互为影响的。《金匮要略》说:"所食之味,有与病相宜,有与身为害,若得宜则益体,害则成疾。"这便是选择食物在配合治疗上的重要性。当身体有病时,若选择食物合理,则促进机体康复,反之则会加重病情。因此,注重整体,就要认真全面分析食疗对象的具体情况,如:健康状况、体质状况、患病的性质、季节时令、地理环境等多方面的因素。

辨证施食就是根据对食疗对象的全面综合的分析,判断其为某种性质的证候(这是辨证);然后根据中医学的治疗原则,确定食疗方法(这就是施食,在中医学论治)。

在辨证施食的过程中,相同的症,可用基本相同的治疗方法,不同的症,应用不同的治疗方法。一种疾病的不同阶段,可以出现不同的证候,应采用不同的食疗措施;不同的疾病也可在不同的发展过程中出现相同证候,而应采用相同的食疗原则。这就是所谓"证同治同,证异治异。"例如,咳嗽这一病证,可以是肺燥所致,也可以是痰湿引起,故而食疗原则有异,前者应润肺止咳,用百玉二冬粥疗之;后者应祛痰止咳,用二陈二仁粥服食。再如感冒与急性肺炎,是两种不同的病,但如果都是由于感受风热所致,则可选用相同的食疗方剂如菊花、芦根菜治疗。

辨证施食还应根据病"症"的阴阳、虚实、寒热,分别选择相应的食物,同时必须注意的是食物的性味与疾病的属性相适应,如寒症应忌生冷、瓜果等寒凉食物,而适用温、热性食物;热症应忌温、热性食物及辛、辣、姜、蒜等,适用寒、凉性或平性食物;此外,食物的五味各有其治疗作用,辛味行气血,甘味补益和中,酸味收敛固涩,咸味散结软坚,苦味宣泄燥湿。配膳时应辩明疾病,选择相应味的食物,以免损害身体或加重疾病。

(二)预防为主、防治结合是中医食疗的重要特点之一

《素问·四气调神大论》指出:"圣人不治之病,治未病,不治已乱治未乱。"这种理论体现在中医食疗中,即说明通过平时的饮食营养卫生,不断提高机体 抵抗力,避免和消除各种致病因素对机体的危害,以保持身体健康。当机体患病后,则更应注意饮食营养的合理,用饮食来调治疾病,防止疾病进一步发展。在治疗过程中,当药物控制了病情时,就应以饮食调养正气,祛尽余邪,以免药物损伤机体的正气,这便是《素问·五常政大论》所指出的"大毒治病,十去其六","谷肉果菜,食养尽之,无使过之,伤其正也"

注意饮食营养卫生，无病防病，有病防其恶化，是中医食疗的基本原则。

（三）中医食疗要注意因人制宜、因地制宜、因时制宜

同一人体，其体质及气血盛衰在不同时期也有不同的特点。而不同性别、年龄、体形的人，饮食更是不同。因此，食疗应根据实际情况进行。如老年人的饮食，通常适宜温、热、熟、软，忌寒凉生硬；体形肥胖者多病湿，故适宜吃清淡化痰食物；体形消瘦者多阴虚，津液亏少，故宜吃滋阴生津食物。

不同的季节、不同的气候，食疗的内容有所不同，正如清朝沈季龙《食物本草会纂》记载的，正月宜减酸增辛，助肾补肺，养胃气；二月宜减酸增辛，助肾补肝；三月宜减甘增辛，补精益气；四月宜增酸减苦，补肾助肝，调养胃气；五月宜减酸增苦，益肝补肾，固精气；六月宜节饮食；七月宜增咸减辛，助气补筋，以养脾胃；八月宜减苦增辛，助筋补血，养心肝脾胃；九月宜减苦增甘，补肝益肾，助脾胃，养元和；十月宜减辛增苦，养肾气以助筋力；十一月宜减增苦，静摄以迎初阳，十二月宜增苦减甘，补心助肺，调理肾脏。

食疗还要根据各个不同的地域而采用不同的方法。因为不同的地域，其自然条件各有不同，因而对人的体质，饮食习惯，疾病发生、发展及治疗均有不同的影响，所以食疗的方法亦应有所区别。此外，不同地域所产的食物有所不同，就最常用的粳米来说，有南北之分，赤白之别，《本草纲目》指出："北粳凉，南粳温，赤粳热，白粳凉。"在选择食品时应注意区别不同产地的食物的性味，以避免盲目选择食物的错误。

## 二、食疗原料分类

食疗的内容丰富，食疗原料多样，由于对食疗原料分类的角度不同，采用的分类标准不同，便有了多种分类的方法，有的按研究内容分类，有的按食疗作用分类，有的按食疗饮食品的性状分类等等，在此为了方便将其分为食疗原料及食疗饮食品两大类。

食疗原料指可食用性的，具有防治疾病，用以组成食疗方剂的原料。包括谷类、豆类及其制品、蔬果类、菌藻类、禽畜类、水产类、调料类、饮品及其他类以及饮食中常见的中药类等。

（一）动物类原料

1. 猪肉：味甘、咸、性平。入脾、胃、肾经。

效用：补肾养气、滋阴润燥。主治热病伤津、肾虚体弱、产后血虚、燥咳、便秘。

2. 猪肝：味甘、苦、性温。入肝经。

效用：补肝明目，养血。用于血虚、萎黄、夜盲、目赤、浮肿、脚气等。

3. 牛肉：味甘、性平。入脾、胃经。

效用：补脾胃、益气血、强筋骨。用于虚损羸瘦、消渴、脾虚不运、痞积、水肿、腰膝酸软等症。

4. 牛奶：味甘、性平。入心、肺、胃经。

效用：补虚损，益肺胃，生津润肠。用于久虚体弱、气血不足、营养不良、胃及十二指肠溃疡、消渴、便秘。

5. 羊肉：味甘、性热。入脾、胃、肾、心经。

效用：温补脾胃，用于治疗脾胃虚寒所导致反胃、身体虚弱、畏寒等症。温补肝肾，用于治疗肾阳虚所导致的腰膝酸软冷痛、阳痿症。补血温经，用于产后血虚经寒所导致

的腹冷痛。

6. 鸡肉:味甘、性温。入脾、胃经。

效用:温中、益气、补精、添髓。用于虚劳瘦弱、中需食少、泄泻、头晕、月经不调、产后乳少、消渴、水肿、小便数频、遗精、耳聋耳鸣等。

7. 鸡蛋:味甘、性平。鸡蛋清:味甘、性凉;鸡蛋黄:味甘、性平。凤凰衣:味甘,性平。鸡蛋黄入心,脾,肺、肾经。凤凰衣入肺经。

效用:养心安神、补血、滋阴润燥。用于心烦不眠,燥咳声哑、目赤咽痛、胎动不安、产后口渴、下痢、烫伤等。还可用于月经不调、乳汁减少、眩晕、夜盲、病后体虚、营养不良、阴虚肺燥、咳嗽痰少、咽干喉痛、失眠、小儿惊痫。

8. 鸭肉:味甘、咸、性凉。入脾、胃、肺、肾经。

效用:滋阴养胃,利水消肿。用于虚劳发热、咳嗽痰少,咽喉干燥、水肿、小便不利等。

9. 鸭蛋:味甘、咸、性凉。入肺、脾经。

效用:清肺滋阴。用于膈热、咳嗽、喉痛、齿痛、泄痢。

10. 蜂蜜:味甘,性平。入脾、胃、大肠经。

效用:补中润燥,止痛,解毒。用于体虚、肺燥咳嗽、肠燥便秘、胃脘疼痛、口疮、汤火烫伤,解乌头毒。

蜂蜜饮:蜂蜜15克,青盐3克,每日早上空腹用温开水冲服。治习惯性便秘。

11. 狗肉:味咸、酸,性温。入脾、胃、肾经。

效用:温肾壮阳,用于肾阳虚所导致的腰膝冷痛、小便清长、小便频数,浮肿,耳聋,阳痿等症。温补脾胃,用于脾胃阳气不足所导致的脘腹胀满、腹部冷痛等症。

12. 草鱼:味甘,性温。入归脾、胃经。

作用:补脾暖胃,适用于胃寒、久病虚弱以及无病强身者食用。

13. 鲫鱼:味甘,性温。入脾、胃大肠经。

效用:温补脾胃,利尿消肿。用于食欲不振、消化不良、呕吐、子宫脱垂、乳少脾虚水肿等。

14. 鲤鱼:味甘、性平。入脾、肾、肺经。

效用:健脾益气、利水消肿,下气通乳。用于脾胃虚弱、脾虚水肿、小便不利、脚气、黄疸、乳汁不通、咳嗽气逆等。

15. 鳙鱼:味甘、性温,无毒。入胃经。

效用:补中益气、补肾。治脾胃虚寒、头晕、耳鸣、咳嗽。

16. 鲢鱼:味甘,性温。入脾、胃经。

效用:温中益气,润泽皮肤。用于体虚、皮肤粗糙无泽。

17. 蟹:味咸、性寒。入肝、胃经。

效用:清热、散血,接骨续损。主治筋骨损伤、膝疮、烫伤。

(二)植物类原料

1. 粳米:味甘,性平。入肺、脾、胃经。

效用:滋阴润肺,健脾和胃。用于烦热口渴、脾虚泻泄、腹胀食少、消化不良等。

2. 糯米:味甘,性温。入肺、脾、胃经。

效用:补中益气。治消渴、自汗、便泻。

3. 小米:味甘、咸,性凉。陈粟米苦,寒。入肺、脾、胃经。

效用:和中,益肾,除热,解毒。主治脾胃虚热、反胃呕吐、消渴、泄泻。陈粟米能止痢,解烦渴。小米适用于治疗脾、胃、肾湿热导致的小便淋涩不尽。

4. 小麦:味甘,性凉。入肺、脾、胃经。

效用:养心,益肾,除热,止渴。主治脏躁、烦热、消渴、泄痢、痈肿、外伤出血及烫伤等。

5. 黄大豆:味甘,性平。入脾、大肠经。

效用:健脾宽中,润燥消水。

6. 豆腐:味甘,淡,性凉。入脾、胃、大肠经。

效用:益气和中,用于脾胃虚弱之腹胀、吐血以及水土不服所引起的呕吐。润燥生津,用于消渴、乳汁不足等症。清热解毒,用于硫磺、烧毒。

7. 绿豆:味干,性凉。入心、胃经。

效用:清热解毒,消暑,利水。主治暑热烦渴、水肿、泻痢、丹毒、痈肿。善解药毒。应用于解暑:绿豆、冬瓜、海带、荷叶各适量,煮汤,加糖或盐调味服。

8. 眉豆:味淡、涩,性平。入脾经。

效用:健脾调中,利水消肿。应用于脚气病浮肿、麻木、行动无力:眉豆 200 克,红枣 20 克,陈皮 6 克,白糖或红糖适量,水煎服。

9. 蚕豆:味甘,性平。入脾、胃经。

效用:蚕豆健脾利湿,和胃止泻。茎止血,止泻。叶收敛止血。花凉血,止血。种子皮利尿渗湿。荚壳收敛止血。应用于水肿:蚕豆 60 克,冬瓜皮 15 克,水煎服。应用于肺结核咯血:蚕豆叶洗净,捣烂取汁,每次服 20 克,一天 2 次。应用于酒醉不醒:蚕豆苗适量,加油、盐煮汤,灌服。应用于水泻:蚕豆茎 30 克,水煎服。

10. 荞麦:味甘,性凉。入脾、胃、大肠经。

效用:开胃宽肠,下气消积,解湿热毒。用于肠胃积滞、腹痛、胀满、湿热泄泻、湿热淋浊、妇女带下等。主治绞肠痧、肠胃积滞、慢性泄泻、噤口痢疾、赤游丹毒、痈疽发背、瘰疬、烫或灼伤。

11. 荔枝:果肉,味甘、酸,性温。核,味甘、微苦,性温。入脾、肝经。

效用:果肉,益气补血。核,理气,散结,止痛。应用于脾肾虚久泄:荔枝干 30 ~ 60 克,去皮后加大枣 5 个,水煎服,早晚各一次。

12. 苹果:味甘,性凉。

效用:补气,健脾,生津,止泄。

13. 桂圆:为无患子科植物龙眼的果实。产于我国东南、中南、西南各地。

效用:果肉补脾养血,益精安神。果壳收敛。果壳止血,理气,止痛。补益脾胃,补血安神。用于食欲不振、浮肿、心悸、失眠、健忘等症。应用于神经衰弱、健忘、脑力衰退:桂圆膏每天早晚吃 1 汤匙。应用于心慌、易受惊吓、精神不振、失眠、多梦及思虑过度、心烦不安、自汗:桂圆肉 15 克,酸枣仁 6 克,水煎服,每天 1 次。应用于贫血、头发早白:圆肉补血酒 15 ~ 30 克,每天早晚各 1 次。

14. 梨:味甘、微酸,性凉。入肺、胃经。

效用:生津,润燥,清热,化痰,解酒。用于热病伤阴或阴虚所致的干咳、口渴、便秘等症。也用于内热所致的烦渴、咳喘、痰黄等症。应用于便秘:鲜果250~500克,去皮一次吃完。应用于解酒:榨取鲜果汁液,连服1~2杯。

15. 桃子:果肉,味酸、甘,性温。桃仁,味苦、甘,性平,有小毒。

效用:果肉,敛肺生津,敛汗,活血。桃仁,活血消积,润肠。

16. 葡萄:味甘、酸,性平。入肺、脾、肾经。

效用:补气血,强筋骨,利小便。主治气血虚弱、肺虚咳嗽、心悸盗汗、风湿痹痛、淋病、浮肿。

17. 香蕉:味甘,性寒。入肺、大肠经。

效用:清热生津止渴,润肺滑肠。凡温热病、口烦渴、大便秘结、痔疮出血者适于常吃。应用于便秘:熟透鲜果1~2个,剥去外皮吃,每天睡前及起床后各1次。

18. 柑:果肉,味甘、酸,性平,无毒。

效用:滋养,润肺,健脾,止咳,化痰。应用于解酒:鲜果2个,去皮,果肉榨汁,加开水1杯,拌匀服。

19. 橘:味甘、酸,性凉。入肺、胃经。

效用:开胃理气,止渴润肺。主治胸膈结气呕逆少食、胃阴不足、口舌干渴、肺热咳嗽及饮酒过度。

20. 芒果:果,味甘、酸,性平。核,味甘、苦,性平。入肝、脾经。

效用:果,理气、止咳、健脾。核,行气止痛。应用于咳嗽、气喘、痰多。鲜果一个,去核,吃果皮及果肉,每天3次。鲜芒果叶煎水洗患处,治湿疹瘙痒。芒果核、黄皮核适量,水煎服,治睾丸肿大。芒果生食,止渴生津,开胃消食。

21. 杨梅:味酸、甘,性平、无毒。

效用:生津止渴,消食、止呕,利尿。用于疲劳过度引起的头晕、全身肌肉关节疼痛,杨梅酒30~60克,早晚各服1次。

22. 西瓜:西瓜肉及西瓜皮味甘淡,性寒,无毒。西瓜子味甘,性平。西瓜霜味咸,性寒。入肺、心、胃、膀胱经。

效用:生津止渴,消暑除烦,解酒利尿。用于暑热烦渴、咽干咽痛、小便黄赤、泻痢、水肿、中暑、醉酒等。西瓜皮也叫西瓜翠衣,长于利尿祛湿,用于小便不利、水肿等;西瓜子润肺健脾,可止渴、开胃、化痰。现代医学证实西瓜有降压、利尿作用。

功能:西瓜肉及西瓜皮清热消暑、解渴,利尿。西瓜子滋补,润肠。西瓜霜清热解暑,利咽喉。

23. 香瓜:味甘,性寒,无毒。

效用:清热润肺,利尿。应用于便秘。

24. 草莓:味甘、酸,性凉,无毒。

效用:润肺、生津、健脾,解酒。应用于无痰干咳、日久不愈。鲜果60克,冰糖30克,隔水炖烂服,每天3次,应用于解酒,鲜果90~150克,洗净后一次吃完。

25. 柠檬:果肉味酸、甘,性平;核,味苦,性平。入脾胃经。

效用:果肉化痰止咳、生津、健脾。核,行气、止痛。主治支气管炎、百日咳、维生素C的缺乏症、中暑烦渴、食欲不振、结孕妇女胃气不和、纳咸等。应用于疲劳过度、全身酸痛无力。

26. 冬瓜:味甘、淡,性凉。入肺、大肠、小肠、膀胱经。

效用:润肺生津,利尿消肿,清热祛暑,解毒排脓。用于暑热口渴、痰热咳喘、水肿、消渴、痔疮、痈疮、面斑、脱肛等能解鱼、酒毒。冬瓜皮以利尿见长,冬瓜子以健脾养颜、止咳化痰见长。

27. 苦瓜:味苦,性寒。入心、肝、脾、胃经。

效用:清热解毒,明目解毒。用于中暑、暑热烦渴、痱子过多、目赤肿痛、痈肿丹毒、烧烫伤、痢疾等。

28. 丝瓜:味甘,性凉。入肝、胃经。瓜络味甘,性平。通行十二经。

效用:清热化痰,凉血,解毒。用于热病身热烦渴、痰喘咳嗽、肠风痔漏、崩漏、带下、血淋、乳汁不通、痈肿等症。瓜络通经活络,清热化痰。

29. 黄瓜:味甘,性凉。入胃、脾大肠经。

效用:清热利尿,瓜藤清热、利湿、祛痰。应用于小儿湿热腹泻。黄瓜叶适量,洗净捣烂取汁,冲开水加白糖服。

30. 菠菜:味甘,性凉。入胃、脾大肠经。

效用:养血,止血,敛阴,润燥。主治便血、坏血病、消渴引饮、大便涩滞。近来用于治贫血。

31. 南瓜:味甘,性温。入脾胃经。子味甘,性平。

效用:补中益气,消炎止痛,解毒杀虫。

32. 芹菜:味甘、苦,性凉。入肺、胃、肝经。

效用:平肝清热,祛风利湿。用于高血压、眩晕头痛、面红目赤、血淋、痈肿等症。可用鲜芹菜500克,捣汁,开水冲服,每日一次。还可以治高血压或肝火上攻引起的头胀痛。

33. 空心菜:味淡,性凉。入胃、大肠经。

效用:清热,解毒,利湿,止血。

34. 番茄:味甘、酸,性微寒。入肝、脾、胃经。

效用:生津止渴,健胃消食。用于口渴、食欲不振。

35. 白菜:味甘,性平。入肠、胃经。

效用:解热除烦,通利肠胃。用于肺热咳嗽、便秘、丹毒、漆疮。

36. 胡萝卜:味甘,性平。入脾、胃经。

效用:健脾消食,行气化滞,明目。凡食欲不振、腹胀、腹泻、咳嗽痰多、视物不明者宜食用。

37. 萝卜:味辛、甘,性凉。入肺、胃经。

效用:消积滞,化痰热,下气,宽中,解毒。主治食积胀满,痰咳失音、吐血、消渴、痢疾、偏头痛。

38. 马铃薯:味甘,性平,微凉。入脾、胃经。

效用:健脾、补气,解毒。

39. 洋葱:味甘、微辛,性温。入脾、肺经。

效用:平肝,润肠。

40. 香菜:味辛,性温。入肺、胃经。

效用:发汗透疹、消食下气、温中健胃,主治麻疹透发不畅、消化不良、肠腑不清。

41. 莲子:味甘、涩,性平。莲心:味苦,性寒。入心、脾、肾经。

效用:补肾损,养心安神,健脾止泻,补肾止遗。用于心虚或心肾不交所致的失眠、心悸、脾虚泄泻、遗精尿频、白浊、带下等。莲心清心火,止血、固精。

42. 花生:味甘,性平。入脾、肺经。

效用:养血补脾,润肺化痰,止血增乳,润肠通便。用于营养不良、乳汁缺乏、各种贫血、燥咳、反胃、脚气、出血等。

43. 黑芝麻:味甘,性平。入肝、肾经。

效用:滋补肝肾,生津润肠,润肤护发,抗衰祛斑,明目通乳。用于血虚、视物晕花、耳鸣、津少便秘、面斑、久咳不愈、发枯不泽、乳汁不通、失眠等。

44. 大枣:味甘,性平。入脾、胃经。

效用:补益脾胃,滋养阴血,养心安神,缓和药性。用于脾气虚所致的少食、泄泻,阴血虚所致的妇女脏躁症。

45. 白果:味甘、苦、涩,性平,有小毒。

效用:润肺,定喘,涩精,止带。用于喘咳痰稀:种仁 30 克,冰糖 15 克,水煎到种仁熟透,连渣服,每天 1 ~2 次。

46. 蘑菇:味甘,性凉。入肠、胃、肺经。

效用:开胃、理气、化痰、悦神、解毒、透疹,止吐、止泻。主治热病中后期之体倦气弱,口干不食、咳嗽有痰、胸膈闷满、呕吐泄泻及小儿麻疹透发不畅等,又可用作传染性肝炎、白细胞减少症的辅助治疗。

47. 香菇:味甘,性平。入胃、肾、肝经。

效用:补气健脾,和胃益肾,滋味助食。

48. 木耳:味甘,性平。入胃、大肠经。

效用:凉血止血,益气补血。用于便血、血痢、痔疮出血、脱肛、崩漏、产后虚弱、抽筋麻木等。应用于脾虚泄泻:木耳 10 克,白糖 30 克,水煎服。

49. 银耳:味甘,性平。入肺、胃经。

效用:养阴生津,润肺健脾,用于肺胃阴虚所致的口干渴、便秘、咽喉干燥、干咳、咯血、阴虚液亏虚之症等。

50. 海带:味咸,性寒。入胃、肾、肝经。

效用:软坚化痰,清热行水。用于甲状腺肿、睾丸肿痛、带下、水肿、脚气等。应用于清凉解暑:海带、冬瓜、绿豆适量、煮汤服。

(三)调味原料

1. 辣椒:味辛,性热。入心、脾经。

效用:温中散寒,健胃消食,活血消肿。应用于胃寒疼痛、气滞腹胀:辣椒适量,拌菜吃。

2. 姜:生姜:味辛,性微温;干姜:味辛,性热。入脾、胃、肺经。

效用:生姜:解表散寒,止呕化痰。主治风寒感冒、呕吐痰咳。干姜:温中逐寒,回阴通脉。主治心腹冷痛、吐泻、肢冷脉微,寒饮喘咳,风寒湿痹,下泄。

3. 大蒜：味辛，性温。入脾、胃、肺经。

效用：行滞气，暖脾、胃，消积、解毒、杀虫。主治饮食积滞、脘腹冷痛、水肿胀满、泄泻、痢疾、百日咳、蛇虫咬伤。

4. 醋：味酸、苦，性温。入肝、胃经。

效用：散瘀、止血、解毒、杀虫。主治产后血晕、黄疸、黄汗、吐血、大便下血、阴部瘙痒，又可解鱼肉菜毒。

5. 食盐：味咸，性寒。入胃、肾、小肠经。

效用：止吐消痰，凉血清火，解毒。主治食停上脘、心腹胀痛、胸中痰癖、二便不通、齿出血、喉痛、牙痛、毒虫伤。

6. 冰糖：味甘，性平。入肺、脾经。

效用：补中益气，和胃润肺。用于肺燥、肺虚、风寒、劳累所导致的咳嗽、口疮、风火牙痛。

7. 酒：味苦、甘、辛，性温，有毒。入心、肝、肺、胃经。

效用：通血脉，御寒气，醒脾温中，行药势。主治风寒痹痛、痉挛急、胸痹、心腹冷痛。

（四）中药类

1. 白芍：苦、酸，微寒。归肝、脾经。

效用：平肝泄火。本品苦酸寒，善泄肝火，可治疗肝阳亢盛引起的头痛、眩晕。

缓急止痛。可治疗胃脘痛、腹痛、肌肉挛痛。

养血和阴。可治疗阴血不足的月经不调、带下、崩漏，也可治疗营养不良，表虚自汗。

2. 白术：苦、甘、温。归脾、胃经。

效用：补脾益气，用于脾胃虚弱所导致的泄泻或呕吐、食少乏力。

固表止汗。用于表气虚自汗，常配黄芪、防风同用，如玉屏风散。

健脾燥湿。用于脾气虚弱、运化失职、水湿内停所导致的肢体肿满、小便不利、痰多、肠鸣、腹泻、恶心、呕吐。

3. 板蓝根：苦、寒。归心、胃经。

效用：清热解毒。治疗热毒引起的发热、咽喉肿痛、口疮、疮痈等。现常用于治疗热性传染，如：腮腺炎、流脑、乙脑、肝炎、麻疹、猩红热等。

凉血消斑。治疗因血分热盛而致的皮肤斑疹、发热。

4. 陈皮：辛、苦、温。归脾、肺经。

效用：行气健脾、用于脾胃气滞所导致的脘腹胀满、不思饮食等症。本品有行滞气、健脾胃之功用。

燥湿化痰。本品苦燥化痰湿，用于痰湿停滞引起的咳嗽痰多、胸膈满闷。陈皮尚能降气止呕，可用于呕吐症。

5. 葱白：辛、温。归肺、胃经。

效用：发汗解表。适于外感风寒的轻症。

通达阳气。用于阴寒内盛、格阳于外、脉微、腹泻者，配伍附子。

此外，本品外敷治疗疮痈疔毒。

6. 穿心莲：苦、寒。归肺、胃、大肠、小肠经。

效用:清热烦湿。治疗多种湿热引起的病变,如:胃肠湿热所导致的痢疾、腹泻、膀胱湿热引起的热淋、小便短赤涩痛等。

清热解毒。治疗热毒症,如:温热病及瘟疫、各种热性传染病、疮疖、痈肿、咽喉肿痛等。

清肺止咳。治疗肺热喘咳、肺痈。

7. 冬虫夏草:甘、平。归肺、肾经。

效用:滋补肺肾。治疗肺肾阴虚所导致的虚劳、盗汗、潮热、久咳、病后虚损、并能止血止咳。

8. 丁香:辛、温。归脾、胃、肾经。

效用:温中降逆。本品能温中散寒、暖胃降逆、可治疗胃寒呕吐呃逆,也可用于脾胃虚寒的食欲不振、呕吐、泄泻。

温肾助阳。常用于治疗妇科宫冷腹痛、阳痿等症。

9. 阿胶:甘、平。归肺、肝、肾经。

效用:养血止血。用于虚劳咳血、便血、吐血等多种出血及失血后的头晕、乏力。

滋阴润肺。治疗虚劳肺燥咳嗽、阴血不足的虚热、心烦。

治疗肺结核咳血:阿胶磨成细末,每次服 20 ~ 30 克,每日 2 ~ 3 次,温开水送下,或熬成糊状饮下。均配用常量西药抗结核药。治疗胎动不安、滑胎:阿胶 12 克,鸡子 2 枚。红糖 30 克。

10. 茯苓:甘、淡、平。归心、脾、肾经。

效用:利水渗湿。本品甘淡渗利,能消除水湿停滞,可治疗水肿、小便不利、腹胀。健脾补中。能补益脾气,治疗脾虚湿困引起的食少脘闷、腹泻便溏。

宁心安神。主要用茯神,治疗心脾两虚,心神不宁、失眠等。

11. 枸杞子:辛、温。归脾、胃、大肠经。

效用:滋补肝肾。治疗虚血老损、头晕乏力、耳鸣健忘,腰膝酸软。

益精明目。治疗肝肾精血不足所导致的眼目昏花,视物不清。

12. 花椒:辛、热。归脾、胃经。

效用:温中止痛。本品辛辣而热,能散阴寒之气而温中止痛,可用于脾胃虚寒的腹中冷痛、肠鸣腹泻。

13. 金银花:甘、寒。归肺、心、胃经。

效用:清热解毒。用于热毒引起的咽喉肿痛、目赤肿痛、疮痈疔毒。也可用于胃肠湿热的泄泻。

透表清热。可用于外感风热之邪,能清表里之热。

14. 龙眼肉:甘、温。归心、脾经。

效用:步心脾,益气血。主要治疗心脾两虚、气学双亏失眠、健忘、食少、妇女崩漏出血等症。

15. 牛黄:苦、甘、凉。归心、肝经。

效用:开窍豁痰。牛黄气清香能开窍,并善祛痰热。用于温热病痰热内闭心包之神昏、痰鸣以及中风痰阻、神昏口噤等情况,处方如安宫牛黄丸。

清热解毒。治疗热毒引起的咽喉肿痛、口疮、痈肿。

16. 芡实:甘、涩、平。归脾、肾经。

效用:健脾止泻。用于治疗脾胃虚损、大便溏泄。常配当归、白术同用。

固肾涩精。用于治疗肾气虚、精关不固引起的遗精、遗尿、小便多、带下。

17. 肉桂:辛、甘、热。归肾、脾、心、膀胱经。

效用:温肾壮阳。用于肾阳不足的畏寒、肢冷、腰膝冷痛。也可以 用于肾不纳气的虚喘,气逆。

温中祛寒。用于脾胃的虚寒的胃脘冷痛。以及腹痛腹泻。常与干姜、俯子同用。

温经止痛。能温通血脉、散寒止痛。用于寒凝气滞引起的痛经、肢冷痛。

18. 山药:甘、平。归脾、肺、肾经。

效用:补益脾胃。治疗脾胃虚弱、泄泻、体倦、食少、虚汗。

益肺滋肾。本品不寒不燥,味甘质润,可以治疗肺肾虚消渴、遗精、带下等病症。

19. 天冬:甘、苦,大寒。归肺、肾经。

效用:养阴清热。治疗阴虚内热,津少口渴,肺燥干咳、痰稠难咯等病症。润肺滋肾。治疗肺肾阴虚、虚劳潮热。

西洋参:苦、微甘、寒。归心、肺、肾经。

效用:益气生津,养阴清热。用于热病伤津耗气、阴虚内热、气阴两伤等症。

20. 小茴香:辛、温。归肝、肾、脾、胃经。

效用:理气止痛。本品能温肝散寒、行气止痛,可用于胃寒腹痛,寒疝作痛。

温中开胃。本品气香醒脾,有开胃之功效,可用于胃寒腹痛,寒疝作痛。

21. 益母草:辛、微苦、微寒。归心、肝、肾经。

效用:活血调经。多用于妇产科疾病,如治疗月经不调、经前腹痛、产后血滞腹痛,可活血祛瘀止痛。对于血瘀所导致的出血也可以用本品。使瘀去新生,出血自止。

利水消肿。用于治疗肾病等多种疾病引起的水肿。

22. 薏苡仁:甘、淡、微寒。归脾、胃、肺经。

效用:利水渗湿。本品有渗利水湿作用,用于水肿、小便不利、湿毒脚气等病症。

祛风湿。能祛风湿除痹痛,可通利关节,缓解拘挛。用于风湿热痹、关节疼痛。

清热排脓。用于肺痈,常配苇茎、冬瓜仁、桃仁,可促进脓痰排出。用于肠痈,常配丹皮、白花蛇舌草等。

健脾止泻。本品炒热能健脾止泻,用于脾虚夹湿之泄泻。

23. 泽泻:甘、淡、寒。归肾、膀胱经。

效用:利水渗湿。本品甘淡能渗利水湿,可用于水湿内停所导致的小便不利、泄泻、水肿等。常与茯苓同用。

泻肾火。本品入肾经而泻肾火,常用于肾火亢盛的头晕、耳鸣、心烦等症状。

24. 知母:苦、甘、寒。归肺、胃、肾经。

效用:清热除烦。本品苦寒,能清肺胃实热,常用于热病出现高热、烦渴、脉洪等情况下。清热之力大,配石膏可增强药效,处方如白虎汤。本品用于肺热咳喘,能清泻肺热,常配贝母等同用。

滋阴润燥。本品质润,既能泻火也能滋阴润燥以退虚热。可用于肺肾阴亏、阴虚火旺而出现的虚热、盗汗、心烦等,如知柏八味丸。另外本品有清热滋阴作用,可治疗消渴病。

## 三、食疗饮食品分类

食疗饮食品是由食疗原料按照一定的组方,加工、烹制而成。它又可根据食疗饮食品的性状和作用分别进行如下分类。

(一)根据食疗饮食品的性状分类

1. 鲜汁:多选用汁液丰富的植物果实、茎、叶和块根,经切碎、捣烂后压榨取得。这种天然性饮品具有方便、味美、效速,以及用法、用量、次数灵活等特点。如芹菜汁、猕猴桃汁等。

2. 精:以药料或食料干品或鲜品汁液,经煎煮、去渣、浓缩,再加入干燥糖分制成的颗粒,最后经过干燥制成的备用原料。

“精”除了具有鲜品的特点和疗效外,还具有可长时间储存的优势,故而近代较为盛行。如清明柳叶速溶饮等。

3. 饮:将食疗原料,以开水冲泡,温浸而成。它具有制作简便、配方灵活、饮用随意等特点。如姜糖饮、玉米须饮等。

4. 汤:以食疗原料煎煮或蒸炖而得。它具有适用范围广泛、疗效高、不伤胃等特点,尤适于强壮滋补品的制作。如益寿鸽蛋汤、当归生姜羊肉汤等。

5. 茶:就是中草药与茶叶配用,或以中草药经粉碎、混合而成的粗末制品代茶冲泡、煎煮,然后像喝茶一样饮用。它可降低药物的挥发成分的损失,并且具有便捷、显效、针对性强等特点。如减肥茶、杏仁奶茶等。

6. 粥:以粮食与药物或食物(或药物与食物的汁液)同煮而成。具有制作、服用方便,有利于治疗,有利于消化,适合长期服食等特点。如黄精粥、荷叶粥等。

7. 酒:以食疗原料与酒相结合的一种液体剂型,有浸泡法和酿造法二种。其中酒既可增强温阳散结、活血化淤等原料的疗效,又可缓和苦寒原料的药性,同时还可浸取出原料的有效成分,因而具有便捷、疗效显著、针对性强等特点。如桑椹酒、延寿酒等。

8. 蜜膏:是由鲜汁、鲜药汁或药物的水煎液经煎熬浓缩,再加蜂蜜制成的稠膏。其中的蜂蜜可增加滋润、补益的作用,也可使该食疗食品的疗效柔和,易于储存。如黄精鸡膏等。

9. 糕、饼:是由具有治疗和保健作用的食疗原料研成细粉,再与米粉、麦粉或豆粉相混合,或加适量白糖、枣泥、食油等做成的糕或饼,再经蒸、烘、烙等方法而制成的主食。它具有药性缓和、服食方便,适合长期治疗等特点。如八珍糕、茯苓饼等。

10. 菜肴:它在食疗饮食品中占有很大比例。是由食疗原料经炖、焖、蒸、煮、熬、炒、烧、烩、炸等方法烹制而成。具有色鲜、味美,既能激发食欲,又能发挥治疗、保健作用的特点。其中又以蒸、炖、煮、煨等最具有中医食疗的传统特点,是常常采用的技法。如参蒸鳝段、虫草鸭子等。

(二)根据食疗饮食品的作用分类

这种分类方法可将饮食品分为益气健脾类、补血营养类、滋阴生津类、助阳健身类、兼调阴阳气血类、安神益智类、开胃消食类、温里散寒类、理气止痛类、活血化淤类、平肝熄风类、解表散邪类、祛痰止咳类、清热解毒类、祛风除湿类、利水消肿类、润肠通便类等等。

## 四、食疗宜忌

(一)食疗对象宜忌

食疗对象的宜忌,是中医学注重整体的一个重要内容,必须对食疗对象进行全面的分析,才能做到辨证论治。

1. 病证宜忌

中医的“辨证论治”是以“证”为基础的,不同的食疗对象的不同证候应有不同的食疗方法。辨证施食应根据病“症”的阴阳、虚实、寒热,分别选择相应的食物。根据《内经》提出的“虚者补之”、“实者泻之”、“寒者热之”、“热者寒之”的治疗原则进行。同时必须注意的是食物的性味应与疾病的属性相适应。如寒症应是生冷,宜于选用温热性食疗原料;热症应忌温、热性食物,宜于选用寒、凉性或平性食物。正如《金匮要略》所云:“所食之味,有与病相宜,有与病为害。若得宜则益体,害则成疾,以此致危,例皆难疗。”

2. 饮食宜忌

饮食禁忌是病人在疾病过程中或恢复期,应禁忌食用一些与疾病不相宜的食物。病中或病初,胃气尚未恢复,食欲不振,此时不宜高脂厚味饮食,而应食用与疗病相宜的食品。高热出汗、耗伤津液者,宜选清凉、滋润的瓜果饮料或食品。肾阴不足、肝阳上亢的高血压者,久痨阴虚、骨蒸盗汗的肺结核者,宜食海蜇、荸荠、白鹅、乌骨鸡、银耳等食物。对身体虚弱,易感风寒者,宜吃生姜、大枣等食物。热性病症,应忌温热性食物,如姜、蒜、辣椒等辛辣之品,以免火上加油。此外,水肿者忌盐,消渴者忌糖,睡前忌浓茶。病后调理宜选粥,并根据病情,或以脏补脏,或补阴滋阴等。

3. 四季饮食宜忌

根据中医“无人相应”的整体观念,由于四季气候不同,用食物调养,应有所不同。

春天:“春者,天气始开,地气始滞,冻解冰释,水行经通,故人气在脉。”春回大地,万物复苏,阳气廾则一派生机。此时人的新陈代谢也是最为活跃之时,皮肤腠理(汗孔)由冬季的致密而转为疏松,五脏属肝。此外,由于风邪当令,人体易为风邪所伤。风为阳邪,具有开发、向上、向外的特点,易引起伏邪而发病。有旧病宿疾、肝阳偏亢的人,此时易萌发目疾、眩晕、头痛等病,有肝炎病史者也易感肝区胀痛。因此,春天的饮食宜甘平,并适当配合清肝原料,不宜食温热类及辛、辣类食品以防肝阳生发太过。常用的食疗保健原料有:芹菜、菠菜、荠菜、小白菜、油菜、萝卜、胡萝卜、山药、荸荠、海带、海蜇、黄瓜、香蕉、菊花、鸡蛋、瘦猪肉等。

夏天:夏季是艳阳天气,酷暑外蒸,人体气血趋向体表,形成了阳气在外、阴气内伏的生理状态,此时五脏属心。饮食应以甘凉为宜,适当增加清心火的食疗原料。尤其是天热出汗,不但损耗体液,还消耗体内各种营养物质,如无机盐类,若不及时补充,会发生体液失调,代谢紊乱;同时,天热影响脾胃,减少胃液分泌,降低消化能力,加上睡眠不足,损耗津液,从而减弱食欲,造成人体内收入少而消耗多的局面。为次,应增加补气生津的食疗原料,如:冬瓜、黄瓜、丝瓜、绿豆、鸭肉、瓜果等。

长夏属土,这是湿热并重的季节,此时五脏属脾。人体易为湿邪所伤,会出现全身乏力、胸闷不适、胃口不佳、口淡无味等证。此时食疗忌肥腻或燥热而影响脾胃的功能,应以清淡、滋阴食品为主。常用的食疗原料是冬瓜、赤豆、玉米、薏仁、豌豆、茯苓、山药等。

秋天:秋天来临,天地间阳气日退,阴寒日生,气候逐渐凉爽干燥,易出现燥证,五脏属肺。这时食疗应防止"秋燥"对肺阴的损伤,不宜食用辛、热、香、燥及炸、熏、烤、煎等食物。秋季应服用滋阴润燥的食物,以生津养肺、润燥护肤为原则。常用的食疗原料有梨、柿子、甘蔗、银耳、百合、山药、鸭肉、萝卜、芝麻、花生、苹果、蜂蜜等。

冬天:冬季是万物闭藏季节,自然界阴盛阳衰,草木凋零,冰冻虫伏,此时五脏属肾。此时进补是颐养真气、固守无阳、兼而养阴的最佳季节,由于寒为阴邪,易伤阳气,有寒湿痹症、胃脘痛、咳嗽、哮喘等疾病的人易被寒邪引发或加重病情。因此,冬季食疗应以温补助阳、补肾益精为原则,宜用炖、焖、煨等烹调方法,以利消化吸收,宜多食温辛,补肾阳。常用的食疗保健原料有:羊肉、狗肉、牛肉、胡桃仁、桂圆、红枣、甲鱼、猪蹄等。

4. 地域宜忌

南方:我国南方地区地势低洼,气候炎热,潮湿多雨。人体易为湿热所困,从而引发湿热病症,病势缠绵难愈。南方人食疗保健应用辛凉、甘凉、甘寒、清凉泻火的原料为宜,为清热利湿。不宜肥甘油腻以辛辣、助火动火。常用食疗保健原料有:薏仁米、赤豆、绿豆、茯苓、金针菜等。

北方:我国北方地区地势较高、气候寒冷、干燥,人体阴寒偏盛、津液偏亏。宜食辛湿、辛热、助火、补阳类。食疗保健原料,不宜食用寒凉降泻作用的原料,以免损伤阳气。常用食疗保健原料有:羊肉、狗肉、胡桃仁、麻雀肉、鹿肉、黑芝麻、松子等。

(二)原料搭配与烹调宜忌

1. 配伍宜忌

各种食物都有各自的食疗效果和可食性,以及保健作用,为了增强效果,往往将食物与食物互相搭配,食物与药物互相搭配,使原有性能有所改变,因而可产生不同的效果,即有不同的配伍关系,可概括为四方面。

(1)相须相使。指性能基本相同或某一方面性能相似的原料相互配合,能够不同程度地提高食疗功效和可食性。如菠菜猪肝汤,菠菜与猪肝都能养肝明目,相互配伍可提高补肝明目的功效,长于治疗肝虚目昏或夜盲症等。

(2)相畏相杀。指两种原料配合使用时,一种食物的毒性或副作用能被另一种食物降低或消除。在这种相互作用的关系中,前者对后者来说是相畏,而后者对前者来说是相杀。如:食用螃蟹时,使用生姜和醋作佐料,可减轻螃蟹的寒性,并解蟹毒。

(3)相恶。指两种原料同时使用时,由于相互牵制,从而使原有的功能降低甚至抵消。如:在服用人参时同时食用萝卜,萝卜能降低人参的补气作用。

(4)相反。指两种食物同时使用时,能产生毒性反应或明显的副作用,甚至对机体有害,切不可背道而驰。如:螃蟹忌柿子,花生忌黄瓜,鳖甲忌苋菜等。

2. 烹调宜忌

从食疗保健的角度出发,在选择烹调方法上,应尽量选择那些烹制出来的食物能保持或尽可能减少食疗的有效部分的损失,并能促进食欲,使原料中的营养成分易于为人体消化吸收。因此,烹调时应注意下列几方面。

(1)在烹调方法上,可选用清蒸、炖、煮等方法。这样烹调出来的食物清淡、酥烂,水分含量高。不仅可以保护食物的性能,提高食物的效用,而且有利于消化吸收。如:清炖老母鸡,这一种烹调方法使老母鸡的主要营养能被人体吸收、利用,同时也显示了母鸡这一原料的性能特点及对人体特别是老年人的作用。而煎、炸、烤、熏等烹调方法应尽量少用,以免破坏食物性能,增加食物燥热之性和有害物质。

(2)在制作形式上,可以汤羹为主,能使原料中的有效营养成分充分溶解于汤中,有利于脾胃的消化吸收,发挥原料应有的功效。如:冬虫夏草鸭、鲜蘑鲫鱼汤等。

## 第四节　药膳

### 一、药膳的定义

药膳是在中医药理论的指导下,在食物中配以中药,运用传统的烹调技术和现代科学理论,而制成的一种具有保健和食疗作用的膳食。它是中国传统的医学知识与烹调经验相结合的产物。它“寓医于食”,既将药物作为食物,又将食物赋以药用,药借食力,食助药威;既具有营养价值,又可防病治病、保健强身、延年益寿。因此,药膳既不同于一般的中药方剂,又有别于普通的饮食,是一种兼有药物功效和食品美味的特殊膳食。它可以使食用者得到美食享受,在享受中,使身体得到滋补,疾病得到治疗。因而,中国传统药膳的制作和应用是一门科学。

药膳食品,不是一般营养食品,是现代所说的功能性食品。中药和食物相配,就能做到药借食味,食助药性,变“良药苦口”为“良药可口”。所以说药膳是充分发挥中药效能的美味佳肴,能够满足人们“厌于药,喜于食”的天性,也可以说它是中药的一种特殊的、受人们喜爱的剂型。

### 二、药膳的特点

(一)以中医药理论为基础,辨证论治

药膳从其医疗意义来说,是中医学的一个组成部分。它是以中医学的阴阳五行、脏腑经络、辨证施治的理论为基础,按中医方剂学的组方原则和药物、食物的性能选配组合的。药膳的主要功能是以食物、药物的偏性来矫正脏腑机能的偏性,使之恢复正常。能减轻或消除热证的药物或食物一般属于寒性或凉性,如黄芩、板蓝根、紫菜、粟米、荞麦、绿豆、黄瓜、丝瓜、兔肉等;能够减轻或消除寒证的药物或食物,一般属于温性和热性,如附子、干姜、桂枝、葱、籼米、雀肉等。给患温热的病人配食,应多用绿豆、扁豆、高粱、薏米等食物,以偏凉之性,起到清热解毒的作用;给虚寒病人配膳,则应多用面粉、粳米、糯米等,以温中补虚。如当归、生姜、羊肉汤治血虚有寒的腹痛,方中选用甘温的当归为主药,补血止痛,配以辛温的生姜,温中散寒。

药膳的施用是以中医的整体观念和辨证施治的理论为根据,按治病求本、扶正祛邪、调整阴阳、因时因地因人而治的治疗原则运用的。在用药和食物的选择上,必须依据辨证论治原则,在正确辨证的基础上,采取相应的治疗原则,选药组方或选食配膳,才能取得预期的效果。例如,当出现精神困倦、四肢软弱、短气懒言、头晕自汗、食欲不振、胃腹隐痛、便清腹泻、舌质淡、舌苔白、脉缓无力等证候时,中医辨证为脾气虚证。这时就要应用健脾益气药膳。健脾益气药膳选用的中药有党参、白术、山药、大枣、茯苓、薏苡仁、莲米、芡实之类,食用的药膳有参枣米饭、山药汤圆、茯苓包子、益脾饼、大枣粥等。再如,同为咳嗽,对于风寒咳嗽以使用葱白粥为宜;对肺阴虚燥热的干咳,则宜用百合杏仁粥;风热咳嗽则应服贝母桑叶梨汁。应仔细辨证,充分了解各种咳嗽的寒、热、虚、实。只有有了正确的诊断,治疗才不会出现差错。同为虚证,气虚者宜食用牛肉、糯米、山药、党参以补气;血虚者宜食龙眼肉、当归以补血。

在运用辨证论治原则的时候,还应注意四时气候、地理环境对人的生理、病理的影响,在不同的季节选用不同的药膳。

春宜升补:春天阳气初生,大地复苏,万物生发向上,内应肝脏,应根据春季的特性,因势利导,应用升补之法,充分调动人体的阳气,使气血调和,适宜使用首乌肝片、妙香舌片等药膳。

夏宜清补:夏日炎热,火邪炽盛,万物繁茂,内应心脏,应根据夏令之时,人体脏腑气血旺盛,采用清淡、清热之品调节人体阴阳气血,适宜食用西瓜盅、荷叶凤脯等药膳。长夏宜补淡:长夏时值夏秋之际,天热下降,地湿上蒸,湿热相缠,内应脾脏。应根据长夏之时采用淡渗之品利湿健脾,以达到气血生化有源。

秋宜平补:秋季阳气收敛,阴气滋长,气候干燥,内应脏腑。此时五脏刚从夏季旺盛的代谢中舒缓过来,应进行阴阳平衡的滋补,以调节夏季脏腑功能的失调,适宜食用菊花肉片、参麦团鱼、玉竹心子等药膳。

冬宜温补:冬季天气寒冷,阳气深藏,内应肾脏。此时应根据冬季封藏的特点,以温热大补之品来滋补人体气血阴阳之不足,使脏腑的气血旺盛,适应自然界的变化,适宜食用归芪鸡、龙马童子鸡等药膳。一年四季,不论何时,都必须重视保养脾胃之气。脾胃为后天之本、气血生化之源。只有脾胃的消化吸收功能好,药膳才能充分吸收、转化。

除四季对人体的影响外,地理、环境、生活习惯的不同,也不同程度地影响着人们的生理、病理疾病等问题,因而必须辨证施膳。

(二)以传统的烹调技术为手段

药膳由药物、食物和调料三部分组成。它是取药物之性,用食物之味,食借药力,药助食威,二者相辅相成,相得益彰。因此药膳不同于一般的中药方剂,又有别于普通的饮食,它是一种有药物功效和食品美味的,能治病、强身、抗老的特殊食品。

由于中药汤剂多有苦味,故民间有"良药苦口"之说。有些人,特别是儿童,多畏其苦而拒绝服药。而药膳使用的多为药、食两用之品,且有食品的色、香、味等特性,即使加入了部分药材,由于注意了药物性味的选择,并通过与食物的调配及精细的烹调,仍可制成美味可口的药膳,故谓"良药可口,服食方便"。

药膳的主要原料是药物和食物。它必须寓药于食,寓性于味,融药物功效与食物美味于一体。因此,它也就必须以精湛的烹调技术为手段,借助炖、焖、煨、蒸、煮、熬、炒、卤、烧等中国传统的烹调方法,同时按患者身体的需要进行中药的调补、选料。对所选用的中药应根据药物的不同,采用不同的炮制、加工方法及分离提取法,以保证制成的食品既具有一般美食的色、香、味、形,又可在享受美味的同时达到治病、保健和强身的目的。

由于药膳在组成上的特殊性，使其在制作方面既有独特的方法。药膳烹调是依照中医理论和用药要求，根据药物的性能，应用食品烹调和药物炮制加工技术而成的一套特殊的制作方法。因此，在制作上除了具备一般的烹调技术外，还应掌握中医药的基本理论和药物炮制方法。

（三）以治病、保健和强身为目的

自古以来，人们就很重视饮食对人体的作用。《黄帝内经·素问》一书中强调"人以水谷为本"，指出"营者，水谷之精气也，和调于五脏，洒陈于六腑，……卫者，水谷之悍气也"，唐代名医孙思邈指出："夫含气之类，未有不资食以存生"，"安生之本，必资于食，……不知食宜者，不足以生存也，……故食能排邪而安脏腑"（《千金要方》）。宋代陈直认为："主身者神，养气者精，益精者气，资气者食。食者生民之天，活人之本。故饮食进则谷气充，谷气充则气血盛，气血盛则筋力强。……若有疾患，且先食医之法，审其疾状，以食疗之，食疗未愈，然后命药，贵不伤其脏腑也"（《养老奉亲书》）。金代刘完素也强调："胃为水谷之海，喜谷而恶药，药之邪所入，不若谷气先达，故治病之法，必以谷气为先。……辨生死之候者，谓安谷则生。凡明胃气为本，以此知五味能养形也"（《素问·病机气宜保命集》），等等。可见历代医家对饮食物的作用已有较为清楚的认识。

药膳除有防病治病作用外，较多地应用于中医扶正固本方面，所用的药物和食物如人参、黄芪、当归、阿胶、枸杞、山药、大枣、鸡、鸭、猪肉、羊肉等，能滋养强壮身体、补气血阴阳、增强正气、治疗体虚。经现代药理的初步研究证明，某些滋补品具有增强机体生理功能的作用，改善细胞的代谢和营养，对神经内分泌的调节功能和机体的各种自卫机制也有一定的作用，并能增强机体的自稳状态，提高抗病免疫力，改善心肺功能和造血系统的功能，促进血液循环。如黄芪可延长细胞的生长寿命，人参能促进核酸合成，并能加强大脑皮层的兴奋和抑制过程，提高大脑机能的灵活性，减少疲劳感，还能促进抗体的形成；黄芪、灵芝、山药等能增强吞噬细胞的功能，促进机体产生干扰素，且能提高白细胞的数量及吞噬功能。此外，药膳中还含有人体代谢所必需的营养素，能有效地补充人体能量和营养物质，调节机体内物质代谢，从而起到滋补强身、防病、治病、延寿的作用。但是在用膳时，应本着"因人施膳"这一基本原则，才能使药膳更有效、更充分地发挥作用。

## 三、药膳应用原则

（一）辨证论治的基本原则

辨证论治就是运用"四诊"（望、闻、问、切）的手段，全面了解病人所出现的证候（症状和体征），然后通过这些症候，进行分析，弄清疾病发生的原因，推断疾病的部位和性质，结合病人的体质，确定运用哪种治疗方法，选用什么样的方剂和药物，对症治疗。用药如此，在药膳的选择上也应如此，也必须以中医理、法为依据，而理、法的确立，又必须有中医基础理论的指导，运用辨证的方法及论治的原则，在正确的辨证基础上，采取相应得当的治疗方法，选择适宜的药物和食物，配制成药膳，方能取得预期效果。

作为辨证论治的具体体现，中医提出"同病异治，异病同治"的概念，意思是说，同一种疾病或症状，发生在不同的人身上，处于不同的病程阶段，其证候性质不一样，阴虚者当滋阴,阳虚者当温阳,治疗方法、选方用药截然相反。这就是同病异治。不同的疾病,发生在不同的人身上,若其证候性质相同,是阴虚的则滋阴,是淤血的则活血化淤,治疗方法、选方用药可以完全相同或大致相似。这就是异病同治。可见中医治病,重证轻病,药膳治病,本是中医治疗手段的一种,当然应当遵守辨证的基本原则。

如何掌握辨证论治的基本原则呢?按照中医的辨证论治理论,证的分类很多,按八纲辨证有表里、寒热、阴阳、虚实的不同,按脏腑辨证有心、肝、脾、肺、肾以及六腑证的不同。作为选择药膳的依据,我们这里仅把最主要、最常见的证型作一概述,尤其着重于药膳常用的虚证的描述。

1. 虚证

膳中选用的中药最多见的是补益类的中药。正气不足常分气、血、阴、阳虚弱四大类型。

(1)气虚证。气短自汗,懒惰,语音低微,肢体疲怠,苔薄白,脉虚大无力。五脏气虚还各兼见不同症状,如喘咳、气短、痰多清稀、易于感冒,为肺气虚,可选用黄芪炖老母鸡补肺气;如气虚证兼见食少、便溏、食后脘胀、内脏下垂、失血过多,为脾气虚,可选用人参、莲子、大枣等煮粥补脾气;如气虚证兼见心悸、气短、心前区闷满或痛、脉结代或细弱,为心气虚,可选用人参、西洋参、刺五加等制作药膳补益心气。

(2)血虚证:面色萎黄或淡白,唇、舌、指甲色淡,毛发枯落,舌质淡,脉沉细。血虚证常见于心、肝二脏。如血虚证兼见心悸、烦躁、健忘、失眠、多梦、脉细或结代,为心血虚,可选用夜交藤、合欢花、柏子仁等制作药膳补养心血。

2. 实证

常见的慢性病不仅仅是正气不足,也还挟有实邪,常见有气滞、血淤、痰湿、虚火等。配制药膳时在一定阶段也必须选用行气、化瘀、消痰或降火煮品,不可一味用补。

火热:若五脏功能失调而出现火热内炽、舌质红、苔黄、脉滑而散,为阳旺内火证。如兼见咳痰黄稠,甚或带血,胸部热痛,鼻咽干燥,为肺入内蕴,可选用桑叶、桑白皮等清泻肺火;如兼见心烦、失眠、舌体糜烂,为心火上黄,可选用竹笋、竹叶等清泻心火;如兼见口唇红肿、口腔溃疡、口渴欲凉饮、脘腹热痛、大便秘结,为脾胃蕴热证,可选用麻仁、苦瓜等泻热通便。

辨证选用药膳是人们合理使用药膳的原则,就药膳与病证性质而言,则当采用寒者热之、热者寒之、虚者补之、实者泻之的总原则,结合脏腑辨证的特点,选择相应的药物和食物配制药膳,结合季节变化、体质特点、地理环境和生活习惯等,从整体去把握选择,一般可收到预期的效果。

(二)根据年龄选用药膳

人的年龄不同,其生理状况有明显的差别。人体的结构机能和代谢随着年龄的增长而改变,选择药膳养生当然有所区别。《黄帝内经》中就有对小儿、壮年、老年不同阶段生理特点的描述,所谓“婴儿者,其肉脆血少气虚”,“壮者之气血盛,其肌肉滑、气道通、营卫之行不失其常”,“老者直气血衰、其肌肉枯,气道涩”。

少儿:中医认为,小儿的生理特点是生机旺盛,脏腑娇嫩,气血未充,选择药膳着重在养,以饮食为主,做到营养充足,合理多样,保证其正常发育的需要,特别注意用血肉有情之品,填充脑髓,益智健脑。一般生长发育正常的小儿,无需刻意服用补药药膳,只有禀赋薄弱、体虚多病、生长迟缓者，可以适当服用补药药膳。

中年：中年人的生理特点是气血旺盛、脏腑坚强、营卫调和。现代医学认为，中年以后，无论从体力还是脑力上，一方面是稳定健全的时期，一方面又进入了某种生理的衰退过程。事实上，如果把35岁至55岁定为中年期的话，那么毫无疑问，机体的各方面都已经开始走下坡路，祖国医学曾说"人年四十，阴气自半，起居衰矣"。有专家指出，30岁以后，人体的多种机能便开始减退，大体上每增长一岁，减退1%，因此，中年期是人生抛物线由顶点开始下降的转折时期，也是多事之秋，机体的各个方面需要进行调整。所以，中年人利用药膳进行养生时，着重在调，可以根据自身的具体情况，选择具有调和作用的药物制作药膳，或用调理气血的药物如陈皮、佛手、红花、当归等，或用具有补益作用的西洋参、党参、黄芪、玉竹、麦冬、生地、虫草、枸杞子等对抗早衰的到来。但是注意不要滥补，以调为主。

老年：对于老年人来说，药膳是最主要的适用人群。人到老年期，一般来说其组织器官及生理功能已经衰退，气血运行缓慢，且多亏虚，脏腑功能虚弱，尤以肾中精气不足明显，五脏根本不固，呈现一派老态；行动迟缓，思维减退，耳不聪，目不明，饮食不香，睡眠多梦等，这是衰老过程中的常态，不是病，所以，无需刻意治疗，但是必须精心呵护。

药膳是重要的手段，但老年人的药膳，着重在补，特别是应选补肾的药物和食物制作药膳，如鹿茸、虫草、熟地黄、黄精、阿胶、甲鱼、牛鞭、狗肾、虾、羊肉、狗肉等。因为肾中精气的多少，直接影响整个人体的盛衰。但老年人的生理特点是脏器功能衰退，故补益不要太多，多则影响消化、吸收等功能。要特别注意照顾脾胃，制作药膳时，要讲究清淡可口，烹制要做到细、碎、软、烂，进食要做到少食多餐。我国古代金元时期的大医家朱丹溪曾在《格致余论·养老论》中说过："夫老人内虚脾弱，阴亏性急。内虚胃热则易饮而思食，脾虚难化则食已而再饱，阴虚难降则气郁而成痰……以物性之热者，炭火制作者，气之香辣者，味之甘腻者，其不可食也明矣。"意思是说老年人内脏不足，脾弱明显，更有阴津不足、性情较为急躁者，由于脾弱故食物消化较为困难，吃完饭后常有饱胀的感觉；阴虚易生虚火，又往往气郁生痰，故而提出诸多不可食的告诫，这对我们制作老年人药膳亦是有益的警示。

（三）不同职业的药膳应用原则

职业方面，由于社会分工不同，职业工种千差万别，但总的说有脑力劳动和体力劳动的区分。

脑力劳动者的药膳应选择补益心、脾、肾的药物制作药膳，因为中医学认为思维活动是由心主管的，所以习惯上常说"用心读书"、"专心致志"、"一心一意"等，其中的"心"，实质上都指大脑的思维活动，现代医学研究亦表明，大脑的功能活动与心血供应有密切关系，思虑是由脾主宰的，记忆是由肾精主宰的，所以脑力劳动者应选对心、脾、肾有补益作用的药物和食物制作药膳，诸如养心的柏子仁、酸枣仁、黑芝麻、胡桃仁等，健脾的茯苓（神）、大枣、山药、莲子、藕粉等，补肾的鹿茸、熟地、牛膝、女贞子等，均可作为脑力劳动者药膳制作的原料。选择相配食物时，应在满足热能的前提下，多配些蛋白质丰富的食物。脑力劳动者在食物中要注意避免高糖类和高脂肪类食物，因他们活动量较小，对糖类和脂肪的需求量不大。

体力劳动者的药膳选择除了应注意补肾、补脾外，还要注意补肝。因为肝主管身体的运动,人体运动后之所以产生疲劳是和肝有密切关系的。肾在生理上又具有主骨充髓的功能,《黄帝内经》把这种功能称为"作强之官",所以要筋骨强壮,必须补益肝肾,才能适应体力劳动的需要。可以选择牛膝、枸杞子、杜仲等制作药膳。当然,补脾健脾的黄芪、党参、白术、茯苓、白扁豆、太子参等亦是体力劳动者制作药膳的常用原料。体力劳动者热量消耗大,在选择相配食物时,可适当选择高糖、高脂肪、高蛋白类的食物,以保证充足的热能,但要注意防止能量过剩。

特殊职业条件下应采用不同的药膳应用原则。如以"寒"为特点的高山、高原地带,或冷冻库作业环境;以"暑燥"为特点的炼钢、铸造等作业环境;以"湿"为特点的棉纺行业作业环境(在夏季则为"暑湿")等。生产环境的局部气象条件具有风、火、暑、湿、燥、寒等时令六气的特点。精神高度集中的长时间的流水作业可使人体气机郁滞;高声压的噪声(130~140 分贝)常可使大脑皮质的兴奋与抑制失调,出现头晕耳明、心悸失眠、倦怠乏力、食欲不振等心、脾、肾虚证象。长时间满负荷(或超负荷)地从事某种职业活动,超出人体所能承受的限度,职业者可由劳而倦而致人体生理代谢失去平衡。中医认为久视伤血、久卧伤气、久坐伤肉、久立伤骨、久行伤筋(此谓"五劳所伤")。因劳伤而损及人体健康,可以说在所有职业中都有可能发生。

## 四、药膳的分类

(一)按药膳食品形状分类

1. 茶饮类

这是使用最方便的一类药膳,是将药物和食物原料经浸泡或压榨、煎煮或蒸馏等方法处理而制成的一种专供饮用的液体。它包括药膳饮液,如桑菊薄竹饮、山楂核桃茶、银花露等;药酒,如人参枸杞酒、三蛇酒等。其特点在于可频频饮用。

(1)鲜汁:指新鲜水果或新鲜中药材一起洗净、压榨的汁。

(2)饮:是一种液体剂型,由中药或与食物共同加水煎煮,去渣取汁而成,可加冰糖、蜂蜜,作为饮料日常饮用,如酸梅汤。

(3)茶:是指含有茶叶或不含茶叶的药物经粉碎、混合而成的制品,用开水沏后或水煎煮后可代茶饮,或者用中药饮片、生药材(如金银花、黄芪片)直接泡茶饮用。

(4)露:通过蒸馏加工制作的一种饮料制剂。

2. 汤菜类

这是一种具有中国传统饮食特点的药膳,其特点在于可饮可食,等同于菜类。药膳汤羹是以肉、蛋、奶、海味等原料为主体,加入味美或味淡的药料经煎煮、浓缩而成的较稠厚的汤液。这种古老的液体从诞生起就有治疗、保健的功能。

(1)汤:是用药物与食物同做的一类药菜汤,可饮可食是其特点。它是传统食谱中的汤,有别于一般的汤药之汤。

(2)羹:药膳中汁比菜多,又比汤浓的一款汤菜类膳食。如归参鳝鱼羹、天麻猪脑羹等。

(3)菜肴:是药膳的一个大类,是以蔬菜、肉类、鱼、蛋等为原料,配以一定比例的药物经烹调而成的,具有色、香、味、形的特殊菜肴。它包括:冷菜,如芝麻兔、山楂肉干:蒸菜,如八宝鸡汤;炒菜,如首乌干片、杜仲腰花;卤菜,如丁香鸭、陈皮油烫鸡;炸菜,如软炸白花鸽、山药肉麻丸等等。

3. 酒类

这种古老的液体从诞生起就有治疗、保健的功能，其特点就在于它就是酒。

(1)酒：包括各种粮食酒、瓜果酒、药物食物混酿酒、药物酿制酒。

(2)药酒：是中药和酒相结合的一种液体剂型，可用浸泡法配制。

4. 粥饭类

中国人传统的主食制作成药膳，药物内容容量大，其特点在于可作正餐，更体现“民以食为天”的思想。

药粥、饭：由药物、药汁与米同煮而成，或由一些可食中药(如山药、薏米)直接做成。

5. 其他类

由于中国饮食文化丰富无比，药膳也一样，还有很多不是太好归于大类，暂列于此。

(1)药(水)果：用药将水果加工后的一类药膳。药膳糖果是将药物的加工品加入熬炼成的糖料中混合后制成的固态或半固态、供含化或嚼食的药膳食品，如薄荷糖、山楂软糖等。药膳蜜饯是以植物的果实、果皮类的新鲜或干果原料经药液、蜂蜜和糖液煎煮后，再附加多量的蜂蜜或白糖而制得的药膳食品，如蜜饯山楂、糖橘饼等。

(2)药蛋：用中药和蛋同煮的一类药膳。

此外，随着现代科技的发展，将有更多的药膳食品出现。如药膳罐头就是将药膳食品按罐头生产工艺制成的一种特殊食品。它与其他类型的药膳食品比较，具有可长期储放、利于运输保管等优点，如虫草鸭子、雪花鸡等药膳罐头食品。还有一些药膳食品如桂花核桃冻、川贝酿梨、桃杞鸡卷等，与上述各类药膳食品的性质完全相似，但都仍具有保健、治疗的作用。

(二)按药膳作用分类

1. 保健益寿类

此类药膳是根据用膳者的生理、病理特点而制作的一种属于药性平和、发挥增进健康和抗衰老作用的膳食。它主要是通过提高机体免疫力功能和协调功能来达到促进发育、调理气血或抗老延年的目的。可分为儿童保健药膳、妇女保健药膳、老年保健药膳。常用的药膳有：人参防风粥、参麦团鱼、虫草鸭子、燕窝汤、银耳羹、乌鸡白凤汤、小儿八宝糕等。

2. 预防类药膳

春秋气候易变，常罹患感冒，可服用相应的预防类药膳加以预防。夏季易患腹泻，即可运用马齿苋粥防御；为防中暑，可用绿豆汤类，发挥其既清热又防暑湿的功用。秋季干燥，呼吸道易感性强，便可用百合、贝母、杏仁等膳食防御。冬令寒冷，可用当归、黄芪、羊肉等药膳以御寒而增强机体抵抗力。

3. 康复类药膳

人体大病后，机体衰弱，便可用扶正固本类药膳，促使早日康复，例如参芪类配方。若患有慢性病而气血两虚者，可施以猪肚红枣羹，或玫瑰花烤羊心等，以促康复。平常表现有阳虚者，可选用当归炖羊肉、良姜炖鸡肉等；如阴虚表现者，可采取滋阴之品(如沙参玉竹粥之类)，从而使机体由第三状态转为健康体质。

4. 治疗类药膳

此类药膳是针对病人的病情需要而制作的一种起治疗作用或辅助治疗作用的膳食。它可以通过长期服用而达到治疗疾病的目的，最适宜于慢性疾病患者。它的种类按其具体功能来分主要有：解表药膳、泻下药膳、清热药膳、祛寒药膳、消导化积药膳、补益药膳、理气药膳、理血药膳、祛痰止咳药膳等。

## 五、药膳食品的烹调方法

（一）炖

药膳的炖法，是将食物和药物同时下锅，注入清水，放入调料，置于文火上烧开，去浮沫，再置文火上炖至熟烂。炖的具体操作方法是：先将食物在沸水锅内焯去血污和腥气，然后放入炖锅内。另将所用药物用纱布包好，用清水浸漂几分钟后放入锅内，再加入生姜、葱、胡椒及清水适量，先用武火煮沸，去浮沫，再改用文火炖至熟烂。一般炖的时间掌握在2~3小时左右。此法所制药膳的特点是质地软烂，原汁原味，如雪花鸡汤、十全大补汤等。

（二）煮粥

药粥也是药膳的一个重要组成部分，《本草纲目》中就记载着常用的药粥五六十种，《粥谱》中则列有二百多种。这些药粥都是按照处方的要求选用一定的中药材和其他的米谷之物共同制成的。对于疾病初愈、身体虚弱者是很好的调养剂，有的能治疗或辅助治疗某些疾病。药粥的特点是吸收快，不伤脾胃，制法简单，服食方便，老少皆宜，长期服用可以使人滋补强壮，疗病抗衰，延年益寿。药粥的品种繁多，功效各异，煮粥的方法也不尽相同，归纳起来有以下两类。

1. 药、米同煮

此法同前面药膳菜肴中的煮、食共制相似，主要适用于药能够食用又宜与米谷之物同锅煮制的药粥，所制药粥不但具有确实的效用，而且还能增添药粥的滋味和形色，如莲实粥、苡仁红枣粥等。

2. 药、米分制

此法类似前面药膳菜肴中的煮、食分制作法，具体做法分两种形式。

（1）提汁：先将药物提成浓汁，再同米、谷之物同煮成粥。其法又分为“汁煮粥”、“粥掺汁”两种。

“汁煮粥”一般是将药物榨汁或提汁，再与米谷之物同时煮成药粥，此法适用于药不宜食或不宜与米谷同煮的药粥，如甘蔗粥、竹叶粥等。

“粥掺汁”一般是将药物榨汁或提汁，待米谷之物已煮熟成粥后，再将药汁掺入粥内调匀而成药粥。适用于药鲜嫩、汁多的一类药粥，如生地黄粥。

（2）打粉：即将药粥中的药物打成细粉，待粥煮熟后，撒下药粉，一边撒一边搅匀，粥稠即成。主要适用于药不宜久煮而又可以食的一类药粥。

（三）蒸

药膳的蒸法是利用水蒸气加热烹制药膳的方法，其特点是温度高，可以超过100℃，加热及时，利于保持形状的完整。此法不仅用于药膳烹调，而且还可用于药膳的炮制和药膳的消毒灭菌等。蒸的具体操作方法是将药物和食物经炮制加工后置于容器内,加调味品或汤汁或清水,待水沸武火时上蒸笼蒸熟,火候视原料的性质而定。一般蒸熟不烂的药膳可用武火,具有一定形状要求的则可用中火徐徐蒸制,这样才能保持形状和色泽美观。

蒸制的种类有粉蒸、包蒸、封蒸、扣蒸、清蒸及气锅蒸六种。

1. 粉蒸:药物和食物拌好调料后再包米粉上蒸笼蒸制,如荷叶粉蒸鸡的做法。

2. 包蒸:药物和食物拌好调料后,用菜叶或荷叶包好后,上笼蒸制,如荷叶凤脯制法。

3. 封蒸:药物和食物拌好调料后,装入容器中,加盖,用湿绵纸封严,上笼蒸制,如虫草鸭子的制法。

4. 扣蒸:药物和食物拌好调料后,整齐不乱地排放在合适的特定容器内,上笼蒸制。其法分明扣、暗扣两种,明扣为面形朝上排成,暗扣为面形朝下排成,蒸好后再翻扣于汤碗中,如参蒸鳝段、天麻鱼头的制法。

5. 清蒸:又叫清炖,与隔水炖法相似。药物和食物放在容器内,加入调料、少许白汤或清水,上笼蒸制,如田七鸡的制法。

6. 气锅蒸:是将药物和食物调配好之后,放在一种特制的土陶气锅内蒸制的方法。这种锅的底部中心有一气柱,直通锅内,蒸气由气柱通入锅内的原料中,这样蒸气一方面作为热量传递的媒介,另一方面蒸气与原料结合后的生成物又随水汽凝沉于锅中。其特点是有利于保持原汁和药性,如虫草气锅鸡的制法。

(四)熬

药膳的熬法,是将药物和食物经初步加工炮制后,放入锅中,加入清水,用武火烧沸后改用文火熬至汁稠烂。熬的具体操作方法是:将原料用水涨发后,除去杂质,冲洗干净,撕成小块,锅内注入些清水,再放入原料和调料,用武火烧沸后,去净浮沫,改用文火熬至汁稠味浓即可。熬的时间比炖的时间更长,一般都在3 小时以上,多适用于烹制含胶质重的原料。此法所制药膳的特点是汁稠味浓,如冰糖银耳。

(五)煮

药膳的煮法,是将药物和食物一起放在多量的汤汁或清水中,先用武火煮沸,再用文火煮沸。具体操作方法是:将药物和食物按初加工的要求加工后,放置锅内,加调料,注入适量的汤汁或清水,用武火烧沸后,再用文火煮至熟。适用于体小、质软一类原料。煮的时间比炖的时间短,此法所制药膳的特点是口味清淡。

(六)炒

药膳的炒法,一般先将药物提取成一定比例的药液,然后再加入食物中一起炒制。具体操作时,可以先用药物调拌食物,将药液直接加入锅内,也可以成膳后再勾芡。炒时先炒热锅,用油滑锅,再注入适量的油烧至温升适度,下入原料,用手勺或铲翻炒,动作要敏捷,断生即好。有些直接可以食用的味美色鲜的药物也可以同食物一起炒制,而芳香性的药物大多在临起锅的时候勾汁加入,以保持其气味芬芳。炒的方法一般分为四种,即生炒、熟炒、滑炒、干炒。

1. 生炒

生炒的原料不上浆,先将食物和药物投入热油锅中,炒至五六成熟时,再放入配料一起炒至八成熟,加入调味品,迅速颠翻几下,断生即好。如生煸枸杞的制法。

2. 熟炒

先将食物加工成半熟或全熟后,再切成片、块,放入热油锅煸炒,依次加入药物、辅料、调味品和汤汁,翻炒几下即可。此法制药膳的特点是鲜香入味,如解暑酱色兔。

3. 滑炒

将食物和药物加工成片、丝、丁、条,用食盐、淀粉、鸡蛋调匀后,放入武火热油锅里迅速滑散翻炒,对汁投料,急火速成。此法制药膳的特点是滑嫩香鲜,如杜仲腰花。

4. 干炒

将食物和药物经刀工切制后,再调料拌好(不用上浆),放入八成熟油锅中翻炒,待水气炒干微黄时,加入调料同炒,汁尽起锅。此法制药膳的特点是干香脆嫩,如枸杞肉丝。

(七)制饮料

保健饮料是指以药物、水、糖为原料制作的水溶剂。它具有一定的保健、治疗作用,同时又有退凉解渴、清心润燥的作用。制作饮料的具体操作方法是:先将药物择净,适当粉碎之后采用清水煎煮法或沸水冲泡法、蒸馏法等制成药液,经澄清过滤后,再加入冰糖或蜂蜜调味。

(八)制药酒

药酒是指药物用白酒浸制成的澄清液体制剂。主要是使药物之性借酒的力量遍布到身体的各个部位,多用于治疗风湿痹痛以及气滞血瘀之证。制作药酒的具体操作方法是:先将药物适当粉碎,然后加入白酒,用浸渍法、渗滤法或其他适宜方法制备成酒剂,再经静置、澄清、过滤、分装而成。有的在澄清后还要加入冰糖或蜂蜜调味。目前药膳餐厅大都采用浸泡法。工业生产上一般采用渗滤法制取。如人参枸杞酒、三蛇酒的制法。

## 本章小结

本章阐述了食疗保健原料的性能,包括食物的性味、食物的升降浮沉和食物的归经。以及注重整体,辨证施食,对药膳的施用在用药和食物的选择上,依据辨证论治原则,采取相应的治疗原则,选药组方或选食配膳,从而达到有病治病、无病养身的目的。

**关键概念**

四气五味　升降浮沉　归经　药膳　食疗

## ◆ 思考与练习

**一、选择题**

1. 食疗、食养都是利用食物的(　)来调整,使之恢复到健康的阴阳平衡状态。

A. 功能　　B. 偏性　　C. 性能

2. 中医食疗作为一门学科,它与(　)的意义相近。

A. 药膳　　B. 药疗　　C. 膳食

3. 当机体患病后,应注意饮食营养的合理,用(　)来调治疾病。

A. 药物　　　　B. 饮食　　　　C. 药膳

4. 从食疗保健的角度，应选择(　)烹调方法，减少营养的损失，有利于人体消化。

A. 蒸、炒、煮　　　　B. 蒸、溜、炸　　　　C. 炖、蒸、煮

## 二、填空题

1. 食疗是指用食物来(　)和(　)疾病，以食代疗达到强壮身体和延年益寿的目的。

2. 四性实质上是说明食物或药物具有(　)和(　)两种对立的性质。

3. 食物的五味各有其治疗作用，性味应与疾病的(　)相适应。

4. 食疗原料的性、味，使食疗原料具有了(　)的独特作用。

5. 中医学非常重视人体的(　)性和人与自然界的(　)协调性。

6. 中医食疗要注意(　)制宜，(　)制宜，(　)制宜。

## 三、判断题

1. 温性或热性原料具有共同性，同样也有程度上的差别，表现为温次于热。(　)

2. 五味是指原料所具有的甜、酸、苦、辣、咸五种不同的味。(　)

3. 升与降、浮与沉相互协调平衡，就构成了机体的生理过程。(　)

4. 原料的升降浮沉作用是可以转变的。(　)

5. 不同的疾病也可在不同的发展过程中出现相同证候，也应采用不同的食疗原则。(　)

6. 相须相使是指性能基本相同或某一方面性能相似的原料相互配合，能够不同程度地提高食疗功效和可食性。(　)

## 四、简答题

1. 原料的四气、五味指的是什么？

2. 原料的升、降、浮、沉指的是什么？

3. 什么是归经？

4. 食疗保健原料一般怎样分类？

## 五、论述题

1. 中医食疗的辨证论治注意哪些问题？

2. 春、夏、秋、冬的食疗保健要注意些什么？

3. 原料配伍应注意哪些问题？

4. 食疗保健原料适宜哪些烹调方法？

# 第六章　食养和食疗

● **学习目标**

通过本章的学习，掌握不同生理状况、不同季节和不同疾病的食养或食疗原则。

● **基本内容**

1. 食养、食疗的概念和发展史
2. 不同生理状况人群的食养和食疗
3. 四季食养
4. 常见疾病的营养防治和食疗

## 第一节　食养、食疗的概念和发展史

### 一、食养、食疗的概念

食养、食疗均为中医术语，它们之间既有区别又有联系，但都与饮食相关。饮食可以影响到人们的健康水平，食物与药物都能治疗疾病，每人每天都要饮食，食物与人们的关系比药物更加密切，所以古代医家有"药疗不如食疗"之说。而且在现代医学中，治疗疾病时大量使用抗菌药，这将产生许多不利的影响，主要是使病菌产生抗药性，使机体自身的抵抗力下降，破坏了肠道微生物环境等。因此，中西医都强调饮食营养的重要性。

食养是通过调节正常的膳食达到养生保健的目的。在饮食营养中首先强调不要偏食，各种食物合理搭配才能保证人的健康，如《素问》（南北朝）中指出："肉谷果蔬，食养尽之，勿使过之，伤其正也"。这种理论在今天仍被各国饮食专家所推崇，与现代医学提出的各种食物具有不同营养功能及平衡膳食的要求是一致的。其次食养中强调饮食要有节制，不可贪食过饱，如"饮食自倍，肠胃乃伤"，"肥者令人内热，甘者令人中满"。三是饮食中生熟冷热要有度。四是饮食营养要适应环境，要因时、因地，因人而异，这与现代营养学家提出的营养素的供给要根据气候、地区、劳动强度及生理特点的变化而变化的观点是一致的。

食疗是在中医理论的指导下，利用食物的特性或调节膳食中的营养成分，达到治疗疾病、恢复人体健康的目的。食疗和食养的区别在于，食疗是在人体有病或不健康的状态下，有一定目的地调控饮食的方法。人们称能用食物治病的医生为"上工"，孙思邈在《千金方》中就强调"药性刚烈，犹若御兵，若能用食平疴，释情遣疾者，可谓良工。夫为医者，当需先洞晓病源，知其所犯，以食治之，食乃不愈，然后命药。”可见，当时食疗已被医家们充分重视。

## 二、食养、食疗的发展史

我国药食同源食品源远流长，据资料记载已有三千年以上历史，饮食治疗是整个中华医学的一部分。上古时代的人由吃生食进步到吃熟食，是食疗由萌芽到形成雏形的一个重要因素。农业的发展，火的应用，人们开始吃熟食，这不仅避免了胃肠病，也使食物中的蛋白质易于消化吸收。这就大大保证了人类身体的健康和强壮，与食疗的发展有密切的联系。

在长期与自然和疾病的斗争中，人类采取了各式各样的方式和方法，食疗和医疗是与疾病做斗争中常用和比较重要的方法。《山海经》“神农尝百草，日遇七十二害”，对食物的鉴别完全是从经验中获得；《神农本草经》中共记载药物365种，并将这些药品分为上、中、下三品，其中上品多为日常食物，如薏苡仁、大枣、薯类等，这是食疗的开始。《黄帝内经》是我国最早的医学专著，提倡“药以祛之，食以随之”。

到周代，统治阶级为了保护健康和调制适宜的饮食，开始设置食医和食官以专司其事。据《周礼·天官》记载，一些因营养缺乏所致的疾病，如甲状腺肿、脚气病、夜盲症等都已被认识，并用相关食物来进行治疗。晋代葛洪在其所著《肘后方》中也记载用海藻酒治瘿病（甲状腺肿）以及用猪胰治消渴病（糖尿病）。

东汉末年医家张仲景在《伤寒论》和《金匮要略》中采用不少食物用以治病，提出了“当归生姜羊肉汤”和“甘麦大枣汤”等典型的食疗方，还专门撰写了“禽兽鱼虫禁忌”和“果实菜谷禁忌”等篇章。

食疗经过早期的发展，到了唐朝集其大成，并出现了专著。唐代有“药王”之称的孙思邈在所著的《千金要方》中有食治专篇，列于第二十六卷，分“果实、菜蔬、谷米，鸟兽虫鱼”四门来叙述，收载的食物约有150多种，书中提出动物肝脏可以治疗雀目，赤小豆、薏苡仁、麦谷皮能治疗脚气病等，是现存最早的营养疗法专篇。

金人张从正著《儒门事亲》一书，主张食养补虚，“养生当论食补”“精血不足当补之以食”。

元代饮膳太医忽思彗于天历三年著《饮膳正要》一书，这是我国第一部有名的营养学专著，全书共三卷，它继承了食、养、医结合的传统，对每一种食品都注意它的养生和医疗效果，因此本书所载的内容基本上都是保健食品。

明代李时珍的伟大著作《本草纲目》共载药1892种，增加新药347种，食物占700多种。清代的食疗著作很多，食疗受到医家的普遍重视。

中华人民共和国成立后，现代科学技术的进步，使食疗事业得到蓬勃的发展。现在，可以用精确的科学方法计算各种食物的热量和营养成分，根据不同疾病选用不同饮食，更可使食疗发挥应有的作用。特别是近年来中西医结合的方法进行研究，对食疗取得了不少新的研究成果，有更多的食疗专著问世。

# 第二节　不同生理状况人群食养和食疗

## 一、亚健康人群食养

(一)亚健康概念及其表现

世界卫生组织对健康的定义是:健康不仅是没有疾病,而且是身体上、心理上和社会上的完美状态。根据这一定义,经过严格的统计学统计,人群中真正健康(第一状态)和患病者(第二状态)不足2/3,有1/3以上的人群处在健康和患病之间的过渡状态,世界卫生组织称其为“第三状态”,国内常常称之为“亚健康”状态。所谓“亚健康”,它是人们表现在身心情感方面的处于健康与疾病之间的健康低质量状态。

常见“亚健康”状态表现:①精神感受:浑身无力、容易疲倦、思想涣散、坐立不安、心烦意乱、头脑不清爽;②肌体感受:头痛、耳鸣、面部疼痛、眼睛疲劳、视力下降、咽喉异物感、手足发凉、手掌发粘、手足麻木感;③其他:便秘、颈肩僵硬、胃闷不适、睡眠不良、心悸气短、起立时眼前发黑、早晨起床有不快感。

(二)造成亚健康的主要因素

1. 过度疲劳造成的精力、体力透支。由于竞争的日趋激烈,人们用心、用脑过度,身体的主要器官长期处于入不敷出的非正常负荷状态。

2. 人体的自然老化,表现出体力不足、精力不支、社会适应能力降低。

3. 现代疾病(心脑血管疾病、肿瘤等)的前期。在发病前,人体在相当长的时间内不会出现器质性病变,但在功能上已经发生了障碍,如头晕目眩、失眠健忘等。

4. 人体生物周期中的低潮时期,即使是健康人,也会在一个特定的时期内处于亚健康状态 。

(三)亚健康的食养

亚健康在精神和药物上进行治疗的同时,要辅助一定的食养。

1. 均衡营养

《黄帝内经》中提出“五谷为养,五果为助,五畜为益,五菜为充”的膳食结构,这就要求我们在日常生活中膳食种类尽可能的丰富。另外,还要注意饮食习惯,勿暴饮暴食,一日三餐定时定量,有条件可以一日多餐。

2. 保持低盐、低糖、低脂(主要是动物脂肪)饮食。另外,每日必须保持足够的膳食纤维和碳水化合物的摄入量。

3. 有针对性地选用保健品

已处于亚健康状态的人,要找出原因,及时纠正、避免。检查一下是否有良好的生活习惯及健康的心理状态。另外,对于中老年人有目的、适当地服用一些保健品,消除或避免亚健康状态也是十分有益的。如,由于不良的饮食习惯造成的高血脂、动脉粥样硬化,虽然改变生活习惯是首位,但难以马上奏效,这时适量服用鱼肝油、卵磷脂可及时帮助身体降低血脂;工作紧张繁忙,经常处于疲劳状态的人除了必要的休息外,为及时消除疲劳恢复体力，可服用洋参含片；工作过于紧张的人，经常睡眠不好，可选用松果体素片等。

## 二、儿童、青少年的食养

（一）儿童、青少年的生理特点

1. 儿童、青少年处于生长发育阶段，所需的营养素除维持一般正常需要外，尚需保证其生长的特殊需要。因此，按公斤体重计算，各种营养素及热能需要均高于成人。

2. 生长发育速度在不同时期不同，有几个高峰期，因此营养素供给除应与之适应外，在某个阶段还应为后阶段的生长提供储备。

3. 儿童、青少年个体发育速度、代谢状况常有差别，因此对营养素的需要个体间的差异也大，要针对具体情况分别安排。

4. 消化、泌尿、神经等各器官系统发育随年龄增长而逐步完善，因此膳食应顾及其生理特点。

5. 由于生长发育较迅速的特殊生理特点，膳食营养稍有疏忽，极易造成一些营养性疾病，尤其是年龄愈小愈敏感。

（二）儿童、青少年膳食

1. 婴幼儿饮食

母乳对于婴儿是一种最佳的天然食品，含有婴儿所需的、最合适比例的营养成分，为此，应尽量提倡母乳喂养。

婴儿出生后由母乳喂养至少应6个月，从4个月左右开始，合理使用辅助食品以补充铁及维生素，并逐渐过渡，适量增加以至8~12个月断奶。断奶应是一个渐进过程，即在此时期中应逐步增加除母乳外的其他适合婴幼儿的食品，如面糊、蛋黄、菜泥、果泥、鱼泥。至6个月开始出牙时可喂食饼干、馒头片、豆腐、肉沫、切碎的蔬菜等。

2. 学龄前儿童饮食

学龄前儿童生长发育仍属迅速增长阶段，此时，消化器官也逐渐完善，乳齿逐渐出齐，咀嚼能力增强，但胃肠功能尚未发育完全。营养素需要量仍相对高于成人，但有的常与成人进食相同食物，故营养素摄入常有不足。有的缺乏良好饮食习惯，饮食注意力不集中，无心用餐，造成进食量不足。此外，偏食、挑食等也常于此期间形成。据调查，热能、蛋白质、钙、维生素A、核黄素与抗坏血酸摄入量偏低。缺铁性贫血以及佝偻病等营养素缺乏症以及低体重、低身高的也常见到。为此，应在膳食的组成、烹调加工方法上适当调整与改进。

（1）每日膳食中应有一定量的牛奶、肉、禽、鱼、豆及豆制品等蛋白质营养价值高的食物，优质蛋白质应以占总蛋白质的1/2以上为宜。

（2）注意饮食品种多样，特别是多进食黄绿叶蔬菜和新鲜水果，以增加维生素和无机盐的摄入量。

（3）纯糖、纯油脂食物不宜多吃。摄食过多常是幼儿食欲下降的一个重要原因，特别在餐前要禁食，而且食糖过多易引起龋齿。

（4）注意烹调方法。膳食既要保持营养，又要保证色、香、味与多样化，以增进幼儿食欲。避免油炸、油腻、质硬或刺激性强的食品。随年龄增长可以逐步过渡到与成人类似的膳食,但加工烹调仍需注意儿童特点。

(5)膳食要定时,要培养儿童养成良好的饮食习惯,不挑食、不偏食,并鼓励儿童进食各种不同的食物。

(6)少次多餐。由于儿童胃容量比较小,且活泼好动,容易饥饿,故每日应增加2~3次副餐。

(7)注意进餐环境。进餐时应营造一种愉快、欢乐气氛,在吃饭时打骂孩子,对其心理健康和食物的消化吸收都将产生不良影响。

3. 学龄儿童与青春期饮食

学龄儿童体重增长较平稳(平均每年约2千克),但体力活动增大,智力也迅速发育。青春发育期(女孩在12~14岁.男孩在14~16岁)体重与身高又急剧增长。据估计,大约人体体重的50%与身高的15%是在此期间获得,此期间也是人类对营养素需要量相对最多的时期,对热能及营养素的不足或缺乏也最为敏感,如不能满足需要,身体生长发育各方面都将受到严重影响,包括生长速度、性成熟、学习能力、劳动效率以及运动成绩也都与营养状况有密切关系。

膳食营养供给要注意平衡、合理,还要有良好的饮食制度,以适应身心健康发展的需要。

(1)膳食组成。在热能充分供给前提下,应注意蛋白质的质量,以及其他营养素的供给。主副食品搭配要适宜。许多研究表明,在热能充足条件下,蛋白质供热应占总热能的15%以上,才可维持氮平衡。

注意荤素搭配和粮豆类混食。即既要有适当量的粮食类,又要有一定量动物性食品、豆类及一定量的蔬菜,其中绿色和黄色蔬菜应占一半以上。尤其发达地区要注意,不要出现营养的相对过剩与相对缺乏并存的现象,如吃高热能食物过多引起肥胖的同时,又会出现一些维生素的缺乏症。

在儿童、青少年中,既要防止过食零食、甜食,又要防止因过于注重体型而忌食的偏向。

(2)膳食安排。一般情况下儿童、青少年的早餐少质又较差,常常只能达到一日总热能的20%以下。不少学生或青少年晨起胃口不佳,或不能有充分进餐时间,早餐常不能摄入足量的主副食品。为此,应该做好安排,特别是早餐,要使其供给的热能占一日总热能的30%,午餐35%~40%,晚餐30~35%为宜,若在上午课间补充点心,对于保持上午的学习效率很有帮助。

(3)膳食应多样化。安排食谱时,要注意粗细搭配,干稀适度,既有适宜容积又要有饱腹感,定时饮食,不暴饮暴食、不挑食、不偏食,餐前应禁吃零食,使有适度的饥饿感,以利于正餐的摄食。

(三)儿童、青少年饮食禁忌

1. 注重合理烹饪

由于儿童、青少年的咀嚼和消化吸收功能均未成熟,因此在烹饪加工上应重视合理烹饪。在原料选择上,宜细不宜粗,应选用易于消化的食物,不宜质硬、粗糙、过于油腻及刺激性食物;在原料加工上,宜碎不宜大,应以泥、碎为原则,对于带有骨刺的动物性原料和带核的植物性原料,应尽可能剔除,以免损伤消化器官;在烹饪方法上,宜多水少油,选用煮、蒸、煨、炖等以水为传热介质的烹饪方法,各种原料应加热至熟透,以利消化吸收。少用或不用炸、煎等以油为传热介质的烹饪方法,以免加重或损伤胃肠功能;在调味上,宜于五味调和,不宜过甜、过咸、过酸及过辣;在食品种类上,宜多样不宜单调,突出食品的色、香、味、形,以促进食欲。

2. 适当多选用动物性食物

儿童、青少年由于生长发育迅速,对食物质量的要求比较高,因此应适当增加动物性原料食物,以提高补益养生的作用。

3. 宜少食多餐

儿童、青少年时期,在生理上既存在肠胃功能未健全的特点,同时又生长发育迅速,需要更多的营养物质。因此在饮食上宜少食多餐,每日进餐次数可增至5~6次。这样,既可照顾到儿童、青少年肠胃功能的特点,又尽可能地满足肌体生长发育的需要。

4. 不宜生冷寒凉

小儿肠胃功能不健全,进食生冷或寒凉类食物,易出现腹痛、腹泻、痢疾等肠胃疾病,特别是夏秋季节,肠胃疾病易流行,更应避免进食生冷或寒凉食物。

## 三、孕妇和产妇食养

(一)孕妇食养

1. 孕期的生理特点

妇女自受孕后,体内的正常生理代谢过程发生一系列改变。胎儿生长发育所需的各种营养素主要来自母体,孕妇本身还需为分娩和泌乳储存一定的营养素,所以孕妇需要比平时更多的营养素。如果孕妇营养失调或不足,对母体健康和胎儿的正常发育都将造成不良的影响。因此,必须调整孕妇的营养和膳食,以适应妊娠期母体的特殊生理和充分满足胎儿生长发育的各种营养需要,确保母婴健康。

2. 孕期膳食

《千金要方》说:"儿之在胎,与母同体,得热则俱热,得寒则俱寒,病则俱病,安则俱安,母之饮食起居,尤当慎密。"孕期注意饮食养生,不仅对于保护孕妇身体健康,预防孕期并发症,而且对于胎儿的正常生长发育,减少胎儿的死亡事故,以及对临产分娩和产后哺乳的需要都具有十分重要的作用。根据妇女孕期肾、脾、胃及阴血偏虚的生理特点,孕期饮食以补肾安胎、补脾益胃、滋养阴血为原则。在具体应用时还应根据孕期的不同阶段及不同体质状况而有所侧重或变化。

(1)补肾安胎

肾为先天之本。肾气充盛,是母体孕育胎儿的先决条件,故补肾安胎对于胎儿的生长发育具有十分重要的作用。特别是怀孕早期,胎儿尚未成形,极易导致堕胎。

[常用食物] 海参、胡桃仁、山药、人参、鸡肉等。

[食谱举例] 枸杞山药炖鸡:枸杞子、山药、鸡肉,炖食。用于补肾安胎。

(2)补脾益胃

脾胃为后天之本。脾胃是母亲和胎儿养生的根本,故补脾益胃对于保证母体和胎儿营养具有重要作用。特别是怀孕中期和晚期,胎儿生长较快,营养需求不断增加,故补脾益胃尤为重要。

[常用食物] 山药、大枣、茯苓、鲫鱼、莲子、蜂蜜、糯米等。

[食谱举例] 糯米大枣粥:糯米、大枣,煮粥。用于补脾益胃。

(3)滋养阴血

《育婴家秘》说:“儿在母腹之时,赖血以养。”故滋阴养血对于滋养母体和胎儿生长发育,以及为分娩及产后哺乳做好物质准备都具有积极意义。

[常用食物] 牛奶、鸡蛋、猪肝、阿胶、黑芝麻等。

[食谱举例] 阿胶炖肉:阿胶、猪肉,炖食。用于滋阴养血。

3. 孕期饮食宜忌

妇女受孕以后,除应注意一般的饮食养生外,孕期饮食宜忌对于保证母体和胎儿的健康也具有重要的作用。孕期饮食宜忌在照顾一般养生特点的基础上,还要根据怀孕各期的生理变化特点加以注意。

(1)宜少食多餐

怀孕期间,脾胃功能偏虚弱。采用少食多餐既可照顾到脾胃偏虚的生理特点,又可满足母体和胎儿对营养的需求。

(2)不宜辛辣等热性食物

怀孕期间,阴血偏虚,阴不制阳,易致阳热偏盛,故孕期饮食不宜食用一些辛辣刺激食物。

(3)宜适当增加一些动物性食物

怀孕期间,特别是怀孕中、后期,胎儿生长较快,对饮食营养要求较高,故应适当增加一些动物性食物,以增加营养,满足母体和胎儿生长发育的需要。

(4) 宜粗细粮搭配食用

细粮虽美味可口,但难满足肌体的需要,故应粗、细粮搭配,并尽量多食用粗粮,少食用细粮,以保证维生素和无机盐的供给量。

(5)宜多饮水

怀孕期间,阴血偏虚,大便易干,故应多饮开水和多食新鲜蔬菜、水果,以保持大便通畅。但不宜多饮可乐型饮料,以免伤损胎儿。

(6)怀孕早期宜食清淡易消化饮食

怀孕早期,易出现恶心、呕吐、食欲不振等早孕反应,故饮食宜清淡并易消化,并应尽量符合孕妇口味和嗜好,减轻早孕反应。

(7)怀孕中期宜加强滋补

怀孕中期以后,胎儿生长发育较快,故应加强滋补,尽可能地选用动物性原料,以满足胎儿日益生长发育的需要。

(8)怀孕晚期宜少盐

怀孕晚期,胎儿逐渐发育成熟,孕妇常见肢体浮肿,故应采用少盐或低盐饮食,控制食盐进量,以减轻水肿。

(9)孕期忌活血类食物

活血类食物能活血通经,下血堕胎,故孕期应忌食。属于这一类的食物主要有桃仁、山楂、蟹爪等。

(10)忌滑利类食物

滑利类食物能导致胎动不安或滑胎,故孕期应避免食用或忌食。这类食物主要有冬葵叶、苋菜、马齿苋、茄子、荸荠、慈姑、薏苡仁等。

(11)忌大辛大热类食物

大辛大热类食物不仅助生胎热,伤损胎元,甚则迫血堕胎,故孕期应避免食用或忌食。这类食物主要有肉桂、花椒、胡椒、辣椒,以及生姜、大蒜、羊肉、鳗鲡鱼等。

(12)忌酒类饮料

酒类饮料,特别是烈性白酒,为纯阳之物,能助火热,消胎气,影响胎儿生长发育,甚则导致胎儿畸形,故孕期应忌饮酒类饮料。

(二)产妇食养

1. 产妇的营养生理特点

产后饮食养生对于促进产妇身体的康复,预防产后疾病,保护产妇健康具有重要意义。根据产后气血虚弱、淤血内阻、多虚多淤的生理特点,产后饮食养生宜以补气养血、活血化淤为原则。在具体应用时,根据产妇的具体情况而有所侧重,或结合并用。

2. 产后膳食

(1)补气养血

孕妇新产以后,气血虚弱,故补气养血对于增强产妇体质,促进产妇早日恢复具有重要作用。特别是平素气血虚弱体质,或产时气血耗损过大者,尤为重要。

[常用食物]人参、鸡肉、海参、鳝鱼、牛肉、鸡蛋、猪肝、牛乳、大枣、龙眼肉等。

[食谱举例]人参炖鸡:人参、鸡肉,炖汤。用于大补气血。

(2)活血化淤

新产以后,子宫未复,淤血内阻,故活血化淤对于促进子宫恢复和淤血排尽,消除淤血引起的小腹疼痛具有一定的作用。

[常用食物]韭菜、黑木耳、红糖、藕、甘薯等。

[食谱举例]藕汁红糖饮:鲜藕汁、红糖,和匀饮用。用于活血化淤。

3. 产后饮食宜忌

妇女新产以后,除应注意饮食养生外,产后饮食宜忌对于促进产妇早日恢复,防止产后疾病也具有积极意义。

(1)宜温补不宜寒凉

孕妇产后,气血虚弱,偏于虚寒,故产后进补宜于温补,以利气血恢复。若产后进食生冷及寒凉食物,一则不利气血的恢复,二则易损伤脾胃。

(2)宜增加动物性食物

孕妇新产以后,气血耗损较重,故宜适当增加动物性食物的摄入量,以增强补益养生作用,促进产妇早日恢复。

(3)宜食汤、羹、粥类食物,忌熏炸香燥类食物

汤、羹、粥类食物不仅有利于脾胃的消化吸收,且可提高养生效果。若进食熏炸香燥类食物,不仅不利于脾胃的消化吸收,反易耗伤气血,加重产后气血虚弱。

(4)宜清淡不宜肥腻

孕妇新产,主要是产后三天以内,脾胃功能较弱,饮食宜于清淡,以保护脾胃。若采用肥腻骤补,反会欲速则不达。

(5)宜少食多餐

孕妇产后，气血大虚，补益气血宜少食多餐，每日进食5～6次，既可保护脾胃的功能，又尽可能地满足补益肌体气血的需要。

（6）忌酸涩收敛类食物

孕妇产后，体内淤血，不宜进食酸涩收敛类食物，如乌梅、莲子、芡实、柿子、南瓜等。

（7）忌辛辣发散类食物

孕妇产后，气血虚弱，若进食辛辣发散类食物，可致发汗，不仅耗气，并可伤津损血，加重产后气血虚弱，甚则变生危证。

（8）忌渗利小便食物

小便为津液所化，津液又为血液的组成部分。孕妇产后，气血虚弱，若再进食渗利小便类食物，则可加重产后气血虚弱。

## 四、老年人食养

（一）老年人生理特点

老年人机能由于随着年龄增长而逐渐衰退，以致物质代谢平衡和各系统的功能更易受到膳食的影响。所以，老年人既要从事力所能及的体力活动，使机体代谢保持旺盛水平，又要保持生活规律，同时还要安排好合理膳食。这些是保证老年人身体健康，减少疾病、延年益寿的重要条件。

一般以60岁以上为老年人，老年人的特征是衰老，因为老年人味觉和嗅觉衰退，胃液分泌减少，故极易导致食欲和对营养素的吸收率下降。此外，加上牙齿的咀嚼能力下降，食用食物种类受到限制。有些营养成分来源不足，再加上一部分老年人经常饮酒，以致正常的饮食规律失常，易于导致营养不平衡。当然，也有个别老人胃口特别好，食入量过多，再加上喜欢吃一些荤腥和油腻食品，导致肥胖，也有因膳食调配不合理，因营养成分摄入不符合肌体需要而导致疾病，总之，膳食调配不当，营养素摄入不足、缺乏或过多，都可造成老年人肌体的代谢机能障碍，加速衰老进程。

（二）抗衰老饮食

根据老年人五脏虚衰而以肾衰、肝衰、脾衰为主的生理特点，抗衰老饮食总以补益养生为主，其中又尤以补肾、养肝和健脾为主要。

1. 补肾

肾藏精气，肾中精气的盛衰决定着人体的生、长、壮、老、死。中年以后，由于肾中精气虚衰是导致衰老的根本原因，故补肾在抗衰老饮食中占有十分重要的地位。特别是由于先天禀赋不足，或后天调养失当，肌体出现早衰者，更是如此。

[常用食物] 海参、淡菜、黑芝麻、桑椹、牛乳、胡桃仁、虫草、人参等。

[食谱举例]

（1）淡菜汤：淡菜煮汤。用于补肾精，助肾阳，乌须发，强腰膝。

（2）桃仁酒：胡桃仁浸米酒饮用。用于补肾益齿，强腰膝，乌须发，固牙齿，益颜色。

2. 养肝

中年以后，由于肾衰肝虚是导致老年人衰老的主要原因之一，故补养肝血对于推迟或减轻肝脏虚衰、推迟衰老、延年益寿也具有重要作用，特别是以肝脏虚衰为主的老年人。

[常用食物] 枸杞子、何首乌、藕粉、胡萝卜、松子、黑芝麻等。

［食谱举例］首乌粥:何首乌粉、粳米,煮粥。用于补肝肾,益精血。

3. 健脾

中年以后,脾胃虚衰,故补气健脾对于推迟衰老、延年益寿具有积极的作用。

［常用食物］山药、茯苓、大枣、莲子、芡实、香菇、蜂蜜等。

［食谱举例］茯苓桃仁粥:茯苓、胡桃仁、粳米,煮粥。用于健脾补肾。

(三)老年人饮食宜忌

1. 烹调宜煮不宜炸

老年人脾胃虚衰,消化系统能力减弱,不耐油炸、熏烤等食物,因其不仅性偏燥热,且坚硬难化,故老年人在烹饪加工上,宜用煮、炖、煨、蒸等以水为传热介质的加工方法,少用或不用炸、煎、熏、烤等以油为传热介质或直接加热的加工方法。

2. 饮食宜软不宜硬

老年人脾胃虚衰,消化系统能力减弱,在饮食上,宜软嫩易于消化,不宜坚硬及纤维太多太老的食物,以适应老年人的脾胃特点。

3. 调味宜清淡不宜过偏

老年人五脏虚衰,不耐五味过偏,宜清淡突出本味,以补养五脏。

4. 老年宜用粥养

食粥养生在老年人食养中占有重要地位。这不仅因其加工方便,易于烹制,而且可减轻咀嚼和脾胃运化的负担,有利于脾胃的消化和吸收。历代养生家对老年人食粥养生都给予了很高的评价。老年人食粥养生,尤以晨起食粥为宜,因为此时肠胃空虚,最宜粥养。

5. 进食宜少荤多素

《千金要方》说:“善养性者,常须少贪肉,多食饭。”特别是近年来,由于肉食的增多,肥胖症、糖尿病、心血管疾病等日渐增多,严重威胁着老年人的健康。所以,老年人在饮食上宜少荤多素,尤应多食新鲜蔬菜和水果,以保护肌体的健康。

6. 食性宜少寒多温

老年人五脏虚衰,脾胃衰弱,不耐寒凉。故在饮食上应以平补或温补为主,尤忌大寒类食品。

7. 进食宜少食多餐

老年人五脏虚衰,对饮食物量的需求减少。同时,脾胃虚衰,运化功能减退,故饮食在总量控制的前提下,宜少食多餐,以每日四餐为宜。老年人晚餐进食过多,还易诱发心脏病。近代研究还表明,在总热量相等的情况下,每日两餐者心血管病的发病率高于每日五餐者,说明少食多餐有益于防止心血管疾病。

## 第三节　四季食养

四季食养是“因时制宜”养生法则的具体体现。主要内容有春季饮食养生、夏季饮食养生、秋季饮食养生以及冬季饮食养生。

## 一、春季饮食养生

春季这一时期，天气由寒转暖，万物萌发生机，人体阳气得以升发，肝气得以疏泄，气血趋向于体表，积一冬之内热也将散发出来。人体的肠胃经过冬季的长期进补和正月的肥甘美食，积滞较重，且易酿生痰热。此外，由于风邪当令，人体易为风邪所伤。同时，春季传染病也易流行。所以春季饮食养生宜由冬季的温补和肥甘厚味转为清补养肝，通利肠胃。

[常用食物] 春笋、芹菜、海带、鸡蛋、瘦猪肉、鲤鱼、山药、萝卜、菠菜、黄瓜、香蕉等。

[食谱举例]

(1)芹菜炒肉丝：芹菜、瘦猪肉，炒食。用于消补养肝。

(2)萝卜粥：萝卜、粳米，煮粥。用于通利肠胃，清洁肠道。

[饮食宜忌]

(1)宜清淡饮食，以顾护肠胃。

(2)不宜肥甘厚味，以免阻滞肠胃，酿生痰热。

(3)不宜温热类食物及辛辣类调味品，以免助热动火。

## 二、夏季饮食养生

夏季，天气炎热，暑气逼人，人体阳热偏盛，腠理开泄，汗出过多，易耗气伤津。暑为阳邪，其性炎热，体弱者易为暑邪所伤而致中暑。人体脾胃功能此时也趋于减弱，食欲普遍降低。若饮食不节，贪凉饮冷，又易致脾阳损耗，出现腹痛、脾泻等脾胃病症；或饮食不洁，易致泄泻、痢疾等肠道疾病和食物中毒。根据夏季暑热偏盛、脾胃功能减弱、易患肠胃疾病等特点，夏季饮食养生宜清热解暑，益气生津。

[常用食物] 金银花、菊花、绿豆、苦瓜、冬瓜、紫菜、西瓜、山药、甘蔗、西瓜、番茄、苹果、菠萝、马齿苋、茯苓等。

[食谱举例]

(1)金银花茶：金银花、白糖，沸水冲泡代茶饮。用于清热解暑。

(2)绿豆汤：绿豆，煮浓汤。用于清热解暑，泻火解毒。

(3)天生门虎汤：西瓜绞汁饮。用于清热解暑，生津止渴。

[饮食宜忌]

(1)宜酸甘食物，以开胃生津。

(2)宜清淡易消化饮食，以顾护脾胃。

(3)宜新鲜洁净食物，以免损伤脾胃。

(4)宜多饮清凉饮料，如西瓜汁、绿茶等，以清热解暑，生津止渴。

(5)不宜过食生冷及冰镇饮料，以免损伤脾阳。

(6)不宜肥甘厚味，以免损伤脾胃。

(7)不宜热性食物，以免助热动火。

## 三、秋季饮食养生

秋高气爽，气候干燥，加之夏季余热未消，津液未复，人体偏于津亏体燥。根据秋季津亏体燥、易致津伤肺燥的特点，秋季饮食养生宜生津润燥，滋阴润肺。

［常用食物］秋梨、甘蔗、银耳、百合、山药、落花生、甜杏仁、蜂蜜等。

［食谱举例］

(1)天生甘露饮：秋梨绞汁饮。用于生津润燥，滋阴润肺。

(2)天生复脉汤：甘蔗榨汁饮。用于清燥润肺。

(3)冰糖炖银耳：冰糖、银耳，隔水炖。用于滋阴润肺，防治肺痨。

［饮食宜忌］

(1)宜甘寒滋润，以利生津养肺。

(2)不宜辛热香燥及炸、熏、烤、煎等食物，以免助燥伤津。

### 四、冬季饮食养生

冬季，大地冰封，万物收藏，人体阳气偏虚，阴寒偏盛，有咳嗽、哮喘等疾病易被寒邪引发或加重病情。但是冬季也是一年四季中最有利于通过进补治愈弱病症的季节。有虚劳等慢性衰弱病症者应加强进补。又由于冬季脾胃运化功能较为强健，故冬季饮食养生宜温补助阳，补肾益精。

［常用食物］羊肉、狗肉、鹿肉、人参、冬虫夏草、山药、胡桃仁、甲鱼、猪蹄等。

［食谱举例］

(1)羊肉海参汤：羊肉、海参，炖食。用于滋补阳气，补肾益精。

(2)虫草炖鸡：冬虫夏草、鸡肉，炖食。用于补肾助阳，防治咳喘。

［饮食宜忌］

(1)宜增加动物性食物，以增强补益强壮的作用。

(2)宜用炖、焖、煨等加工方法，以利脾胃运化吸收。

(3)宜用热性食物，以利温补阳气。

(4)可以适量饮酒，如人参酒、枸杞子酒等，以滋补阳气，补益肾精。

(5)不宜生冷寒性及滑利性质的食物，以免损伤肾阳。

## 第四节　常见疾病的营养防治与食疗

### 一、肥胖症营养防治与食疗

正常成人在一般情况下，每日膳食中摄入热能与机体全部消耗的热能应基本保持动态平衡，这是维持物质代谢正常和身体健康的主要标志之一。当热能摄入超过消耗量而有剩余时，将以脂肪的形式储存于脂肪细胞即脂肪组织，体重从而呈现增加。

人们对肥胖的忌讳并非多余，肥胖不是一种状态，而是一种疾病。许多肥胖症患者被介绍到内分泌专科诊治，实际上真正是内分泌疾病的患者，仅仅约占肥胖者的1%以下。近年，国际肥胖症大会发布报告认为，全世界因为患肥胖症死亡的人数是饿死人数的2倍多。中国平均每百人中有6个胖子，中国肥胖症者比例在世界上相对较低，但是随着生活水平的提高，尤其在城市里，减肥已经成为时髦，因此，肥胖症也逐渐成为日常保健工作中的现实问题。

### (一)什么是肥胖症

人体因为各种原因引起的脂肪细胞组织过多和过大，造成体重增加。

大多数的肥胖症患者，均是由于营养过剩而造成营养不良所引起的肥胖。尤其人到中年以后，代谢功能减退，如果摄入的营养素超过生理需要量，容易造成脂肪在体内的堆积，其肥胖部位以腰、腹、臀部为主。

### (二)肥胖症的类型

按照有无明显内分泌 - 代谢病病因，可分为下列三类。

1. 单纯性肥胖症

无明显内分泌-代谢病病因者称为单纯性肥胖症，根据发病年龄与脂肪组织病理又分为两组。

(1)体质性肥胖症

体质性肥胖症又称为脂肪细胞增生肥大型肥胖症或幼年起病型肥胖症。患者自幼一方面由于遗传因素，另一方面由于长期营养过度，从而引起全身脂肪细胞增生肥大而造成肥胖，该类型对胰岛素不很敏感，减肥治疗效果不明显。

(2)获得性肥胖症

获得性肥胖症又称为脂肪细胞单纯肥大型肥胖症或成年起病型肥胖症。患者自成年后一方面由于遗传因素，另一方面由于营养过度，从而引起躯干脂肪细胞肥大但是无增生，该类型对胰岛素较为敏感，减肥治疗效果较为明显。

2. 继发性肥胖症

有内分泌-代谢病病因可寻。

(1)由于下丘脑病引起。

(2)多见于垂体前叶功能减退。

(3)胰源型。包括糖尿病早期、胰岛素瘤等引起胰岛素分泌过多。

(4)甲状腺功能减退症。严重者常伴有黏液性水肿。

(5)肾上腺皮质功能亢进症。尤其是皮质醇增多症。

(6)性腺功能减退症。包括女性绝经期、多囊卵巢综合症；男性无睾丸或类似尤睾丸症。

3. 其他肥胖症

包括水钠滞留性肥胖症等。

### (三)肥胖的诊断

当进食热能多于机体消耗，致使体内脂肪组织过多堆积而体重超过正常时，称为肥胖或超重。关于肥胖症的判定至今尚无完全统一的标准。肥胖症的诊断应以体内脂肪堆积程度为依据，而人体脂肪组织占体重的比例随年龄有所不同，故标准也随之而有改变。表6-1提供的是不同年龄和身高人群标准体重，一般情况下，以高于理想体重10%～20%为超重，超重20%以上可诊断为肥胖症。

表6－1　我国正常男子成人身高与体重表(kg)

| 身高(cm) | 15～19岁 | 20～24岁 | 25～29岁 | 30～34岁 | 35～39岁 | 40～44岁 | 45～49岁 | 50～60岁 |
|---|---|---|---|---|---|---|---|---|
| 153 | 46.5 | 48.0 | 49.1 | 50.3 | 51.1 | 52.0 | 52.4 | 52.4 |
| 155 | 41.3 | 49.0 | 50.1 | 51.2 | 52.0 | 53.2 | 53.2 | 55.4 |
| 157 | 45.2 | 50.0 | 51.3 | 52.1 | 52.8 | 54.1 | 54.5 | 54.5 |
| 159 | 49.4 | 51.0 | 52.3 | 53.1 | 53.9 | 55.4 | 55.7 | 55.7 |
| 160 | 50.0 | 51.5 | 52.8 | 53.6 | 54.5 | 55.9 | 56.3 | 56.3 |
| 161 | 50.5 | 52.1 | 53.3 | 54.3 | 55.2 | 55.6 | 57.0 | 57.0 |
| 163 | 51.7 | 53.3 | 54.5 | 55.5 | 56.6 | 58.0 | 58.5 | 58.5 |
| 165 | 53.0 | 54.5 | 55.6 | 56.9 | 58.1 | 59.4 | 60.0 | 60.0 |
| 167 | 54.1 | 55.9 | 56.9 | 58.4 | 59.5 | 60.9 | 61.5 | 61.5 |
| 169 | 55.4 | 57.3 | 58.4 | 59.8 | 61.0 | 62.6 | 63.1 | 63.1 |
| 170 | 56.2 | 58.1 | 59.1 | 60.5 | 61.8 | 63.4 | 63.8 | 63.8 |
| 171 | 56.8 | 58.8 | 59.9 | 61.3 | 62.5 | 64.1 | 64.6 | 64.6 |
| 172 | 57.6 | 59.9 | 60.6 | 62.0 | 63.3 | 65.0 | 65.4 | 65.4 |
| 173 | 58.2 | 60.2 | 61.3 | 62.8 | 64.1 | 65.9 | 66.5 | 66.3 |
| 174 | 58.9 | 60.5 | 62.1 | 63.6 | 65.0 | 66.8 | 67.3 | 67.4 |
| 175 | 59.5 | 61.7 | 62.9 | 64.5 | 65.9 | 67.7 | 68.4 | 68.4 |
| 176 | 60.5 | 62.5 | 63.7 | 65.4 | 66.8 | 68.6 | 69.4 | 69.5 |
| 177 | 61.4 | 63.3 | 64.6 | 66.5 | 67.7 | 69.5 | 70.4 | 70.5 |
| 178 | 62.2 | 64.1 | 65.5 | 67.5 | 68.6 | 70.4 | 71.4 | 71.5 |
| 179 | 63.1 | 64.9 | 66.4 | 68.4 | 69.7 | 71.3 | 72.3 | 72.6 |
| 180 | 64.0 | 65.7 | 67.5 | 69.5 | 70.9 | 72.3 | 73.5 | 73.8 |

注:女子平均约减少2.5kg

(四)造成肥胖因素

1. 内因

(1)遗传因素

经研究发现,60%～80%的严重肥胖者有家族发病史,同卵孪生儿体重相似;不同种族 肥胖症患者皮下堆积的部位不同;热量摄入较少者,体重却处于较高水平,这些都说明了遗传对体重有明显关系。然而,即使有家族发病史,其发病也并非是遗传因素起决定作用,因为一个人的饮食生活和习惯受其家族传统影响可能比遗传因素更有现实意义。

(2)神经因素

人类下丘脑内有调节食欲的中枢,其中腹内侧核为饱觉中枢,受控于交感神经,当其兴 奋时便发生饱感而拒食,然而其受到破坏时便会增加食欲;其中腹外侧核为食饵中枢,受控于副交感神经,当兴奋时食欲亢进,然而其受到破坏时便会厌食,其两个中枢相互调节、相互制约,在正常生理条件下处于动态平衡,使食欲调节于正常范围内而维持正常体重。当下丘脑发生病变时便会造成食欲紊乱而影响体重。

(3)物质代谢

各种食物进入体内后,经过一系列生物氧化作用产生热量,摄入的总热量减去消耗的热量,应该相当于体内的热量变化,也就是从食物中所产生的热量与体内所需要的热量相等,这样体重才能够比较稳定。如果由于年龄的增长,或者是由于某些疾病的影响而代谢紊乱,出现合成代谢速度快,分解代谢速度慢,体内的消耗低,多余的热量便会转变为脂肪,由此便可以产生脂肪蓄积。

肥胖症患者物质代谢的合成代谢比正常人亢进,另外肥胖症患者能量消耗也比正常人少;肥胖症患者在冷的环境中增加代谢率比正常人少;此外肥胖症患者常出现脂肪代谢紊乱。

(4)内分泌

肥胖症患者体内脂肪组织中的脂蛋白酶活性升高,使甘油三酯进入细胞的能力增强,可使脂肪细胞增生肥大,从而引起肥胖症。

肥胖症患者血浆胰岛素基值与葡萄糖刺激后水平均偏高,胰岛素的功能是促进肝细胞糖原合成,抑制糖原异生,促进脂肪细胞摄取葡萄糖,合成脂肪,抑制脂肪分解。肥大的脂肪细胞膜上的胰岛素受体对胰岛素不很敏感,引起的胰岛素分泌过多而促进食欲。

另外,垂体前叶功能低下,肾上腺皮质功能亢进,性腺功能低下等,均影响脂肪代谢。

2. 外因

人的精神因素直接影响食欲,如激动、压抑等均可以造成食欲下降。人体的活动、外界环境、生理、病理状况等,在不同程度上可以影响体重的变化。另外,饮食因素是一个十分重要的因素,下面具体谈谈饮食因素对肥胖症的影响。

(1)饮食结构不合理

肥胖症的直接因素是体内长期处于热量入超,当摄入的热量大于消耗的热量时,过多的热量便会转变成脂肪积聚在体内,从而产生肥胖症。不同的饮食结构对体内的消化吸收也不同,由此对体脂的储存和动用带来不同的影响。

①人们普遍认为食物中的脂肪是造成肥胖的主要原因。但是有关资料指出,脂肪并不等于肥胖,其原因是食物脂肪所提供的热量不能够很快就促进体内合成脂肪,因为脂肪代谢过程比较复杂,同时脂肪在分解过程中所产生的甘油,还具有抑制脂肪合成过多的作用。

②有人认为,造成肥胖症的主要营养素是糖类,尤其是低聚糖类。其原因,一方面是单糖、双糖等低聚糖类在体内容易消化吸收,产生热量,而多余的热量转变为脂肪;另一方面是此类糖能够促进脂肪生成酶的活性,刺激胰岛素分泌。因此,食用过量的糖类,尤其低聚糖可以造成热量过剩,从而多余的热量在体内转化为脂肪储存。美国一名学者曾经这样提醒肥胖症患者,始终意识到含热量的食物——糖,是首要的增加体重的食物。

③近年来,日本专家发现造成肥胖的饮食营养,也可能是缺乏维生素B族,因为体内脂肪转化为能量过程中需要多种营养素,尤其是维生素B族。

④体内如果水分不足,就无法对脂肪进行充分代谢,从而储存在体内。肥胖者体内水分比正常者少15%～20%,因为脂肪组织含水少,而肌肉组织含水多,肥胖者即使不减肥 也需要及时适量补充水分。然而减肥者更需要多饮水,美国学者有一句话:"水是身体各功能的必需物质,它既便宜,又不含卡路里,是完美的饮料。"

(2)不良的饮食习惯是引起获得性肥胖的重要因素之一

①偏食对肥胖症的产生具有明显作用。据调查,儿童肥胖症发病因素中有偏食习惯的儿童占肥胖儿童的31.8%,有的儿童偏食肉类,有的儿童偏食巧克力等糖类,长此下去引起体内营养素失调而代谢不平衡,不仅影响体内的生长发育,还会造成肥胖症。老年人由于牙齿脱落和消化道衰退,从而造成饮食单调而引起营养素不平衡,长此影响健康并容易造成肥胖症。

值得注意的是,不少肥胖者的盲目减肥,导致体内营养素的失调,如有的人偏食含有膳食纤维的食物,从而引起腹泻甚至脱水;有的人只吃单一食物,从而引起体内代谢混乱等现象均不利于减肥,体重反而迅速增加。有的人由于难以坚持减肥,结果更加多食,从而促进肥胖。更为严重的是,由于以上现象而造成血脂升高、胆囊功能障碍等疾病的出现。

②少餐多食进食方式可以加强体内的饥饿感,同时从心理上容易造成多食的欲望。科学家指出,若一次进食量很大,将刺激胰岛素大量分泌,大量糖被吸收,由此脂肪合成增多而增加了体脂。另外,热量转变为脂肪的蓄积,必须有多种酶的作用来完成,而餐次少能够增强有关酶的活性,从而有利于脂肪的合成。此外,当人们进餐时,新陈代谢加速,热量消耗增加,而餐次少的时候同时也减少了热量的消耗,由此,多余的热量将转变为脂肪而 蓄积。

③日本专家以住院患者为对象,用相同的食物内容和同等数量的食物,进行一次进食速度的观察,结果发现,肥胖者大多是进食速度快的患者。其原因是,食物进入体内后,体内血糖升高,当血糖升到一定水平时,大脑食欲中枢便及时发出停止进食的信号,然而如果 进食时狼吞虎咽,使食物得不到充分咀嚼而过多地摄入食物,当大脑食欲中枢发生信号时,往往已经摄入过多的食物了。

有关专家发现,肥胖型的人对食物的咀嚼次数比正常人少10%～20%。专家还采用一些不经咀嚼则难以吞咽的食物对肥胖者进行治疗,在短期内使体重减少5%～10%,究其原因,短时间的咀嚼刺激使迷走神经处于过度兴奋状态,从而引起食欲亢进,如果咀嚼时间长一些,就不存在这个问题了。另外,食物未咀嚼成为食糜状态时,不能够充分贴敷于胃壁,使胃壁仍然处于饥饿状态,因此虽然进食很多,但是食欲却不减。

④喜欢夜餐者往往体态臃肿。其原因是,体内的消化吸收和代谢在正常情况下形成生 物节律,昼食夜寝,白日交感神经活动占优势,夜晚副交感神经活动占优势,因此夜餐者消化吸收完全,同时夜晚人体活动较少,因此体内的脂肪合成增多。

(五)肥胖对健康的危害

一般情况下,如果体重偏高,稍胖一些而没有任何症状和不适,不一定对健康有所危害。但如长期明显超重和肥胖将带来一系列健康问题,如:①肥胖对人体造成一些不利，如对炎热气候更不易适应，身体动作不灵活，容易疲劳等。更重要的是，肥胖可导致机体多种代谢的障碍和内分泌异常，成为某些疾病的根源和诱发因素。②肥胖伴随体重增加，额外增长的组织需要增多血管和血液的供应，从而加重了心脏负荷，故肥胖者伴有高血压明显增多。③很多糖尿病病人伴有肥胖，据报道，超过理想体重50%比正常体重者发病率约高12倍。肥胖可导致血糖增高，导致胰岛素分泌失常，从而易诱发糖尿病。④肥胖也是高血脂和冠心病的重要易患因素之一，大量流行病学资料表明，由于热量摄入过多引起的肥胖，可使冠心病的发病率和死亡率显著增加，多数冠心病患者常伴有肥胖或超重。肥胖可通过影响脂代谢、糖代谢和血压等方面而诱发和加重动脉粥样硬化症和冠心病。

肥胖症的发病率突出表现为三个阶段：婴幼儿期、青春发育期、40岁以上成年期。婴幼儿期及青春期的患者，绝大多数可以发展成为成年肥胖症，而且肥胖程度较重。

1. 肥胖症对成年人影响

一些成年人，由于日常饮食摄入过多而造成营养过剩，尤其老年人的活动量减少，致使那些多余的热量积蓄在体内转变为脂肪，成为肥胖症。这些人不仅体态臃肿行动困难，还常常伴有浮肿、多汗、记忆力减退等症状，更重要的是对体内的代谢功能产生不良影响，各种应激反应能力降低，免疫功能下降，由此可以引发多种疾病，甚至缩短寿命。

(1)肥胖症患者可引起肺泡低换气综合症

由于脂肪堆积体重过大，活动时能量与氧消耗增大；由于胸壁增厚，横膈抬高，故肺泡换气不足而二氧化碳潴留，从而造成缺氧甚至气促，严重并发继发性红细胞增多症、肺动脉高压，形成慢性肺心病而心力衰竭。

(2)肥胖症患者内分泌代谢紊乱

胰岛素分泌增加，患者糖耐量曲线减低，血糖可以偏高，肥胖症患者的糖尿病发病率大约是正常人的10倍，发生肥胖症的10年后，常会导致糖耐量下降。

(3)肥胖症患者常出现血脂升高而产生心血管疾病

重度肥胖可以因为有效血容量和心搏出量增加而引起左心室肥大，左心扩大心力衰竭；肥胖症作为高血压发病危险因子，同时肥胖症可以成为加速高血压重症化因子。其发病机理 是：对人体过剩蓄积的无价值的脂肪组织必须供给血液，由此增加了循环血量和心搏出量，另外，肥胖症患者的血管口径和血管平滑肌张力以及血管壁的厚度等均受到一定的影响，造 成末梢血管阻力增加，肥胖症患者的高胰素血症可以通过提高肾钠吸收，逐步增加细胞外流量，增加心输出量和肾前负荷，从而使血压升高。

(4)肥胖症患者的乳腺癌和肠癌的发生多见于脂肪过多的人，女性肥胖症患者发生子宫 内膜癌的可能性增加。

(5)肥胖症患者还常发生胆石症、骨关节炎、痛风症等疾病。

2. 肥胖症对儿童影响

一些婴幼儿，由于喂养的营养过剩，造成体内的脂肪细胞变大并数目增多而成为肥胖 儿。那些肥胖儿的家长十分担忧孩子的发展，因为肥胖对儿童的危害更为严重。

儿童肥胖除了会引起与成年人相同的疾病以外，还可以引起肥胖脑、缺钙症、性早熟等症。

（1）肥胖脑

肥胖脑是指脂肪在脑组织中堆积过多，造成大脑皮层平滑而影响神经网络的发育，从而 降低智力水平，出现反应不敏捷、行动迟钝和不协调等现象。

（2）缺钙

缺钙是因为肥胖的体内对钙的需要量增加，而日常饮食中摄入的钙不能够满足生长发育的需要，从而造成佝偻病等症。

（3）性早熟

性早熟是因为肥胖儿童体内存积过多的脂肪，脂肪组织内含有雌激素，由此促进性早熟。

超重儿童到了成年后仍然很难摆脱肥胖，因为儿童时期的肥胖多是脂肪颗粒数目增多，而减肥措施只能缩小脂肪颗粒的体积，不能够减少数目，因此儿童时期的肥胖多为不可逆性的。成年人肥胖是由于脂肪颗粒体积增大而数目不增多，因此成年人比儿童容易减肥。

（六）食疗原则

1. 控制总热量。长期控制能量的摄入和增加能量的消耗是肥胖症最有效的基础治疗方法，这就需要患者对原有的生活习惯和饮食习惯进行彻底的改造，需要极大的毅力。近年来减肥药物不断出现，但仍没有特效减肥药，并且长期服用减肥药会产生许多副作用。因此，当前最有效的减肥方法仍然是控制饮食和增加运动，膳食中应注意供给低热能食物，以造成能量的负平衡，使体内多余的脂肪转化为能量被消耗，直到体重恢复到正常水平。另外对能量的控制要注意循序渐进，逐步降低。

2. 保证充足的蛋白质。在控制热量摄入的同时，要保证蛋白质的充足供应，蛋白质一般主要来自于瘦肉、蛋、乳及豆制品，应占总热量的15% ~20%，完全采用素食，不利于健康，过多摄入蛋白质也会引起热量的增加。

3. 限制脂肪的摄入量。脂肪产热量最多，是碳水化合物的2.25倍，肥胖症患者应严格限制脂肪的摄入量，特别是动物性脂肪更应严格控制。日常烹调时，一般宜采用植物油脂，且用量不宜过多，应控制在每人每日10 ~20克左右。同时，肥胖症患者还要控制油脂肥厚的食物，如烤鸭、炸鸡、红烧肉、扣肉等。此外，还应注意烹调方法，避免油煎、油炸或爆炒等方法，因为煎炸食物往往含脂肪较多，不利于饮食治疗。

4. 控制糖类的供给量。肥胖症患者除严格限制脂肪的摄入量之外，还应控制糖类的摄入量，如果糖类摄入过多，体内无法及时消耗，多余的糖类就会以糖原的形式储存下来或转变成脂肪而沉积在体内，因此，肥胖症患者应严格控制糖类的供给量，忌食一些甜食、甜点或纯糖类食物，日常主食应以谷类食物为主要来源。此外，谷类食物也应以杂粮为主，杂粮含膳食纤维多，如燕麦片，含膳食纤维较高，使人有饱腹感，而且可以延缓食物消化吸收的速率，能够控制体重，减轻肥胖。当然，肥胖症患者也不可过度地控制糖类，以防止酮症的出现。

5. 多食新鲜蔬菜和水果。膳食中必须有足够量的新鲜蔬菜，尤其是绿叶蔬菜和水果，如菠菜、芹菜、小白菜、冬笋、萝卜、豆芽、苹果等。蔬菜含膳食纤维多，水分充足，属低热能食物，有充饥作用，并可补充多种维生素和无机盐，防止维生素和无机盐的缺乏。

6. 适量饮水或喝汤。饮水是人们日常生活中必不可少的需要。适量饮水，可以补充水分，调节脂类代谢。另外，喝汤对人体健康也有好处。特别是饭前，有句俗语：“饭前喝汤，苗条健康。”说的就是吃饭前适量喝点汤，能使食欲中枢兴奋下降，食量就会减少，从而有助于减肥。

7. 肥胖症患者应限制辛辣及刺激性食物，如辣椒、芥末、咖啡等。因为这类食物往往会刺激胃酸分泌增加，使人增加饥饿感，从而使患者进食量增加。

8. 肥胖症患者应少饮酒。酒中的主要成分是酒精，酒精热量高且能促进体内脂肪的沉积。有人计算过，一大瓶啤酒的热量与小半碗米饭相当。特别是有些人喜欢在饭后或睡前喝酒，如果经常大量饮酒，加上进食高热量食物，就可能造成热量过剩，增加皮下脂肪的堆积，引起身体发胖。

9. 肥胖症患者还应养成良好的饮食习惯。平时要尽量少吃零食，特别是睡前不要吃宵夜。增加粗粮和蔬菜的摄入量，加强体育锻炼，如游泳、爬山、跑步、骑自行车等均有助于减肥，但一定要持之以恒。

## 二、胃病营养防治与食疗

（一）胃的主要生理功能

胃是消化道中的最大部分，成人的胃容量有300毫升，胃分为贲门、胃底、胃体、胃窦、幽门。胃的消化功能是依靠机械和化学两大作用完成的。

1. 机械性消化

食物进入胃后，胃开始运动，胃壁逐渐舒张来受纳食物。当食物刺激胃壁时，通过中枢神经引起反射有规律的胃壁蠕动，将胃内食物进一步磨碎和胃液充分混合，形成粥样食糜，分批送入十二指肠。

胃的完全排空约需要4~6小时，排空的时间长短与食物的量与质有关，流质比固体排 空快，固体在胃窦磨碎后与胃液混合，消化为液体或者半流质状态的食糜，然后才自胃排出。未消化的固体食物不能通过幽门，从胃窦又推回胃体重新研磨。

2. 化学性消化

胃的化学性消化由胃液完成，胃液中含有蛋白酶、盐酸和黏液。盐酸使蛋白酶原转变为 蛋白酶，并且造成酸性环境，将食物中的大分子蛋白质分解为小分子的多肽类，为小肠的进 一步分解和吸收做好准备。胃酸进入小肠后刺激胰液、胆汁、肠液的分泌，并且有助于小肠对铁和钙等矿物质的吸收。

胃神经对胃的运动和分泌关系密切，人在进食的时候虽然食物尚未进入胃内，但是当人 看到食物的色、香、味、形时，与食物有关的信号传入中枢神经，再通过支配胃的传出神经引起胃液的大量分泌和胃的运动。当食物在口腔内咀嚼吞咽时，食物直接刺激口腔和食道再引起胃液的大量分泌。然而，当神经和体液的调节受到破坏或者任何一方过强和过弱时，都可以引起胃活动与分泌失调而出现病理状态。

（二）急性胃炎的饮食治疗

急性胃炎发作时最好用清流质饮食，如米汤、清汤、薄面汤、去皮红枣汤等；并应以咸食为主，待病情缓解后，可逐步过渡到少渣半流质饮食，尽量少食产气及含脂肪多的食物，如牛奶、豆奶、蔗糖等。若出现呕吐或腹泻，应适量饮用糖、盐水，以补充水分和钠盐。但如果腹痛剧烈时，就应禁食，使胃肠充分休息，待腹痛减轻时，再酌情饮食。同时，患者应禁食生冷及具有刺激性或兴奋性的食物，如醋、辣椒、葱、姜、蒜、花椒、浓茶、咖啡、可可等。另外，烹调时应尽量清淡，少用油脂或其他调料。

（三）慢性胃炎的饮食治疗

慢性胃炎是中老年的常见病，其症状主要是上腹疼痛、食欲减退及餐后饱胀等。其症状常因冷食、硬食、辛辣或其他刺激性食物而引发或加重，故饮食调理对慢性胃炎患者来说是一种非常重要的治疗方法。

1. 保证充足的营养素。患者应多吃一些高蛋白及高维生素的食物，如瘦肉、鸡、鱼、猪肝、猪腰等。

2. 注意酸碱平衡。当胃酸分泌过多时，可适当食用一些碱性食品，如牛奶、豆浆、馒头、面包等，以中和胃酸；当胃酸分泌减少时，可适当食用肉汤、鸡汤或带酸味的水果、果汁，以刺激胃液的分泌，帮助消化。

3. 宜少宜精。“宜少”是指不可暴饮暴食，提倡细嚼慢咽。“宜精”是指少吃粗糙和粗纤维多的食物，尤其对那些有消化不良的病人，其食物一定要细做。此外，慢性胃炎患者应忌吃冷食、硬食，少吃辛辣或其他刺激性食物，如不饮浓茶、咖啡及禁烟、酒等。

## 三、肝病营养防治与食疗

（一）肝脏的主要生理功能

肝脏是参与物质代谢最活跃的器官，体内许多物质的转变、运输、储存都与肝脏有关。同时对营养素的要求也最高。另外，结构完善、功能精密的肝脏又是充分发挥营养效能的重要条件。

肝脏能够对许多激素进行分解，使其失去活性，称为“灭活动分子”，由此避免激素在体内积蓄而引起病变，如雌激素的积蓄可以引起性特征的改变（男性乳房发育等）、小动脉的扩张（肝脏疾病出现的蜘蛛痣、手掌红斑等）、醛固酮与抗利尿激素的积蓄可以引起水钠在体内的潴留而造成水肿等。

肝脏是人体的主要解毒器官，包括外源性与内源性的有毒物质均需要经过肝脏处理，主要以氧化（如大肠内的腐败产物腐胺和尸胺在肝脏内镇氧化为醛与氨，最后氧化为二氧化碳 与水）与结合（肝脏利用葡萄糖合成葡萄糖醛酸，其物质结合芳香族的酸类而除去毒性）方式进行，使有毒物质转变为低毒或者溶解度较大的物质，最后，随着胆汁或者尿液排出体外。

肝细胞不断清除一些代谢产物，最后排出体外。

肝炎一般指病毒性肝炎，是由多种肝炎病毒引起的传染病，以肝细胞变性、发炎反应与 肝细胞坏死为主要病理改变。

（二）饮食营养与肝脏疾病病因的关系

造成肝脏疾病的因素除了遗传缺陷而引起的代谢异常，以及有毒物质和病菌侵害引起的 肝脏损伤以外，饮食营养是一个十分重要的因素。

营养缺乏影响肝脏的生长发育和新陈代谢，体内缺乏蛋白质使肝细胞发生不同程度的损 害，蛋白质的轻度缺乏可以使肝细胞中的蛋白质和核蛋白减少，由此造成肝内酶的活力降 低，从而使体内的代谢产生紊乱。严重缺乏蛋白质可以导致肝细胞坏死，营养缺乏也可以为 中毒或者感染性物质侵袭肝脏而创造条件，据统计，在缺乏蛋白质的人群中病毒性肝炎的发 病率较高。

营养过剩影响肝脏的生长发育和新陈代谢,体内营养过剩可以使热量超入,从而导致肥 胖而诱发脂肪肝,在临床上这种病例不少见,体内摄入维生素 A 过多可以引起慢性中毒而损害肝脏,长期或者间断性地饮大量酒的人,容易引起乙醇性肝损伤,包括乙醇性肝炎、乙 醇性脂肪肝,少数患者发展为肝硬化。

总之,当肝脏营养不良时,肝细胞受损,抵抗力下降,造成新陈代谢紊乱;反过来,新陈代谢紊乱又促使肝脏疾病的恶化。因此,对肝脏疾病的营养治疗不仅影响肝脏的痊愈,同 时还会影响全身的物质代谢。肝脏在营养素代谢中的作用如下。

1. 蛋白质

肝脏不仅需要合成自身的蛋白质,还需要合成大量的血浆蛋白质,血浆凝血酵原是在肝 脏中合成,在血红蛋白代谢中肝脏起到重要作用。

2. 脂类

肝脏中的类脂质代谢十分活跃,将进入肝脏中的各种脂肪转变为血浆中的磷脂、胆固醇、胆固醇酯、脂蛋白,肝脏能够氧化脂肪酸而产生酮体再运送到其他组织中,尤其是在肌肉中氧化产生能量,肝脏将多余的胆固醇进行分解而造成胆汁,肝脏能够将糖与蛋白质代谢的中间产物转化为脂肪,形成体脂在体内储存。

3. 糖类

肝脏能够将血液中的葡萄糖等合成糖原,将蛋白质与脂肪分解进行糖异生作用合成糖 原,当血糖减少时肝脏将肝糖原分解为葡萄糖进入血液,供给各个组织细胞的利用。

4. 维生素

肝脏不仅能够储存多种维生素,而且参与维生素的代谢过程,如肝脏所分泌的胆盐促进脂溶性维生素的吸收,肝脏中的胡萝卜素酶能够使胡萝卜素转变为维生素 A,B 族维生素在 肝脏中形成辅酶,参与各种物质代谢,维生素 C 能够促进肝糖原的形成而防止产生肝脂肪性变,同时维生素 C 可以保护肝脏内酶系统,增加肝细胞免疫力及促进肝细胞再生。

(二)脂肪肝的饮食治疗

引起脂肪肝的因素有很多,如营养失衡、酗酒以及肥胖症、糖尿病等因素都有可能引起脂肪肝。由此可见,脂肪肝并不是一种独立的疾病,在早期发现脂肪肝时,应结合病因,进行有效而及时的药物治疗,同时,由于脂肪肝与日常饮食密切相关,因此脂肪肝患者也应配合一些饮食治疗。

1. 控制热量的摄入。通过热量的控制可以有效地消耗肝细胞内的脂肪,特别是带有肥胖症的脂肪肝患者,更应严格控制热量的摄入,逐步减肥。

2. 限制脂肪和糖类的摄入。脂肪肝患者由于脂肪代谢障碍,往往伴有高血脂症,因此,需严格控制脂肪和糖类的摄入,不吃动物内脏、鸡皮、肥肉、鱼子及蟹黄等,同时,也应尽量少食煎炸食品。

3. 控制酒精摄入。酒精会损害肝细胞,酗酒是发生酒精性脂肪肝的重要原因,因此脂肪肝患者不宜饮酒,但应适量饮水,以促进肌体代谢及代谢废物的排泄。

4. 保证高蛋白的供给。高蛋白可保护肝细胞,并能促进肝细胞的修复与再生。因此，患者每日应适量地进食一些优质蛋白质，如豆腐、豆制品、瘦肉、鱼、虾、脱脂奶或酸奶等。

5. 保证充足维生素。肝内储存多种维生素，患肝病时，储存能力会降低，如不及时注意补充，就会引起体内维生素缺乏。为了保护细胞和防止毒素对肝细胞的损害，宜供给富含多种维生素的食物。

6. 补充膳食纤维。饮食不宜过分精细，主食应粗细杂粮搭配，多选用蔬菜、水果和菌藻类，以保证足够数量的膳食纤维摄入。

（三）肝炎的饮食治疗

1. 保证充足的热量供给。但热量的供给也不宜过多，因为高热量虽能改善临床症状，但易导致肥胖和脂肪肝，反而会使病情恶化，故弊大于利。另外，热量的供给要以糖类为主，一般占总热能的60%～70%。

2. 增加优质蛋白质的供给。为了促进肝细胞的修复与再生，应增加蛋白质的供给，特别应保证一定数量优质蛋白的供给，如瘦肉、豆制品等。

3. 适当限制脂肪的摄入。脂肪的消化、吸收、氧化、转化及分泌等过程都离不开肝脏，因此，过多地摄入脂肪会加重肝脏的负担。

4. 保证维生素的供给。B族维生素以及维生素C对于改善肝炎症状有重要作用。因此，应多食用一些富含这些维生素的食物，如糙米、牛肉、新鲜蔬菜及水果等。

5. 供给充足的水分。适当多饮点白开水，可加速毒物排泄及保证肝脏正常代谢功能。

6. 注意烹调方法。尽量少用炸、煎等方法，并设法增进菜点的色、香、味、形，以促进食欲，同时，应少食多餐，严格控制饮酒。

## 四、心血管疾病营养防治与食疗

心血管系统由心脏、动脉、静脉、毛细血管组成，在神经系统调节下，血液沿着动脉、毛细血管、静脉形成的管道循环于周身。心脏有节律地搏动，推动血液不断循环。动脉是离心管道，将心脏的血液输送到周身。毛细血管是由动脉反复分支而形成，为网状分布，全身毛细血管铺平为体表面积的3000倍，长度加起来可绕地球一周，横切面积的和等于主动脉 横切面积的150倍。这些毛细血管使血液与细胞组织间进行物质交换。静脉是向心管道，由 小静脉逐渐合成大静脉，最后将血液运回心脏。供给心肌血液的动脉形状为冠状，因此称为 冠状动脉。

心脑血管疾病是以心脏和主动脉为主的循环系统疾病的总称，通常包括冠状动脉粥样硬 化性心脏病、高血压、脑血管病等症。动脉粥样硬化是冠心病的病理基础，高血压是冠心病的主要危险因素之一，高血压加速动脉粥样硬化的过程。心血管疾病发病因素很多，其中饮 食因素与其密切相关。

在当今世界，心脑血管疾病是严重危害人类健康的主要疾病之一。许多心脑血管疾病的发生和流行，在某种意义上来说是同人类历史的发展相联系。远古时代的人类过着采集和捕 猎的群集生活，他们摄取的食物是未经加工的天然食物，营养成分相对平衡。到了近代，尤其西方国家的生活方式和饮食结构发生了很大变化，对于动物脂肪、精糖、酒和食盐消耗很大，而一些维生素、矿物质和膳食纤维摄取很少，因此造成了体内代谢不平衡而产生疾病,曾有人说:人类正在用自己的牙齿挖掘自己的坟墓。

心脏不停地有节律跳动有赖于心肌能量保证过程不间断地进行,心肌能量保证过程主要由能量产生和能量利用两大过程组成,在正常情况下这两大过程之间存在精细的平衡。能量产生的物质基础为氧和底物(营养物质)。

祖国的食疗学在防治心脑血管疾病方面有许多成就。现代营养学在各种营养素对心脑血 管疾病的防治方面又做出了进一步的研究,开始的时候注重研究食物胆固醇在心脑血管疾病 中的作用,后来又注意到脂肪的量和质的问题,近些年对碳水化合物和蛋白质的种类,以及对膳食纤维和微量元素等也引起了充分的重视。

总之,各种营养素的作用比较复杂,它们以不同方式直接或者间接地作用于心脑血管疾病的发生与发展的各个环节上,而且不是孤立的。

常见的心血管疾病有高血压、高脂血症、动脉硬化、冠心病、中风等。

(一)高血压的饮食治疗

高血压是世界范围的危害人类健康的慢性常见病,高血压是一种常见的以体循环动脉血 压增高为主的临床综合症,可以促进和并发心、脑、肾等器官的损害。

收缩压又称高压,指心脏收缩时射出的血液对血管壁的压力,收缩压的形成主要与心脏 功能、血管情况、血容量有关。舒张压又称低压,指心脏舒张时血液对血管壁的压力,舒张压的形成主要与血管情况、血容量有关。正常人的血压在不同生理情况下可以有一定的波 动,而且收缩压往往随着年龄的增长而增高。判断是否是高血压应该以舒张压的增高为主要 依据,收缩压应该参考年龄。

1. 世界卫生组织判断高血压的标准

(1)正常:收缩压 90 ~ 130mmHg;舒张压 60 ~ 90mmHg。

(2)临界高血压(介于高血压与正常之间):收缩压 140 ~ 160mmHg;舒张压 90 ~ 95mmHg。

(3)高血压:收缩压 > 160mmHg;舒张压 > 95mmHg。

以上标准为一般情况下,同时还需要结合体内的具体情况而定。

2. 高血压的分类

(1)原发性。一般被称为高血压病,随着医学科学的发展,发现在体内的肾素 - 血管紧张素 - 醛固酮系统与原发性高血压关系密切。

(2)继发性。是指继发于某一种疾病或某一种原因之后发生的血压升高,应用现代医学技术能够找到其发病原因,其中大多数可通过手术等治疗技术去除病因而使其高血压得到治愈。

3. 高血压的病因与发展

高血压的病因至今尚未完全明了,目前认为可能与以下因素有关。

(1)遗传因素。

(2)精神因素。

(3)缺乏体力活动。

(4)环境因素。在环境因素中,饮食是一个十分重要的因素之一。

高血压如果不及时治疗,发展下去可产生多种并发症。高血压是引起脑血管病的罪魁祸首;引起并加重冠心病;加重糖尿病的病情发展;导致肾脏动脉硬化,并发展为肾脏衰竭及尿毒症等。

4. 饮食治疗

（1）限制钠盐。科学家们已证实钠离子与高血压的发病密切相关，特别是食盐的摄入量与高血压发病有相当大的联系，因此，高血压病患者应严格控制食盐的摄入量，一般正常人的每日用盐量应控制在 10 克以下，而高血压病患者应控制在每天 3 ~ 5 克。有明显心力衰竭水肿的患者，食盐量还应进一步减少，必要的时候可以用钾盐代替钠盐。此外，除了控制食盐用量之外，还应控制其他含钠较多的食品，如味精、挂面、腌熏食品以及加碱或发酵粉、小苏打制成的面食、糕点等。

（2）选用优质蛋白质。高血压病人应保证每日蛋白质的摄入量，同时应以优质的植物蛋白和动物蛋白为主，如大豆蛋白和鱼类蛋白质。大豆及其豆制品含有大量的大豆蛋白，对心血管病患者有很好的保护作用，虽无降压作用，但有防止中风和降血胆固醇的作用。另外，鱼类蛋白质可改善血管弹性和通透性，能影响血压的调节作用，可预防中风。同时鱼类的脂肪，含高级多不饱和脂肪酸，有降低血胆固醇作用，能预防血栓形成，防止中风。

（3）控制热量，限制脂肪。高血压病人应控制每日热量的摄入，限制动物脂肪的摄入，如摄入过多，身体就容易发胖，加重高血压的病情。因此，高血压病人应适当控制热量的摄入，切勿暴饮暴食，同时应采用植物油进行烹调，严格控制胆固醇的摄入。

（4）多食用含钾、镁、碘、钙和锌高的食物。因为这类微量元素，有降压、保护心脏和预防动脉粥样硬化的功能。

（5）多吃绿色蔬菜和新鲜水果。研究证明，增加蔬菜或水果的摄入，有利于心肌代谢，改善心肌功能和血液循环，促使胆固醇的排泄，防止高血压病的恶化。

（二）其他心血管疾病的饮食治疗

高脂血症、动脉硬化、冠心病等疾病的饮食治疗与高血压疾病的饮食治疗基本相似。除了遵循上述食疗原则外，还应着重控制动物性脂肪的摄入量，烹调时，多采用植物油，如豆油、玉米油、葵花子油、芝麻油、茶油等，提倡多吃海鱼。科学研究发现，海鱼的脂肪中含有多种不饱和脂肪酸，可以预防冠心病。同时，应忌食含胆固醇高的食物，如动物内脏、蛋黄、鱼子、鱿鱼等食物，多吃一些鲜果和蔬菜。鲜果和蔬菜一般富含维生素 C、无机盐和纤维素，能够降低甘油三酯，影响心肌代谢，增加血管韧性，使血管弹性增加。另外，可选用一些降脂食物，如菇类、绿茶、大蒜、洋葱、海带等。

## 五、糖尿病营养防治与食疗

目前被人们称为“富贵病”的糖尿病也是一种“现代文明病”，糖尿病已经是现代社会越来越常见的疾病。

（一）对糖尿病（DM）认识的发展

祖国医学对糖尿病认识较早，战国时期《黄帝内经·素问》中称之为“消渴症”。世界其他古国如埃及、希腊、罗马、印度等国的古医书中也有关于糖尿病的记载。

当时人们认为糖尿病为肾脏功能衰竭所致，并未与胰脏联系起来。1889 年德国有关专家发现将狗的胰脏切除后即可引起糖尿病，由此确定了胰脏与糖尿病的关系。1922 年加拿大生理学家从狗的胰脏提取了胰岛素，并且应用于临床。1965 年我国首先合成了胰岛素,随后美国、德国也相继合成了胰岛素,从此为糖尿病的治疗开辟了途径。后来降糖药问世,胰脏移植和人工胰脏相继也成功地应用于临床。

目前,对于糖尿病的发病机理、病因、诊断方法以及防治措施进行了大量的研究,有关专家比较一致地认为,营养治疗是糖尿病治疗的基本措施。很久以前,国外就有人认为一些营养素对糖尿病的诱发具有一定的影响,近年来,国内外许多研究进一步阐明了营养素与糖尿病的关系。

(二)糖尿病的概念

1. 糖尿病的定义

糖尿病是一种常见的有遗传倾向的代谢内分泌疾病。是胰岛素绝对或相对分泌不足所引 起的糖、脂肪,蛋白质等物质代谢紊乱。

糖尿病是一种慢性进行性疾病,是一个长期的从病理生化、病理生理发展到病理解剖严 重损坏阶段的病变过程。正常人胰岛细胞 10~100 万个,免疫系统紊乱可造成胰岛细胞破 坏;先天缺乏胰岛细胞等均可影响胰岛素的分泌。

2. 胰岛素

胰岛素是胰脏产生的一种激素,调节血液中葡萄糖含量,同时促使血液内的葡萄糖进入 细胞中。正常人血液内的葡萄糖水平与胰岛素分泌量成正比,但是当出现胰岛细胞大量被 破坏并胰岛素分泌减少甚至不分泌时,细胞便得不到足量的葡萄糖。胰岛素将70% ~80% 的葡萄糖在氧的作用下产生热量,以供给机体生命活动及各种活动等的需要,多余的葡萄糖 在胰岛素的作用下转变为糖原,储存在肝脏、肌肉中,必要时动员出来使用,如果还有富余,胰岛素就将它转变为脂肪储存在脏器、皮下等部位。

3. 胰岛素受体

胰岛素受体是一种特殊蛋白质,分布在细胞膜上,起到使胰岛素进入细胞内的作用,缺乏则使细胞不能充分利用胰岛素。

4. 胰岛素敏感度

胰岛素敏感度是细胞组织对胰岛素的反应力。

胰岛素不能够充分发挥作用的原因有两种可能性,一种是胰岛素不能够与受体结合,由此葡萄糖不能够进入细胞;另外一种是胰岛素的受体数量减少,无法满足葡萄糖进入细胞的需要。以上两种在医学上称为胰岛素不敏感和胰岛素抵抗。

5. 血糖

血糖是指血液中的葡萄糖,在胰岛素的控制下,血糖被限制在正常波动范围,正常人空 腹血糖为 3.9~7.0mmol/L(6.1mmol/L),餐后血糖 4.4~10.0mmol/L(9.0mmol/L)。

血糖升高包括生理性(饱食、高糖饮食、剧烈活动、情绪紧张等),病理性(糖尿病,内分泌疾病、肝硬化、颅内高压症、脱水、全身麻醉、妊娠期等)。

血糖降低包括生理性(妊娠期、哺乳期、饥饿、长期剧烈活动等),病理性(血胰岛素过低、抗胰岛素激素缺乏、肝糖原缺乏、急性酒精中毒、胃大部切除术等)。

正常情况下,糖的分解代谢与合成代谢保持动态平衡,故血糖浓度相对稳定,因此测定 血糖对判断糖代谢情况及其与代谢紊乱相关疾病(糖尿病等)的诊断有重要意义。

6. 肾糖

肾脏限糖排出能力一般为9mmol/L(160~180mg/mL),为肾糖,流经肾脏血液中的葡萄糖可以被肾小管回吸收到体内,尿中不含有糖,当血糖超过肾糖时,过量的葡萄糖便会溢出进入尿液,形成尿糖。但是肾脏疾病可以使肾糖降低,然而某些糖尿病患者由于肾脏过滤功能不正常,虽然血糖高但是尿中不含有糖,此种情况称为肾糖升高。总之尿中含有糖是糖尿病的特点之一,但是尿糖阳性不能够作为判定糖尿病的指标,而尿糖阴性并不能够排除患有糖尿病的可能性。

7. 糖尿病的特征

糖尿病的特征为高血糖、尿糖、葡萄糖耐量减低及胰岛素释放试验异常。临床上早期无症状,由于胰岛素缺乏造成血糖高,引起口渴多喝水造成排尿多。糖在体内是一种燃料,使食物生物氧化后产生热量,可是糖随着尿液排出体外,细胞没有获得糖,于是反馈信息通知大脑饿了,便会多吃。另外细胞因缺乏营养素而缩小,从而造成体重减轻。由此到了症状期则出现多食、多饮、多尿、消瘦三多一少症状,严重者或应激时可以发生酮症酸中毒、高渗性昏迷、乳酸性酸中毒而威胁生命。

8. 诱发糖尿病的因素

诱发糖尿病的因素包括长期精神压抑加重胰岛细胞的负担;长期服用某些药物导致电解质紊乱;手术及大创伤等的应激状态;妊娠期等。

(三)糖尿病的分型

1980年世界卫生组织糖尿病专家委员会第二次报告提出的分型如下。

1. 胰岛素依赖型糖尿病(IDDM)

又称幼年型或酮症倾向型或脆性型,该型为原发性,多发生在15岁以下,该类型患者必须注射胰岛素才能够防治酮症而维持生命。

2. 非胰岛素依赖型糖尿病(NIDDM)

又称成年型或酮症抵抗型或稳定型,该型为继发性,多发生在40岁以上,并多有肥胖史,该类型患者不是必须注射胰岛素。

3. 其他型

(1)胰源性糖尿病

胰源性糖尿病包括胰腺切除、胰腺炎、胰痛、血色病等引起的胰岛素分泌不足。

(2)内分泌性糖原病

内分泌性糖尿病包括垂体性糖尿病、类固醇性糖尿病、胰高血糖素瘤所致糖尿病、胰生长抑素瘤所致糖尿病、原发性醛固酮增多症等。

(3)遗传性糖尿病

遗传性糖尿病包括代谢紊乱、胰岛素抵抗性综合症、遗传性神经肌肉疾病、早老综合症、细胞遗传病、胰岛素受体异常等。

(4)药源性与化学物质性糖尿病,以及继发于肥胖的葡萄糖不耐受性综合症。

4. 葡萄糖耐量异常(1GT)

葡萄糖耐量是在摄入糖类食物后,体内自动调节血糖浓度的能力。该型为没有发展到糖尿病,又称为无症状性糖尿病(或期糖尿病、化学性糖尿病、隐性糖尿病、亚临床型糖尿病、界限性糖尿病)。该型包括肥胖型、不胖型、其他型(属于继发性糖尿病)。

5. 妊娠期糖尿病(GDM),妊娠期发生糖尿病或葡萄糖耐量异常者。

（三）饮食治疗

1. 控制总热量

控制总热量是糖尿病饮食治疗的首要原则。摄入的热量能够维持正常体重或略低于理想体重为宜。肥胖者必须减少热量的摄入。

2. 供给适量的糖类

目前医学主张不要过严地控制糖类，糖类应占总热量的60%左右，每日进食量可在250～300克，谷类是日常生活中热量的主要来源，其他食物，如乳类、豆类、蔬菜、水果等也含有一定数量的糖类。燕麦片、荞麦面、海带等均有降低血糖的功能。

3. 供给充足的膳食纤维

流行病学的调查提出膳食纤维能够降低空腹血糖、餐后血糖以及改善糖耐量。此外，可溶性纤维可以降低循环中的胰岛素水平，减少糖尿病患者对胰岛素的需求，同时还可降低胆固醇，防止糖尿病合并高血脂症及冠心病。因此，糖尿病患者在饮食中应适当增加膳食纤维的摄入量，多吃一些蔬菜、燕麦等。

4. 保证蛋白质的充足供给

糖尿病患者在膳食中应供给充足的蛋白质。肾功能正常时，患者每日摄入的蛋白质应与正常人基本相似；合并肾脏疾病时，应在营养医生的指导下合理安排每日膳食中蛋白质的摄入量。另外应多选用优质的动物蛋白，尽量控制植物蛋白。

5. 控制脂肪的摄入量

目前医学提倡不要过多地控制碳水化合物，而要严格地控制脂肪的摄入量，控制脂肪能够延缓和防止糖尿病并发症的发生与发展，特别应限制牛油、羊油、猪油、奶油等动物性脂肪，在烹调中可适当使用植物油，如豆油、花生油、芝麻油等，这些油脂中往往含有较多的不饱和脂肪酸。此外，在膳食中还要适当控制胆固醇的摄入量，以防止糖尿病并发症的发生。

6. 供给充足的维生素和无机盐

患者应注意补充维生素和无机盐，尤其是B族维生素消耗增多，应适当补充。另外，要注意多吃一些含锌和钙的食物，防止牙齿脱落和骨质疏松。此外，糖尿病患者应控制每日膳食中食盐的用量，一般每人每日应控制在6克以下，以防止高血压的发生。

7. 不宜饮酒。因为酒精除供给热量外，不含其他营养素，长期饮用对肝脏不利，易引起高血脂症和脂肪肝。另外，糖尿病患者还应适当控制油炸食品、薯类食品及含糖较多的水果等。但并不是不吃薯类和水果，应注意控制各种营养素之间的平衡，以免摄入过多的糖分。

## 六、肿瘤营养防治与食疗

关于人类的肿瘤记载，最早出现于我国殷墟甲骨文，以后在疡医中就有专掌“肿疡”者，其中就包括了肿瘤，公元前4世纪，希腊的内科医生希波克拉底将一种乳腺疾病比作山蟹，后来人们认识到其病就是乳腺癌，癌字就是这样演化而来，相传山蟹貌凶而怪，钳人疼痛难忍，以山蟹比癌瘤。

（一）肿瘤是怎样产生的

自20世纪50年代初发现遗传物质脱氧核糖核酸（DNA）后，才认识到无论是理化因素致癌还是生物因素致癌，最后都是通过影响 DNA 的遗传信息，使遗传密码发生改变而产生肿瘤。

一个人体内约有 60 万亿个细胞，细胞的寿命 120 ~ 200 天，一个细胞分裂 55 次，每天大约合成大约 100 亿个新细胞，其中可能会有 2 ~ 3 个异常细胞（突变细胞），如果不及时消灭就有可能发展为肿瘤细胞，人类体内的免疫系统就担负着监视和消灭这种异常细胞的任务。当异变细胞在体内出现时，可被巨噬细胞识别并将此信息传给 T – 淋巴细胞与 B – 淋巴细胞，从而将肿瘤细胞杀灭。在正常情况下，三种细胞能够很好地配合发挥作用，当体内免疫功能下降时，免疫系统便会失灵，异变细胞就会逃避了免疫系统的监视与杀灭。体内有致肿瘤基因与抑肿瘤基因，正常情况下它们相互制约，当前者失活而后者激活的时候体内可控制肿瘤的产生，反之容易产生肿瘤。

（二）肿瘤的类型

1. 良性肿瘤

一般良性肿瘤周围都有一层包膜，不发生扩散和转移。

2. 恶性肿瘤（又称为癌）

该类肿瘤周围没有包膜，与正常组织之间没有明显的界限。

（三）肿瘤细胞为何生长繁殖极快

因为肿瘤细胞的生长繁殖不是遵循正常细胞的规律：分裂 – 发育 – 成熟 – 衰老，而是异常生长快速分裂，细胞的形态异常大小不一，多表现为幼稚性，此肿瘤细胞尤其恶性肿瘤细胞在结构和功能上与正常细胞不同，恶性肿瘤细胞核内染色体组型异常，其细胞表面的各种受体、酶的活性及膜的通透性等也发生变化。肿瘤细胞在人体内大量繁殖，从而消耗大量的体内营养，破坏正常细胞组织产生毒素危害体内。另外肿瘤细胞能够产生一种化学物质，使体内的微循环聚集而来，夺取了大量的血液而获得营养。

（四）饮食治疗

现代医学研究证明，饮食对于癌症的形成和防治有着重要的意义，合理的饮食有利于抑制癌细胞的生长，提高肌体的免疫能力，从而使病人的状况得到改善。因此，饮食结构和饮食习惯对癌症病人都有着直接的影响。

1. 保证热量和蛋白质的充足供给

由于病人营养消耗较多，应保证热量的充足供给，同时宜常吃些易于消化吸收的优质蛋白质食物，以增强肌体免疫力，如瘦肉、牛奶、蛋类、鲜鱼、家禽、豆制品等食物。其中牛奶、鸡蛋对放射治疗病人有良好作用，可改善放射治疗后蛋白质的代谢紊乱。

2. 适当摄入糖类

进食适当的糖类，以补充热量。特别是大剂量放射治疗病人，其体内的糖代谢遭到严重破坏，并且胰岛素功能降低。因此，病人需进食一些糖类。

3. 保证维生素的充足供给

维生素的足量摄入，可以增强抗癌能力，具有一定的抗癌功效。维生素 A 摄入量与上皮细胞癌的发病率成反比，能阻止细胞的癌变，防止肿瘤的形成；维生素 C 可以阻止亚硝胺类物质的合成，因而可降低食道癌和胃癌的发生，同时维生素 C 还可以防止放射损伤的一般症状，并有使白细胞上升的作用。维生素 $B_1$ 对放射治疗引起的放射损伤有良好预防和治疗作用。因此，病人应多进食一些含维生素 A、$B_1$ 和维生素 C 丰富的食物，如新鲜的绿叶蔬菜、水果、动物肝脏、粗粮等。

4. 多饮水

由于病人在治疗过程中往往有呕吐、恶心、腹泻等现象，故水分、电解质应作适当的调节与供应，增加水分的摄入量，一般每人每日应喝3000毫升水。

5. 多进食流质或半流质的饮食

对肿瘤病人放射性治疗后，根据病人的状况酌情进食一些流质或半流质的食品。

6. 少食多餐

放疗病人往往有恶心、呕吐等现象，故宜少食多餐，一次进餐不宜过饱。

7. 饮食宜多样化

饮食的品种要丰富多样，要尽量迎合患者的口味，并注意色、香、味、形，以增进病人的食欲。

8. 饮食宜清淡

少吃腌制及油炸食物，减少烹调用盐。烹调时，尽量采用蒸、煮、炖等方法。禁烟酒。

此外，癌症病人应保持乐观情绪，振作精神，善于自我安慰，自我解脱。如果患者情绪低落，免疫功能就会降低，就会引起癌症的复发或转移。因此，要树立起战胜癌症的信心，要有良好的精神状态，积极配合医护人员，调动身体内的免疫功能。

## 本章小结

本章主要说明了不同生理状况人群的生理特点以及如何进行食养食疗，分析了不同季节对人体健康的影响以及如何进行饮食治疗，详细说明了一些常见疾病的食疗方法。

**关键概念**

亚健康　生理特点　饮食禁忌　饮食养生　肥胖症　胃病　肝病　糖尿病　肿瘤

## ◆ 思考与练习

**一、填空题**

1. 世界卫生组织对健康的定义是：健康不仅是没有______，而且是______、______和______的完美状态。

2.《黄帝内经》中提出“______，______，______，______。”的膳食结构

3. 根据妇女孕期肾、脾、胃及阴血偏虚的生理特点，孕期饮食以______、______、______为原则。

4. 妇女产后饮食养生宜以______、______为原则。

5. 老年人抗衰老饮食是以______为主，其中又尤以______、______和______为主要。

6. 急性胃炎发作时最好用______。

7. 常见的心血管疾病有______、______、______、______、______等。

## 二、选择题

1. 不属于常见"亚健康"状态表现(　)。

A. 浑身无力、容易疲倦　　B. 头痛、耳鸣

C. 胃闷不适、睡眠不良　　D. 没有食欲

2. 出生后 4 个月的婴儿可以在其食物中添加(　)。

A. 蛋黄　　B. 饼干　　C. 馒头片　　D. 切碎的蔬菜

3. 儿童、青少年在饮食上应注意忌(　)。

A. 注重合理烹饪　　B. 少食多餐　　C. 生冷寒凉　　D. 适当多选用动物性食物

4. 不属于孕期补肾安胎的食物是(　)。

A. 海参　　B. 山药　　C. 人参　　D. 阿胶

5. 孕妇怀孕早期宜选用(　)。

A. 食清淡易消化饮食　　B. 加强滋补的食物

C. 低盐饮食　　D. 大辛大热类食物

6. 对于肥胖的诊断,一般指标是以超过标准体重的(　)以上为肥胖。

A. 10%　　B. 20%　　C. 30%　　D. 40%

7. 不属于脂肪肝的饮食治疗的是(　)。

A. 控制热量的摄入　　B. 限制脂肪和糖类的摄入

C. 控制酒精摄入　　D. 限制蛋白质的摄入

## 三、问答题

1. 什么是亚健康?
2. 儿童和青少年有何营养特点?
3. 孕妇的营养特点是什么?
4. 怎样安排老年人的膳食?
5. 肥胖症应遵循哪些食疗原则?
6. 肝炎病人在食物选择上应注意什么?
7. 肿瘤应遵循哪些食疗原则? 哪些食物有一定的抗癌功效?

# 附 录

## 附录一

### 常用食物营养成分表

(1)

| 类别 | 食物名称 | 质量(g) | 水分(g) | 蛋白质(g) | 脂肪(g) | 糖类(g) | 热能(kcal) | 钙(mg) | 磷(mg) | 铁(mg) | 钾(mg) | 胡萝卜素(mg) | 硫胺酸(mg) | 核黄素(mg) | 烟酸(mg) | 抗坏血酸(mg) |
|---|---|---|---|---|---|---|---|---|---|---|---|---|---|---|---|---|
| 谷类及其制品 | 稻米(糙) | 100 | 13.0 | 8.3 | 2.5 | 74.2 | 353 | 14 | 285 | – | 172 | 0 | 0.34 | 0.07 | 0 | – |
| | 稻米(粳) | 100 | 14.0 | 7.1 | 2.4 | 74.5 | 348 | 13 | 252 | – | 110 | 0 | 0.35 | 0.08 | 2.3 | 0 |
| | 稻米(红) | 100 | 15.8 | 7.5 | 2.9 | 71.8 | 343 | 25 | 250 | 3.0 | – | 0 | – | – | – | 0 |
| | 糯　米 | 100 | 14.6 | 6.7 | 1.4 | 76.3 | 345 | 19 | 155 | 6.7 | 231 | 0 | 0.19 | 0.03 | 2.0 | 0 |
| | 糯米(紫) | 100 | 12.8 | 8.2 | 1.7 | 75.7 | 351 | 17 | 179 | 2.6 | – | 0 | 0.21 | 0.15 | 2.3 | 0 |
| | 标准粉 | 100 | 12.0 | 9.9 | 1.8 | 74.6 | 354 | 38 | 268 | 4.2 | 195 | 0 | 0.46 | 0.06 | 2.5 | 0 |
| | 富强粉 | 100 | 13.0 | 9.4 | 1.4 | 75.0 | 350 | 25 | 162 | 2.6 | 127 | 0 | 0.24 | 0.07 | 2.0 | 0 |
| | 精白粉 | 100 | 13.0 | 7.2 | 1.3 | 77.8 | 352 | 20 | 104 | 2.7 | – | 0 | 0.06 | 0.07 | 1.1 | 0 |
| | 麦　麸 | 100 | 12.2 | 14.1 | 3.9 | 53.6 | 306 | 95 | – | 10.0 | – | 0 | 0.64 | 0.28 | 14.4 | 0 |
| | 大麦米 | 100 | 11.9 | 10.5 | 2.2 | 66.3 | 327 | 43 | 400 | 4.1 | 231 | 0 | 0.36 | 0.10 | 4.8 | 0 |
| | 莜麦面 | 100 | 7.6 | 15.0 | 8.5 | 64.8 | 396 | 58 | 328 | 9.6 | – | 0 | 0.29 | 0.17 | 0.8 | 0 |
| | 荞麦面 | 100 | 11.6 | 10.6 | 2.5 | 72.2 | 354 | 15 | 180 | 1.2 | 537 | 0 | 0.38 | 0.22 | 4.1 | 0 |
| | 小　米 | 100 | 11.1 | 9.7 | 3.5 | 72.8 | 362 | 29 | 240 | 4.7 | 239 | 0.19 | 0.57 | 0.12 | 1.6 | 0 |
| | 黄　米 | 100 | 10.9 | 9.6 | 0.9 | 76.3 | 351 | 23 | 270 | 3.8 | 180 | 0.16 | 0.31 | 0.10 | 3.6 | 0 |
| | 黄米面 | 100 | 16.9 | 11.3 | 1.1 | 68.4 | 329 | – | – | – | – | – | 0.20 | – | 4.3 | 0 |
| | 糜子米 | 100 | 15.8 | 10.5 | 0.9 | 70.7 | 333 | – | – | – | – | – | – | – | – | – |
| | 糜子面 | 100 | 16.0 | 10.5 | 0.9 | 70.5 | 332 | 39 | 230 | 7.0 | – | – | 0.27 | 0.12 | 2.0 | – |
| | 玉米(黄、鲜) | 100 | 51.4 | 3.8 | 2.3 | 40.2 | 196 | 1 | 187 | 1.5 | – | 0.34 | 0.21 | 0.06 | 1.6 | 10 |
| | 玉米(白、鲜) | 100 | 73.7 | 2.1 | 1.3 | 21.7 | 107 | 1 | 187 | 1.5 | – | 0.01 | – | – | – | 10 |
| | 玉米(黄) | 100 | 12.0 | 8.5 | 4.3 | 72.2 | 362 | 22 | 210 | 1.6 | 270 | 0.10 | 0.34 | 0.10 | 2.3 | 0 |
| | 玉米(白) | 100 | 12.0 | 8.5 | 4.3 | 72.2 | 362 | 22 | 210 | 1.6 | 342 | 0 | 0.35 | 0.09 | 2.1 | 0 |
| | 玉米ZA(黄) | 100 | 12.7 | 9.2 | 0.7 | 76.1 | 348 | 20 | 190 | 3.6 | 164 | 0.23 | 0.19 | 0.06 | 0.7 | 0 |
| | 玉米ZA(白) | 100 | 10.1 | 9.5 | 2.6 | 75.6 | 364 | – | – | – | – | – | 0.13 | 0.13 | 1.7 | 0 |
| | 玉米面(黄) | 100 | 13.4 | 8.4 | 4.3 | 70.2 | 353 | 34 | – | – | – | 0.13 | 0.31 | 0.10 | 2.0 | 0 |
| | 玉米面(白) | 100 | 12.8 | 8.8 | 6.1 | 68.6 | 365 | 19 | – | – | – | – | 0.35 | 0.09 | 2.5 | 0 |

续表

| 类别 | 食物名称 | 质量(g) | 水分(g) | 蛋白质(g) | 脂肪(g) | 糖类(g) | 热能(kcal) | 钙(mg) | 磷(mg) | 铁(mg) | 钾(mg) | 胡萝卜素(mg) | 硫胺酸(mg) | 核黄素(mg) | 烟酸(mg) | 抗坏血酸/mg |
|---|---|---|---|---|---|---|---|---|---|---|---|---|---|---|---|---|
| 谷类及其制品 | 高粱糁(红) | 100 | 15 | 7.9 | 4.5 | 70.7 | 355 | 7 | 188 | 4.1 | – | – | 0.36 | – | 4.1 | 0 |
| | 高粱糁(白) | 100 | 13.8 | 8.9 | 3.8 | 70.9 | 355 | 18 | 276 | 5.5 | – | – | 0.37 | – | 4.6 | 0 |
| | 高粱面(红) | 100 | 16.3 | 7.5 | 2.6 | 70.8 | 337 | 44 | – | – | – | – | 0.27 | 0.09 | 2.8 | 0 |
| | 米 粉 | 100 | 12.4 | 7.3 | 0.3 | 78.5 | 346 | – | – | – | – | 0 | – | – | – | 0 |
| | 米饭(标准米,捞、蒸) | 100 | 71.1 | 2.9 | 0.1 | 25.6 | 115 | 11 | 43 | 0.4 | – | 0 | 0.02 | 0.01 | 0.3 | 0 |
| | 米饭(标准米,碗蒸) | 100 | 69.0 | 2.8 | 0.5 | 27.2 | 124 | 5 | 91 | 1.0 | – | 0 | 0.04 | 0.02 | 0.5 | 0 |
| | 面条(切面) | 100 | 33.0 | 7.4 | 1.4 | 56.4 | 268 | 60 | 203 | 4.0 | – | 0 | 0.35 | 0.04 | 1.9 | 0 |
| | 挂面(干切面) | 100 | 14.1 | 9.6 | 1.7 | 70.7 | 334 | 88 | 260 | 4.1 | – | 0 | 0.30 | 0.02 | 2.0 | 0 |
| | 面条(标准粉,煮) | 100 | 68.0 | 3.3 | 0.1 | 27.8 | 125 | 29 | 94 | 1.8 | – | 0 | 0.10 | 0.01 | 0.7 | 0 |
| | 面条(富强粉,煮) | 100 | 70.0 | 3.1 | 0.1 | 26.3 | 118 | 19 | 57 | 1.1 | – | 0 | 0.06 | 0.02 | 0.6 | 0 |
| | 馒头(标准粉) | 100 | 44.0 | 6.3 | 1.2 | 47.5 | 225 | 24 | 171 | 2.7 | – | 0 | 0.31 | 0.05 | 2.3 | 0 |
| | 馒头(富强粉) | 100 | 44.0 | 6.1 | 0.2 | 48.8 | 221 | 19 | 88 | 1.5 | – | 0 | 0.10 | 0.04 | 1.0 | 0 |
| | 烙饼(标准粉) | 100 | 37.0 | 6.6 | 2.3 | 52.4 | 257 | 40 | 192 | – | – | 0 | 0.28 | 0.03 | 1.7 | 0 |
| | 烙饼(富强粉) | 100 | 40.0 | 6.2 | 1.8 | 50.8 | 244 | 26 | 116 | – | – | 0 | 0.21 | 0.04 | 1.4 | 0 |
| | 火 烧 | 100 | 34.0 | 7.2 | 2.6 | 54.5 | 270 | 43 | 171 | – | – | 0 | 0.22 | 0.03 | 1.4 | 0 |
| | 烧 饼 | 100 | 34.0 | 7.4 | 1.4 | 55.9 | 266 | 29 | 200 | 3.2 | – | 0 | 0.21 | 0.05 | 2.3 | 0 |
| | 油 饼 | 100 | 31.2 | 7.8 | 10.4 | 47.7 | 316 | 25 | 153 | – | 290 | 0 | 0.14 | – | 2.2 | 0 |
| | 脆麻花 | 100 | 5.2 | 9.9 | 19.2 | 62.8 | 464 | 50 | 163 | – | 385 | 0 | 0.09 | 0.04 | 2.6 | 0 |
| | 小米粥 | 100 | 92.0 | 0.9 | 0.2 | 6.8 | 33 | 2 | 22 | 0.4 | – | – | 0.01 | 0.003 | 0.1 | 0 |
| | 窝窝头 | 100 | 54.0 | 7.2 | 3.2 | 33.3 | 191 | 33 | 151 | 2.1 | – | – | 0.15 | 0.07 | 1.0 | 0 |
| | 面筋(水) | 100 | 74.8 | 22.4 | 0.2 | 1.3 | 97 | 78 | 200 | 6.2 | 8.4 | 0 | – | – | – | 0 |
| | 面筋(油) | 100 | 28.8 | 29.0 | 29.5 | 11.6 | 428 | 48 | 149 | 8.0 | 81 | 0 | 0.14 | 0.07 | 2.4 | 0 |
| | 蛋糕(蒸)* | 100 | – | 7.6 | 4.7 | 57 | 318 | 42 | 167 | 3.0 | – | 465 | 0.22 | 0.12 | 0.9 | 0 |
| | 蛋糕(烤)* | 100 | – | 7.9 | 4.7 | 65 | 319 | 41 | 175 | 3.0 | – | 489 | 0.23 | 0.13 | 0.9 | 0 |
| | 桃 酥* | 100 | – | 5.9 | 26.5 | 63 | 513 | 62 | 220 | 2.8 | – | 29 | 0.26 | 0.04 | 1.3 | 0 |
| | 江米条* | 100 | – | 5.6 | 11.1 | 73.8 | 416 | 22 | 139 | 4.4 | – | – | 0.20 | 0.02 | 1.6 | 0 |
| | 糕干粉* | 100 | 7.6 | 5.6 | 5.1 | 79.0 | 386 | 508 | 540 | 1.7 | – | 0.12 | 0.15 | 0.06 | 1.2 | 0 |
| | 饼干(强化面粉,家制) | 28 | 7.6 | 2 | 5 | 13 | 105 | 34 | 49 | 0.4 | 33 | $V_A$ | 0.08 | 0.08 | 0.7 | 微量 |

续表

| 类别 | 食物名称 | 质量/g | 水分(g) | 蛋白质(g) | 脂肪(g) | 糖类(g) | 热能(kcal) | 钙(mg) | 磷(mg) | 铁(mg) | 钾(mg) | 胡萝卜素(mg) | 硫胺酸(mg) | 核黄素(mg) | 烟酸(mg) | 抗坏血酸(mg) |
|---|---|---|---|---|---|---|---|---|---|---|---|---|---|---|---|---|
| 谷类及其制品 | 饼干(强化面粉,混合) | 28 | 8.1 | 2 | 3 | 15 | 90 | 19 | 65 | 0.6 | 32 | $V_A$微量 | 0.09 | 0.08 | 0.8 | 微量 |
| | 面包(全麦粉,强化)▲ | 454 | 158.9 | 39 | 10 | 236 | 1195 | 399 | 581 | 9.5 | 608 | $V_A$微量 | 1.52 | 1.13 | 14.4 | 微量 |
| | 面包(法国或维也纳式,强化)▲ | 454 | 140.7 | 41 | 14 | 251 | 1315 | 195 | 386 | 10.0 | 408 | $V_A$微量 | 1.80 | 1.10 | 15.0 | 微量 |
| | 面包(意大利式,强化)▲ | 454 | 145.3 | 41 | 4 | 256 | 1250 | 77 | 349 | 10.0 | 336 | 0 | 1.80 | 1.10 | 15.0 | 0 |
| | 葡萄干面包(强化)▲ | 454 | 158.9 | 30 | 13 | 243 | 1190 | 322 | 395 | 10.0 | 1057 | $V_A$微量 | 1.70 | 1.07 | 10.7 | 微量 |
| 干豆、硬果类及其制品 | 青　豆 | 100 | 7.2 | 41.2 | 17.9 | 24.2 | 424 | 200 | 546 | 6.7 | 1780 | – | 0.66 | 0.32 | 1.9 | 0 |
| | 黄　豆 | 100 | 10.2 | 36.3 | 18.4 | 25.3 | 412 | 367 | 571 | 11.0 | 1810 | 0.40 | 0.79 | 0.25 | 2.1 | 0 |
| | 黑　豆 | 100 | 7.8 | 49.8 | 12.1 | 18.9 | 384 | 250 | 450 | 10.5 | 1759 | 0.40 | 0.51 | 0.19 | 2.5 | 0 |
| | 红小豆 | 100 | 9.0 | 21.7 | 0.8 | 60.7 | 337 | 76 | 386 | 4.5 | 1230 | – | 0.43 | 0.16 | 2.1 | 0 |
| | 绿　豆 | 100 | 9.5 | 23.8 | 0.5 | 58.5 | 335 | 80 | 360 | 6.8 | 1298 | 0.22 | 0.53 | 0.12 | 1.8 | 0 |
| | 芸豆(白) | 100 | 11.3 | 23.1 | 1.3 | 56.9 | 332 | 165 | 410 | 7.3 | – | 0 | 0.50 | 0.25 | 1.7 | 0 |
| | 芸豆(紫) | 100 | 12.0 | 23.1 | 1.7 | 56.1 | 332 | 163 | 437 | 6.7 | – | 0 | 0.32 | 0.14 | 1.8 | 0 |
| | 豆(白) | 100 | 8.9 | 20.4 | 1.1 | 60.5 | 334 | 57 | 368 | 6.0 | – | – | 0.59 | 0.14 | 1.7 | 0 |
| | 扁豆(黑) | 100 | 7.9 | 23.0 | 0.4 | 54.9 | 315 | – | – | – | – | – | – | – | – | 0 |
| | 芸豆(黄) | 100 | 12.3 | 18.6 | 2.6 | 60.0 | 338 | – | – | – | – | – | – | – | – | 0 |
| | 豇豆(饭豆) | 100 | 13.0 | 22.0 | 2.0 | 55.5 | 328 | 100 | 456 | 7.6 | 1520 | – | 0.33 | 0.11 | 2.4 | 0 |
| | 蚕豆(带皮) | 100 | 13.0 | 28.2 | 0.8 | 48.6 | 314 | 71 | 340 | 7.0 | – | 0 | 0.39 | 0.27 | 2.6 | 0 |
| | 蚕豆(去皮) | 100 | 16.0 | 29.4 | 1.8 | 47.5 | 324 | 93 | 225 | 6.2 | – | – | – | – | – | 0 |
| | 蚕豆(青、去皮) | 100 | 9.9 | 31.9 | 1.4 | 52.0 | 348 | 61 | 560 | 5.4 | – | – | 0.52 | 0.52 | 3.2 | 0 |
| | 蚕豆(炸、盐) | 100 | 11.0 | 28.2 | 8.9 | 47.2 | 382 | 55 | 222 | 6.7 | – | – | – | – | – | 0 |
| | 豌　豆 | 100 | 10.0 | 24.6 | 1.0 | 57.0 | 335 | 84 | 400 | 5.7 | – | 0.04 | 1.02 | 0.12 | 2.7 | 0 |
| | 花生(生) | 100 | 7.3 | 24.6 | 48.7 | 15.3 | 598 | 36 | 383 | 2.0 | 1004 | – | – | – | – | 0 |
| | 花生(炒) | 100 | 3.4 | 27.6 | 41.2 | 23.0 | 573 | 71 | 399 | 2.0 | – | 0.10 | 0.21 | 0.14 | 13.1 | 0 |
| | 花生仁(生) | 100 | 8.0 | 26.2 | 39.2 | 22.1 | 546 | 67 | 378 | 1.9 | – | 0.04 | 1.07 | 0.11 | 9.5 | 0 |
| | 花生仁(炒) | 100 | 7 | 26.5 | 44.8 | 20.2 | 590 | 71 | 399 | 2.0 | – | 0.26 | 0.18 | 0.18 | 11.7 | 0 |

**续表**

| 类别 | 食物名称 | 质量(g) | 水分(g) | 蛋白质(g) | 脂肪(g) | 糖类(g) | 热能(kcal) | 钙(mg) | 磷(mg) | 铁(mg) | 钾(mg) | 胡萝卜素(mg) | 硫胺酸(mg) | 核黄素(mg) | 烟酸(mg) | 抗坏血酸(mg) |
|---|---|---|---|---|---|---|---|---|---|---|---|---|---|---|---|---|
| 干豆、硬果及其制品 | 花生仁(炸) | 100 | 6.4 | 20.7 | 48.4 | 19.8 | 598 | 40 | 107 | 2.0 | – | – | – | – | – | 0 |
| | 西瓜子(炒) | 100 | 3.7 | 31.8 | 39.1 | 19.1 | 556 | 237 | 751 | 8.3 | – | 0.18 | 0.03 | 0.14 | 2.7 | – |
| | 南瓜子(炒) | 100 | 3.1 | 35.1 | 31.8 | 23.3 | 520 | 235 | 670 | 6.7 | – | 0.47 | 0.15 | 0.15 | 3.0 | – |
| | 葵花子(生) | 100 | 7.8 | 23.1 | 51.1 | 9.6 | 591 | 42 | 334 | 4.0 | 815 | – | – | – | – | – |
| | 葵花子(炒) | 100 | 2.2 | 24.6 | 54.4 | 9.9 | 628 | 45 | 354 | 4.3 | – | 0.10 | 0.88 | 0.20 | 5.1 | – |
| | 核 桃 | 100 | 3.6 | 15.4 | 63.0 | 10.7 | 671 | 108 | 329 | 3.2 | 536 | 0.17 | 0.32 | 0.11 | 1.0 | – |
| | 杏仁(生) | 100 | 5.8 | 24.9 | 49.6 | 8.5 | 580 | 140 | 352 | 5.1 | 716 | 0.10 | – | – | – | 10 |
| | 杏仁(炒) | 100 | 2.1 | 25.7 | 51.0 | 9.6 | 600 | 141 | 202 | 3.9 | – | 0.10 | 0.15 | 0.71 | 2.5 | – |
| | 栗子(生) | 100 | 53.0 | 4.0 | 1.1 | 39.9 | 186 | 15 | 77 | 1.5 | – | 0.02 | 0.07 | 0.15 | 1.0 | 60 |
| | 栗子(熟) | 100 | 46.6 | 4.8 | 1.5 | 44.8 | 212 | 15 | 91 | 1.7 | 381 | 0.24 | 0.19 | 0.13 | 1.2 | 25 |
| | 松子仁 | 100 | 2.7 | 16.7 | 63.5 | 9.8 | 678 | 78 | 236 | 6.7 | – | – | – | – | – | – |
| | 榛 子 | 100 | 10.2 | 21.0 | 49.7 | 12.2 | 580 | 316 | 556 | 8.3 | 967 | – | – | – | – | – |
| | 榛子仁(炒) | 100 | 10.3 | 15.9 | 49.6 | 19.9 | 590 | – | – | – | – | 0.13 | 0.20 | 0.20 | 2.6 | – |
| | 榧 子 | 100 | 6.4 | 10.0 | 44.1 | 29.8 | 556 | 71 | 275 | 3.6 | – | – | – | – | – | – |
| | 白果(鲜) | 100 | 53.7 | 6.4 | 2.4 | 35.9 | 191 | 10 | 218 | 1.5 | – | 0.38 | 0.22 | 0.05 | 1.3 | – |
| | 白果(干) | 100 | 9.1 | 13.4 | 3.0 | 71.2 | 365 | 190 | 427 | 2.9 | – | 0.22 | 0.44 | 0.10 | 2.6 | – |
| | 莲子(鲜) | 100 | 83.1 | 4.9 | 0.6 | 9.2 | 62 | 18 | 54 | 1.2 | – | 0.02 | 0.17 | 0.09 | 1.7 | 17 |
| | 莲子(干) | 100 | 13.5 | 16.6 | 2.0 | 61.8 | 332 | 89 | 285 | 6.4 | – | – | – | – | – | – |
| | 菱角(青) | 100 | 69.2 | 3.6 | 0.5 | 24 | 115 | 9 | 49 | 0.7 | 140 | 0.01 | 0.23 | 0.05 | 1.9 | 5 |
| | 鸡头米(鲜) | 100 | 63.4 | 4.4 | 0.2 | 31.1 | 144 | 9 | 110 | 0.4 | – | 微量 | 0.40 | 0.08 | 2.5 | 6 |
| | 鸡头米(干) | 100 | 11.0 | 11.8 | 0.2 | 75.4 | 351 | 21 | 264 | 9.6 | – | – | – | – | – | – |
| | 豆 浆 | 100 | 91.8 | 4.4 | 1.8 | 1.5 | 40 | 25 | 45 | 2.5 | 110 | – | 0.03 | 0.01 | 0.1 | 0 |
| | 豆浆(豆粉制) | 100 | | 5.2 | 2.5 | 3.7 | 58 | 57 | 88 | 1.7 | – | 0.05 | 0.12 | 0.04 | – | 0 |
| | 豆腐(带卤) | 100 | 91.3 | 5.3 | 1.9 | 0.5 | 40 | 20 | 56 | 0.6 | – | – | 0.04 | 0.03 | 0.2 | 0 |
| | 豆腐(南) | 100 | 90.0 | 4.7 | 1.3 | 2.8 | 60 | 240 | 64 | 1.4 | 130 | – | 0.06 | 0.03 | 0.1 | 0 |
| | 豆腐(北) | 100 | 85.0 | 7.4 | 3.5 | 2.7 | 72 | 277 | 57 | 2.1 | 163 | – | 0.03 | 0.03 | 0.2 | 0 |
| | 豆腐(北,豆饼制) | 100 | 87.7 | 6.8 | 0.8 | 3.4 | 48 | 180 | 84 | 3.0 | – | – | 0.03 | 0.04 | 0.2 | 0 |
| | 油豆腐 | 100 | 45.2 | 24.6 | 20.8 | 7.5 | 316 | 156 | 299 | 9.4 | 149 | – | 0.06 | 0.04 | 0.2 | 0 |
| | 豆腐干 | 100 | 64.9 | 19.2 | 6.7 | 6.7 | 164 | 117 | 204 | 4.6 | 160 | – | 0.25 | 0.25 | 0.5 | 0 |

**续表**

| 类别 | 食物名称 | 质量(g) | 水分(g) | 蛋白质(g) | 脂肪(g) | 糖类(g) | 热能(kcal) | 钙(mg) | 磷(mg) | 铁(mg) | 钾(mg) | 胡萝卜素(mg) | 硫胺酸(mg) | 核黄素(mg) | 烟酸(mg) | 抗坏血酸(mg) |
|---|---|---|---|---|---|---|---|---|---|---|---|---|---|---|---|---|
| 干豆、硬果及其制品 | 豆腐干(熏干) | 100 | 65.2 | 18.9 | 7.4 | 5.9 | 166 | 102 | 205 | 5.3 | 162 | – | 0.05 | 0.05 | 0.2 | 0 |
| | 豆腐片 | 100 | 55.8 | 24.0 | 9.1 | 6.0 | 202 | 199 | 281 | 6.7 | 116 | – | 0.05 | 0.04 | 0.1 | 0 |
| | 豆腐丝 | 100 | 59.0 | 21.6 | 7.9 | 6.7 | 184 | 284 | 291 | 0.7 | – | – | 0.05 | 0.03 | 0.1 | 0 |
| | 千张 | 100 | 41.2 | 35.8 | 15.8 | 5.3 | 307 | 169 | 303 | 7.0 | 36 | – | 0.03 | 0.04 | 0.1 | 0 |
| | 腐竹 | 100 | 7.1 | 50.5 | 23.7 | 15.3 | 477 | 280 | 506 | 15.1 | 705 | – | 0.21 | 0.12 | 0.7 | 0 |
| | 豆腐皮(油皮) | 100 | 16.1 | 44.8 | 21.8 | 12.7 | 426 | 223 | 620 | 31.2 | 1306 | – | 0.30 | 0.17 | 1.5 | 0 |
| | 豆豉 | 100 | 25.8 | 19.5 | 6.9 | 24.9 | 240 | 130 | 183 | 4.2 | – | – | 0.07 | 0.34 | 2.4 | 0 |
| | 锅渣 | 100 | 78.8 | 5.6 | 0.7 | 13.3 | 82 | 22 | 61 | 2.7 | 248 | – | 0.22 | 0.06 | 0.9 | 0 |
| | 臭腐乳 | 100 | 56.5 | 14.4 | 11.2 | 4.8 | 178 | 72 | 150 | 4.2 | 122 | – | 0.02 | 0.14 | 0.3 | 0 |
| | 红腐乳 | 100 | 55.5 | 14.6 | 5.7 | 5.8 | 133 | 167 | 200 | 12.0 | 269 | – | 0.04 | 0.16 | 0.5 | 0 |
| | 豆面丸子 | 100 | 30.0 | 21.3 | 15.9 | 28.8 | 344 | 131 | 200 | 14.9 | 274 | – | 0.28 | 0.06 | 0.4 | 0 |
| | 凉粉 | 100 | 95.0 | 0.02 | 0.01 | 4.9 | 20 | 2 | 1 | 0.9 | – | 0 | – | – | – | 0 |
| | 粉皮 | 100 | 80.0 | 0.02 | 0.02 | 19.7 | 79 | 2 | 8 | 0.6 | – | 0 | – | – | – | 0 |
| | 粉皮(干) | 100 | 10.4 | 0.6 | 0.2 | 87.5 | 354 | – | – | – | – | 0 | – | – | – | 0 |
| | 粉条(干) | 100 | 0.1 | 3.1 | 0.2 | 96.0 | 398 | – | – | – | – | 0 | – | – | – | 0 |
| | 豆腐渣 | 100 | 87.0 | 2.6 | 0.3 | 7.6 | 44 | 16 | 44 | 4.0 | – | 0 | 0.08 | 0.02 | 0.1 | 0 |
| | 麻豆腐 | 100 | 84.0 | 10.4 | 0.5 | 3.8 | 61 | 63 | 94 | 8.7 | – | 0 | 0.04 | 0.02 | 0.2 | 0 |
| | 豆汁 | 100 | 96.0 | 1.9 | 0.4 | 0.8 | 14 | 3 | 25 | 0.8 | – | – | 0.04 | 0.01 | 0.2 | 0 |
| 水果及其制品 | 苹果 | 100 | 84.6 | 0.4 | 0.5 | 13.0 | 58 | 11 | 9 | 0.3 | 110 | 0.08 | 0.01 | 0.01 | 0.1 | 微量 |
| | 香果 | 100 | 86.4 | 0.2 | 0.4 | 11.9 | 52 | – | 12 | 1.4 | – | 0 | 0.01 | 0.01 | 0.1 | 1 |
| | 沙果 | 100 | 82.7 | 0.3 | 0.8 | 15.1 | 69 | 45 | 9 | 0.9 | 148 | 0.05 | 0.02 | 0.02 | 0.2 | 1 |
| | 海棠 | 100 | 75.0 | 0.2 | 0.2 | 22.4 | 92 | 66 | 6 | 1.3 | – | 0.46 | 0.01 | 0.02 | 0.2 | 2 |
| | 鸭梨 | 100 | 89.3 | 0.1 | 0.1 | 9.0 | 37 | 5 | 6 | 0.2 | 115 | 0.01 | 0.02 | 0.01 | 0.1 | 4 |
| | 京白梨 | 100 | 83.6 | – | – | – | – | – | – | – | 135 | 0.01 | 0.02 | 0.01 | 0.2 | 3 |
| | 烟台梨 | 100 | 86.0 | – | – | – | – | – | – | – | 120 | 0.02 | 0.01 | 0.01 | 0.2 | 1 |
| | 桃 | 100 | 87.5 | 0.8 | 0.1 | 10.7 | 47 | 8 | 20 | 1.2 | – | 0.06 | 0.01 | 0.02 | 0.7 | 6 |
| | 杏 | 100 | 85.0 | 1.2 | 0 | 11.1 | 49 | 26 | 24 | 0.8 | 370 | 1.79 | 0.02 | 0.03 | 0.6 | 7 |
| | 李 | 100 | 90.0 | 0.5 | 0.2 | 8.8 | 39 | 17 | 20 | 0.5 | 176 | 0.11 | 0.01 | 0.02 | 0.3 | 1 |
| | 梅 | 100 | 79.6 | 0.90 | 18.9 | 79 | – | – | – | – | – | – | – | – | – | – |

续表

| 类别 | 食物名称 | 质量(g) | 水分(g) | 蛋白质(g) | 脂肪(g) | 糖类(g) | 热能(kcal) | 钙(mg) | 磷(mg) | 铁(mg) | 钾(mg) | 胡萝卜素(mg) | 硫胺酸(mg) | 核黄素(mg) | 烟酸(mg) | 抗坏血酸(mg) |
|---|---|---|---|---|---|---|---|---|---|---|---|---|---|---|---|---|
| 水果及其制品 | 草 莓 | 100 | 90.7 | 1.0 | 0.6 | 5.7 | 32 | 32 | 41 | 1.1 | 135 | 0.01 | 0.02 | 0.02 | 0.3 | 35 |
| | 樱 桃 | 100 | 89.2 | 1.2 | 0.3 | 7.9 | 39 | – | – | – | 258 | 0.33 | 0.02 | 0.04 | 0.7 | 11 |
| | 毛樱桃 | 100 | 89.1 | – | – | – | – | – | – | – | – | 微量 | 0.03 | 0.03 | 0.5 | 21 |
| | 柿（盖柿） | 100 | 82.4 | 0.7 | 0.1 | 10.8 | 47 | 10 | 19 | 0.2 | 170 | 0.15 | 0.01 | 0.02 | 0.3 | 11 |
| | 柿（高庄柿） | 100 | 80.0 | 0.5 | 0.1 | 18.6 | 77 | 9 | 21 | 0.2 | 217 | 0.10 | 0.01 | 0.02 | 0.2 | 21 |
| | 石 榴 | 100 | 76.8 | 1.5 | 1.6 | 16.8 | 88 | 11 | 105 | 0.4 | – | – | – | – | – | 11 |
| | 枣（鲜） | 100 | 73.4 | 1.2 | 0.2 | 23.2 | 99 | 14 | 23 | 0.5 | – | 0.01 | 0.06 | 0.04 | 0.6 | 540 |
| | 枣（干） | 100 | 19.0 | 3.3 | 0.4 | 72.8 | 308 | 61 | 55 | 1.6 | 430 | 0.01 | 0.06 | 0.15 | 1.2 | 12 |
| | 酸枣（干） | 100 | 16.8 | 4.5 | 1.0 | 74.8 | 326 | 270 | 59 | 3.8 | – | – | – | – | – | – |
| | 黑枣（无核） | 100 | 47.2 | 1.9 | 0.2 | 47.7 | 200 | – | – | – | – | – | – | – | – | – |
| | 黑枣（有核） | 100 | 37.6 | 1.8 | 0.2 | 56.2 | 234 | – | – | – | – | – | – | – | – | – |
| | 黑枣（干、有核） | 100 | 15.0 | 7.1 | 0.9 | 67.5 | 307 | – | – | – | – | – | – | – | – | – |
| | 红 果 | 100 | 74.1 | 0.7 | 0.2 | 22.1 | 93 | 68 | 20 | 2.1 | 289 | 0.82 | 0.02 | 0.05 | 0.4 | 89 |
| | 荔枝（鲜） | 100 | 84.8 | 0.7 | 0.6 | 13.3 | 61 | 6 | 34 | 0.5 | 193 | 0 | 0.02 | 0.04 | 0.7 | 3 |
| | 荔枝（干） | 100 | 34.0 | 4.5 | 0.3 | 56.4 | 246 | – | – | – | – | – | – | – | – | – |
| | 桂圆（鲜） | 100 | 81.4 | 1.2 | 0.1 | 16.2 | 71 | 13 | 26 | 0.4 | 392 | 0 | 0.04 | 0.03 | 1.0 | 60 |
| | 桂圆（干） | 100 | 26.9 | 5.0 | 0.2 | 65.4 | 283 | 30 | 118 | 4.4 | – | – | 0.10 | 0.6 | 2.5 | 34 |
| | 芒 果 | 100 | 82.4 | 0.6 | 0.5 | 15.1 | 71 | 7 | 22 | 0.3 | 304 | 3.81 | 0.06 | 0.06 | 0.9 | 41 |
| | 枇 杷 | 100 | 91.6 | 0.4 | 0.1 | 6.6 | 29 | – | – | – | – | – | – | – | – | – |
| | 无花果 | 100 | 83.6 | 1.0 | 0.4 | 12.6 | 58 | 49 | 23 | 0.4 | – | 0.05 | 0.04 | 0.03 | 0.3 | 1 |
| | 无花果干 | 100 | 18.8 | 4.3 | 0.3 | 74.2 | 317 | 270 | 96 | 2.9 | – | – | – | – | – | – |
| | 桑椹（紫） | 100 | 82.0 | – | – | – | – | – | – | – | – | 0.01 | 0.03 | 0.06 | 0.9 | 19 |
| | 桑椹（白） | 100 | 85.0 | – | – | – | – | – | – | – | – | 0.01 | 0.03 | 0.06 | 0.7 | 5 |
| | 西 瓜 | 100 | 94.1 | 1.2 | 0 | 4.2 | 22 | 6 | 10 | 0.2 | 124 | 0.17 | 0.02 | 0.02 | 0.2 | 3 |
| | 白兰瓜 | 100 | 93.1 | 0.5 | 0.2 | 5.2 | 25 | 24 | 13 | 0.9 | – | 0.04 | 0.02 | 0.03 | 0.4 | 10 |
| | 香 蕉 | 100 | 77.1 | 1.2 | 0.6 | 19.5 | 88 | 9 | 31 | 0.6 | 472 | 0.25 | 0.02 | 0.05 | 0.7 | 6 |
| | 菠 萝 | 100 | 89.3 | 0.4 | 0.3 | 9.3 | 42 | 18 | 28 | 0.5 | 147 | 0.08 | 0.08 | 0.02 | 0.2 | 24 |
| | 菠萝蜜子 | 100 | 57.4 | 5.0 | 0.3 | 35.1 | 163 | 20 | 76 | 1.6 | – | – | 0.12 | 0.06 | 0.5 | – |
| | 椰子肉（鲜） | 100 | 47.0 | 3.4 | 35.3 | 10.1 | 371 | 21 | 98 | 2.0 | – | 0 | 0.10 | 0.01 | 0.2 | 2 |

续表

| 类别 | 食物名称 | 质量(g) | 水分(g) | 蛋白质(g) | 脂肪(g) | 糖类(g) | 热能(kcal) | 钙(mg) | 磷(mg) | 铁(mg) | 钾(mg) | 胡萝卜素(mg) | 硫胺酸(mg) | 核黄素(mg) | 烟酸(mg) | 抗坏血酸(mg) |
|---|---|---|---|---|---|---|---|---|---|---|---|---|---|---|---|---|
| 水果及其制品 | 椰子水 | 100 | 94.2 | 0.3 | 0.2 | 4.7 | 22 | 20 | 13 | 0.3 | – | 0 | 微量 | 微量 | 0.1 | 2 |
| | 柚 | 100 | 84.8 | 0.7 | 0.6 | 12.2 | 57 | 41 | 43 | 0.9 | 257 | 0.12 | 0.07 | 0.02 | 0.5 | 41 |
| | 橙 | 100 | 86.1 | 0.6 | 0.1 | 12.2 | 52 | 58 | 15 | 0.2 | 182 | 0.11 | 0.08 | 0.03 | 0.2 | 54 |
| | 柑 橘 | 100 | 85.4 | 0.9 | 0.1 | 12.8 | 56 | 56 | 15 | 0.2 | 199 | 0.55 | 0.08 | 0.03 | 0.3 | 34 |
| | 黄岩蜜橘 | 100 | 88.3 | 0.7 | 0.1 | 10.0 | 44 | 41 | 14 | 0.8 | – | – | – | – | – | – |
| | 橄 榄 | 100 | 79.9 | 1.2 | 1.0 | 12.0 | 62 | 204 | 60 | 1.4 | 469 | – | – | – | – | 21 |
| | 柠 檬 | 100 | 89.3 | 1.0 | 0.7 | 8.5 | 44 | 24 | 18 | 2.8 | 130 | 0 | 0.02 | 0.02 | 0.2 | 40 |
| | 甘 蔗 | 100 | 84.2 | 0.2 | 0.5 | 12.4 | 55 | 8 | 4 | 1.3 | 89 | – | – | – | – | – |
| | 甘蔗汁 | 100 | 82.9 | 0.1 | 0.1 | 16.6 | 68 | – | – | – | – | – | – | – | – | – |
| | 葡萄(圆、紫) | 100 | 87.9 | 0.4 | 0.6 | 8.2 | 40 | 4 | 7 | 0.8 | 124 | 0.04 | 0.05 | 0.01 | 0.2 | 微量 |
| | 葡萄(白、长) | 100 | 88.5 | 0.4 | 0.5 | 9.2 | 4.3 | 4 | 15 | 0.6 | 126 | 0.04 | 0.03 | 0.01 | 0.1 | 微量 |
| | 葡萄干 | 100 | 14.6 | 2.6 | 0.3 | 78.9 | 329 | 64 | 132 | 2.1 | – | 0.04 | 0.03 | 0.05 | 0.5 | – |
| | 苹果脯 | 100 | 30.4 | 1.1 | 2.4 | 62.9 | 47 | 12 | 10 | 0.8 | – | – | – | – | – | – |
| | 杏 脯 | 100 | 32.6 | 0.9 | 0.1 | 53.3 | 218 | 58 | 32 | 5.8 | – | – | – | – | – | – |
| | 盐橄榄 | 100 | 46.5 | 1.9 | 3.6 | 21 | 124 | 160 | 16 | 6.3 | – | – | – | – | – | – |
| | 杏 干 | 100 | 28.3 | 2.8 | 0.3 | 59.3 | 251 | 72 | 119 | 5.4 | – | 3.4 | 0.09 | 0.15 | – | 3 |
| | 梅 干 | 100 | 28.1 | 3.4 | 0.6 | 56.3 | 244 | – | – | – | – | – | – | – | – | – |
| | 柿 饼 | 100 | 22.7 | 2.4 | 0.1 | 70.3 | 291 | 22 | 30 | 3.4 | 795 | – | – | 0.03 | 0.4 | — |
| | 蜜 枣 | 100 | 18.6 | 1.3 | 0.1 | 77.2 | 315 | – | – | – | – | – | – | – | – | – |
| | 金糕(山楂糕) | 100 | – | 0.3 | 0.1 | 47.0 | 190 | 35 | 6 | 1.3 | – | 0.21 | 0.01 | 0.01 | 0.1 | 23 |
| | 橘汁(瓶装) | 100 | 71.0 | 0.1 | 0.3 | 28.5 | 117 | – | – | – | – | – | – | – | – | – |
| 蔬菜及其制品 | 大白菜(白口) | 100 | 95.6 | 1.1 | 0.2 | 2.1 | 15 | 61 | 37 | 0.5 | 199 | 0.01 | 0.02 | 0.04 | 0.3 | 20 |
| | 大白菜(青口) | 100 | 95.4 | 1.1 | 0.2 | 2.4 | 16 | 41 | 35 | 0.6 | – | 0.04 | 0.02 | 0.04 | 0.3 | 19 |
| | 大白菜(酸菜) | 100 | 94.7 | 0.8 | 0.1 | 3.2 | 17 | 56 | 32 | 1.2 | – | – | 0.02 | 0.03 | 0.2 | – |
| | 小白菜(白口) | 100 | 94.5 | 1.3 | 0.3 | 2.3 | 17 | 93 | 50 | 1.6 | – | 1.49 | 0.03 | 0.08 | 0.6 | 40 |
| | 小白菜(青口) | 100 | 93.3 | 2.1 | 0.4 | 2.3 | 21 | 163 | 48 | 1.8 | – | 2.95 | 0.03 | 0.08 | 0.6 | 60 |
| | 油菜(春) | 100 | 93.5 | 2.6 | 0.4 | 2.0 | 22 | 140 | 30 | 1.4 | – | 3.15 | 0.08 | 0.11 | 0.9 | 51 |
| | 油菜(秋) | 100 | 95.0 | 1.2 | 0.3 | 2.3 | 17 | 140 | 26 | 0.7 | – | 1.28 | 0.08 | 0.11 | 0.9 | 37 |
| | 塌棵菜(太古菜) | 100 | 91.9 | 2.7 | 0.1 | 3.1 | 24 | 160 | 51 | 4.4 | 340 | 2.63 | 0.08 | 0.15 | 0.6 | 58 |

续表

| 类别 | 食物名称 | 质量(g) | 水分(g) | 蛋白质(g) | 脂肪(g) | 糖类(g) | 热能(kcal) | 钙(mg) | 磷(mg) | 铁(mg) | 钾(mg) | 胡萝卜素(mg) | 硫胺酸(mg) | 核黄素(mg) | 烟酸(mg) | 抗坏血酸(mg) |
|---|---|---|---|---|---|---|---|---|---|---|---|---|---|---|---|---|
| 蔬菜及其制品 | 瓢儿菜 | 100 | 93.1 | 1.9 | 0.2 | 2.3 | 19 | 81 | 31 | 1.4 | 225 | 1.25 | 0.04 | 0.07 | 0.7 | 42 |
| | 油菜心 | 100 | 95.3 | 1.4 | 0.1 | 2.2 | 15 | 41 | 40 | 0.6 | 173 | 0.10 | 0.04 | 0.03 | 0.3 | 20 |
| | 油菜薹 | 100 | 92.8 | 2.2 | 0.8 | 2.2 | 25 | 130 | 53 | 0.2 | 225 | 1.83 | 0.05 | 0.06 | 0.6 | 49 |
| | 紫菜薹 | 100 | 95.8 | 1.3 | 0.2 | 1.4 | 13 | 18 | 37 | 0.8 | 200 | – | – | – | – | 66 |
| | 圆白菜(甘蓝，洋白菜) | 100 | 94.4 | 1.1 | 0.2 | 3.4 | 20 | 32 | 20 | 0.3 | 200 | 0.02 | 0.04 | 0.04 | 0.3 | 38 |
| | 芥 蓝 | 100 | 91.0 | 2.7 | 0.3 | 3.5 | 28 | 100 | 56 | 1.9 | 345 | 2.00 | 0.07 | 0.15 | 0.9 | 76 |
| | 芥菜(大叶芥菜) | 100 | 92.5 | 1.9 | 0.1 | 3.4 | 22 | 69 | 39 | 1.3 | 332 | 1.69 | 0.04 | 0.09 | 0.5 | 56 |
| | 芥菜(小叶芥菜) | 100 | 90.8 | 1.9 | 0.2 | 4.7 | 28 | – | – | – | – | 3.28 | 0.06 | 0.13 | 0.8 | 80 |
| | 芥菜薹 | 100 | 92.1 | – | – | – | – | – | – | – | – | 0.50 | 0.03 | 0.09 | 0.6 | 52 |
| | 雪里蕻(雪里红) | 100 | 91.0 | 2.8 | 0.6 | 2.9 | 28 | 235 | 64 | 3.4 | 401 | 1.46 | 0.07 | 0.14 | 0.8 | 83 |
| | 苋菜(青) | 100 | 90.1 | 1.8 | 0.3 | 5.4 | 32 | 180 | 46 | 3.4 | 577 | 1.95 | 0.04 | 0.16 | 1.1 | 28 |
| | 苋菜(红) | 100 | 92.2 | 1.8 | 0.3 | 3.3 | 23 | 200 | 46 | 4.8 | 473 | 1.87 | 0.04 | 0.13 | 0.3 | 38 |
| | 君荙菜(根达菜) | 100 | 93.0 | 1.4 | 0.3 | 3.6 | 23 | 67 | 18 | 1.7 | – | 1.67 | 0.03 | 0.08 | 0.4 | 6 |
| | 菠 菜 | 100 | 91.8 | 2.4 | 0.5 | 3.1 | 27 | 72 | 53 | 1.8 | 502 | 3.87 | 0.04 | 0.13 | 0.6 | 39 |
| | 蕹菜(空心菜) | 100 | 90.1 | 2.3 | 0.3 | 4.5 | 30 | 100 | 37 | 1.4 | | 2.14 | 0.06 | 0.16 | 0.7 | 28 |
| | 生菜(莴苣) | 100 | 95.3 | 1.3 | 0.1 | 2.1 | 15 | 10 | 31 | 1.2 | 250 | 1.42 | 0.06 | 0.08 | 0.4 | 10 |
| | 生菜(苦苣) | 100 | 95.1 | 1.2 | 0.3 | 1.8 | 15 | 77 | 30 | 2.3 | 214 | – | – | – | – | – |
| | 莴 笋 | 100 | 96.4 | 0.6 | 0.1 | 1.9 | 11 | 7 | 31 | 2.0 | 318 | 0.02 | 0.03 | 0.02 | 0.5 | 1 |
| | 莴笋叶 | 100 | 92.6 | 2.0 | 0.5 | 3.3 | 26 | 38 | 37 | 1.1 | 272 | 2.14 | 0.14 | 0.12 | 0.7 | 15 |
| | 茼蒿(蒿子杆) | 100 | 95.8 | 0.8 | 0 | 1.9 | 11 | 33 | 18 | 0.8 | 207 | 0.28 | 0.01 | 0.03 | 0.2 | 2 |
| | 茼蒿(蒿子叶) | 100 | 93.0 | 1.6 | 0.3 | 3.2 | 22 | 130 | 42 | 2.7 | – | 2.77 | 0.04 | 0.16 | 0.4 | 7 |
| | 茴香菜 | 100 | 92.9 | 2.3 | 0.3 | 2.2 | 21 | 150 | 34 | 1.2 | 231 | 2.61 | 0.05 | 0.12 | 0.7 | 28 |
| | 芫 荽 | 100 | 88.3 | 2.0 | 0.3 | 6.9 | 38 | 170 | 49 | 5.6 | 631 | 3.77 | 0.14 | 0.15 | 1.0 | 41 |
| | 芹菜(茎) | 100 | 94.0 | 2.2 | 0.3 | 1.9 | 19 | 160 | 61 | 8.5 | 163 | 0.11 | 0.03 | 0.04 | 0.3 | 6 |
| | 芹菜叶 | 100 | 88.4 | 3.2 | 0.8 | 3.8 | 35 | 61 | 71 | 0.4 | 126 | 3.12 | 0.12 | 0.18 | 0.9 | 9 |
| | 青 韭 | 100 | 93.8 | 2.0 | 0.3 | 2.6 | 21 | 31 | 41 | 1.7 | 185 | 0.18 | 0.04 | 0.06 | 0.5 | 12 |
| | 韭 黄 | 100 | 94.0 | 1.5 | 0.1 | 3.3 | 20 | 17 | 14 | 1.8 | – | 微量 | 0.03 | 0.04 | 0.5 | 7 |
| | 韭 菜 | 100 | 92.0 | 2.1 | 0.6 | 3.2 | 27 | 48 | 46 | 1.7 | 290 | 3.21 | 0.03 | 0.09 | 0.9 | 39 |
| | 韭菜薹 | 100 | 90.1 | 1.0 | 0.5 | 5.9 | 32 | 38 | 57 | 2.2 | – | 1.01 | 0.07 | 0.07 | 0.9 | 14 |

续表

| 类别 | 食物名称 | 质量(g) | 水分(g) | 蛋白质(g) | 脂肪(g) | 糖类(g) | 热能(kcal) | 钙(mg) | 磷(mg) | 铁(mg) | 钾(mg) | 胡萝卜素(mg) | 硫胺酸(mg) | 核黄素(mg) | 烟酸(mg) | 抗坏血酸(mg) |
|---|---|---|---|---|---|---|---|---|---|---|---|---|---|---|---|---|
| 蔬菜及其制品 | 青蒜 | 100 | 89.4 | 3.2 | 0.3 | 4.9 | 35 | 30 | 41 | 0.6 | 340 | 0.96 | 0.11 | 0.10 | 0.8 | 77 |
| | 蒜黄 | 100 | 92.9 | 3.1 | 0.2 | 2.0 | 22 | 37 | 75 | 1.6 | 197 | 0.03 | 0.12 | 0.07 | 0.4 | 16 |
| | 蒜苗 | 100 | 86.4 | 1.2 | 0.3 | 9.7 | 46 | 22 | 53 | 1.2 | 183 | 0.20 | 0.14 | 0.06 | 0.5 | 42 |
| | 大蒜 | 100 | 69.8 | 4.4 | 0.2 | 23.6 | 113 | 5 | 44 | 0.4 | 130 | 0 | 0.24 | 0.03 | 0.9 | 3 |
| | 大葱 | 100 | 91.6 | 1.0 | 0.3 | 6.3 | 32 | 12 | 46 | 0.6 | 466 | 1.20 | 0.08 | 0.05 | 0.5 | 14 |
| | 小葱 | 100 | 92.5 | 1.4 | 0.3 | 4.1 | 25 | 63 | 28 | 1.0 | 226 | 1.60 | 0.05 | 0.07 | 0.5 | 12 |
| | 葱头(洋葱) | 100 | 88.3 | 1.8 | 0 | 8.0 | 39 | 40 | 50 | 1.8 | 138 | 微量 | 0.03 | 0.02 | 0.2 | 8 |
| | 茭白(茭瓜) | 100 | 92.1 | 1.5 | 0.1 | 4.6 | 25 | 4 | 43 | 0.3 | 284 | 微量 | 0.04 | 0.05 | 0.6 | 3 |
| | 茭儿菜(茭白嫩叶) | 100 | 93.1 | 1.9 | 0.5 | 2.8 | 23 | 5 | 61 | 0.6 | – | 0.07 | 0.12 | 0.06 | 0.8 | 14 |
| | 龙须菜(芦笋,石刁柏) | 100 | 94.0 | 1.8 | 0.2 | 2.5 | 19 | 13 | 47 | 1.0 | 355 | 0.73 | 0.17 | 0.15 | 1.5 | 21 |
| | 荠菜 | 100 | 85.1 | 5.3 | 0.4 | 6.0 | 49 | 420 | 73 | 6.3 | – | 3.20 | 0.14 | 0.19 | 0.7 | 55 |
| | 金花菜 | 100 | 87.5 | 4.2 | 0.4 | 4.2 | 37 | 168 | 68 | 4.8 | – | 3.48 | 0.10 | 0.22 | 1.0 | 85 |
| | 马兰 | 100 | 93.2 | 2.0 | 0.2 | 2.6 | 20 | 130 | 34 | 2.0 | – | – | – | – | – | – |
| | 香椿 | 100 | 83.3 | 5.7 | 0.4 | 7.2 | 55 | 110 | 120 | 3.4 | 548 | 0.93 | 0.21 | 0.13 | 0.7 | 56 |
| | 菜花(花椰菜) | 100 | 92.6 | 2.4 | 0.4 | 3.0 | 25 | 18 | 53 | 0.7 | 316 | 0.08 | 0.06 | 0.08 | 0.8 | 88 |
| | 金针菜(黄花菜) | 100 | 82.3 | 2.9 | 0.5 | 11.6 | 63 | 73 | 69 | 1.4 | 380 | 1.27 | 0.19 | 0.13 | 1.1 | 33 |
| | 金针菜(干) | 100 | 11.8 | 14.1 | 0.4 | 60.1 | 300 | 463 | 173 | 16.5 | – | 3.44 | 0.36 | 0.14 | 4.1 | 0 |
| | 萝卜缨(水萝卜) | 100 | 93.5 | 1.8 | 0.3 | 2.0 | 18 | 166 | 32 | 0.4 | 197 | 2.89 | 0.04 | 0.12 | 0.5 | 20 |
| | 红萝卜(小) | 100 | 94.5 | 0.9 | 0.2 | 3.8 | 21 | 23 | 24 | 0.6 | 165 | 0.01 | 0.03 | 0.03 | 0.4 | 27 |
| | 红萝卜(大) | 100 | 91.1 | 0.8 | 0.1 | 6.6 | 30 | 61 | 28 | 0.7 | 280 | 0.01 | 0.02 | 0.03 | 0.8 | 19 |
| | 青萝卜 | 100 | 91.0 | 1.1 | 0.1 | 6.6 | 32 | 58 | 27 | 0.4 | – | 0.32 | 0.02 | 0.03 | 0.3 | – |
| | 水萝卜(心里美) | 100 | 92.1 | 1.0 | 0 | 5.7 | 27 | 44 | 40 | 0.5 | 231 | 0.01 | 0.01 | 0.03 | 0.3 | 34 |
| | 水萝卜(卫青) | 100 | 91.5 | 1.5 | 0 | 5.2 | 27 | 83 | 34 | 0.5 | 190 | – | – | – | – | – |
| | 水萝卜(紫皮白肉) | 100 | 91.0 | 1.0 | 0 | 6.8 | 31 | 19 | 37 | 0.3 | 230 | – | – | – | – | – |
| | 黑萝卜 | 100 | 76.3 | 4.1 | 0.2 | 16.3 | 83 | – | – | – | 9 | – | – | – | – | – |
| | 白萝卜 | 100 | 91.7 | 0.6 | 0 | 5.7 | 25 | 49 | 34 | 0.5 | 196 | 0.02 | 0.02 | 0.04 | 0.5 | 30 |
| | 胡萝卜(红) | 100 | 89.3 | 0.6 | 0.3 | 8.3 | 38 | 19 | 29 | 0.7 | – | 1.35 | 0.04 | 0.04 | 0.4 | 12 |
| | 胡萝卜(黄) | 100 | 89.6 | 0.6 | 0.3 | 7.6 | 35 | 32 | 30 | 0.6 | – | 3.62 | 0.02 | 0.05 | 0.3 | 13 |
| | 甘薯(红薯) | 100 | 67.1 | 1.8 | 0.2 | 29.5 | 127 | 18 | 20 | 0.4 | 503 | 1.31 | 0.12 | 0.04 | 0.5 | 30 |

**续表**

| 类别 | 食物名称 | 质量(g) | 水分(g) | 蛋白质(g) | 脂肪(g) | 糖类(g) | 热能(kcal) | 钙(mg) | 磷(mg) | 铁(mg) | 钾(mg) | 胡萝卜素(mg) | 硫胺酸(mg) | 核黄素(mg) | 烟酸(mg) | 抗坏血酸(mg) |
|---|---|---|---|---|---|---|---|---|---|---|---|---|---|---|---|---|
| 蔬菜及其制品 | 甘薯片(白薯干) | 100 | 10.9 | 3.9 | 0.8 | 80.3 | 344 | 128 | — | — | — | — | 0.28 | 0.12 | 1.8 | – |
| | 甘薯粉(白薯面) | 100 | 11.3 | 3.8 | 0.8 | 79.0 | 338 | 123 | — | — | — | — | 0.23 | 0.11 | 2.3 | — |
| | 马铃薯(土豆) | 100 | 79.9 | 2.3 | 0.1 | 16.6 | 77 | 11 | 64 | 1.2 | 502 | 0.01 | 0.10 | 0.03 | 0.4 | 16 |
| | 山药 | 100 | 82.6 | 1.5 | 0 | 14.4 | 64 | 14 | 42 | 0.3 | 452 | 0.02 | 0.08 | 0.02 | 0.3 | 4 |
| | 芋头 | 100 | 78.2 | 2.2 | 0.1 | 17.5 | 80 | 19 | 51 | 0.6 | 218 | 0.02 | 0.06 | 0.08 | 0.07 | 4 |
| | 菊芋(洋姜) | 100 | 79.8 | 0.1 | 0.1 | 16.6 | 68 | 49 | 119 | 8.4 | – | 0 | 0.13 | 0.06 | 0.6 | 6 |
| | 凉薯 | 100 | 69.4 | 1.0 | 0.2 | 28.0 | 118 | 85 | 30 | 1.3 | — | — | — | 0.08 | 0.9 | 22 |
| | 木薯 | 100 | 89.5 | 1.2 | 0.1 | 6.1 | 30 | 39 | 37 | 1.0 | 447 | – | 0.06 | 0.06 | 0.7 | 44 |
| | 芥菜头 | 100 | 90.5 | 1.4 | 0.1 | 6.3 | 32 | 41 | 31 | 0.5 | 160 | – | 0.07 | 0.04 | 0.3 | 35 |
| | 蔓青 | 100 | 93.7 | 1.6 | 0 | 2.7 | 12 | 22 | 33 | 0.3 | 298 | — | 0.05 | 0.02 | 0.4 | 41 |
| | 苤蓝 | 100 | 81.0 | 0.6 | 0.2 | 9.3 | 41 | 1 | 12 | 5.9 | — | — | — | — | — | — |
| | 紫菜头(红甜菜) | 100 | 86.2 | 2.2 | 0.2 | 9.4 | 48 | 30 | 49 | 0.8 | 346 | 0.01 | 0.02 | 0.05 | 0.3 | 27 |
| | 辣根 | 100 | 73.1 | 3.2 | 0.2 | 19.3 | 92 | 160 | 59 | 0.7 | 695 | — | — | — | — | — |
| | 毛竹笋 | 100 | 88.1 | 2.6 | 0.2 | 7.5 | 42 | 10 | 76 | 0.5 | 710 | — | — | — | — | — |
| | 春笋 | 100 | 92.0 | 2.1 | 0.1 | 4.4 | 27 | 11 | 57 | 0.5 | 553 | — | — | — | — | — |
| | 冬笋 | 100 | 88.1 | 4.1 | 0.1 | 5.7 | 40 | 22 | 56 | 0.1 | 587 | 0.08 | 0.08 | 0.08 | 0.6 | 1 |
| | 玉兰片(干) | 100 | 18.0 | 18.6 | 1.7 | 47.8 | 281 | 140 | 290 | 3.7 | 2260 | — | — | — | — | — |
| | 姜 | 100 | 87.0 | 1.4 | 0.7 | 8.5 | 46 | 20 | 45 | 7.0 | 387 | 0.18 | 0.01 | 0.04 | 0.4 | 4 |
| | 藕 | 100 | 77.9 | 1.0 | 0.1 | 19.8 | 84 | 19 | 51 | 0.5 | 497 | 0.02 | 0.11 | 0.04 | 0.4 | 25 |
| | 藕粉 | 100 | 10.2 | 0.8 | 0.5 | 87.5 | 358 | 4 | 8 | 0.8 | — | — | — | — | — | — |
| | 荸荠(马蹄) | 100 | 74.5 | 1.5 | 0.1 | 21.8 | 94 | 5 | 68 | 0.5 | 523 | 0.01 | 0.04 | 0.02 | 0.4 | 3 |
| | 荸荠粉 | 100 | 12.8 | 0.5 | 0.1 | 86.1 | 347 | 166 | – | 2.5 | — | — | 0.01 | 0.04 | — | — |
| | 慈菇 | 100 | 66.0 | 5.6 | 0.2 | 25.7 | 127 | 8 | 260 | 1.4 | 1003 | — | — | — | — | — |
| | 百合 | 100 | 65.1 | 4.0 | 0.1 | 28.7 | 132 | 9 | 91 | 0.9 | 490 | — | — | — | — | — |
| | 黄豆芽 | 100 | 77.0 | 11.5 | 2.0 | 7.1 | 92 | 86 | 102 | 1.8 | 330 | 0.03 | 0.17 | 0.11 | 0.8 | 4 |
| | 青豆芽 | 100 | 67.0 | 15.5 | 4.9 | 9.9 | 146 | 29 | 23 | 2.6 | 668 | 0.08 | 0.33 | 0.10 | 1.2 | 19 |
| | 绿豆芽 | 100 | 91.9 | 3.2 | 0.1 | 3.7 | 29 | 23 | 51 | 0.9 | 160 | 0.04 | 0.07 | 0.06 | 0.7 | 6 |
| | 毛豆 | 100 | 69.8 | 13.6 | 5.7 | 7.1 | 134 | 100 | 219 | 6.4 | 579 | 0.28 | 0.33 | 0.16 | 1.7 | 25 |
| | 菜豆 | 100 | 92.2 | 1.5 | 0.2 | 4.7 | 27 | 44 | 39 | 1.1 | 286 | 0.24 | 0.08 | 0.12 | 0.6 | 9 |

续表

| 类别 | 食物名称 | 质量(g) | 水分(g) | 蛋白质(g) | 脂肪(g) | 糖类(g) | 热能(kcal) | 钙(mg) | 磷(mg) | 铁(mg) | 钾(mg) | 胡萝卜素(mg) | 硫胺酸(mg) | 核黄素(mg) | 烟酸(mg) | 抗坏血酸(mg) |
|---|---|---|---|---|---|---|---|---|---|---|---|---|---|---|---|---|
| 蔬菜及其制品 | 扁豆(红) | 100 | 89.6 | 2.8 | 0.2 | 5.4 | 35 | 116 | 63 | 1.5 | – | 0.32 | 0.05 | 0.07 | 0.7 | 13 |
| | 扁豆(白) | 100 | 90.1 | 2.5 | 0.2 | 5.1 | 32 | 110 | 49 | 2.1 | – | 0.07 | 0.07 | 0.08 | 0.8 | 13 |
| | 扁豆(青) | 100 | 89.1 | 3.0 | 0.2 | 5.6 | 36 | 123 | 77 | 0.9 | – | 0.58 | 0.03 | 0.07 | 0.7 | 13 |
| | 豇豆 | 100 | 90.7 | 2.4 | 0.2 | 4.7 | 30 | 53 | 63 | 1.0 | 210 | 0.89 | 0.09 | 0.08 | 1.0 | 19 |
| | 豇豆(长) | 100 | 90.4 | 2.6 | 0.2 | 4.8 | 31 | – | – | – | 200 | – | – | – | – | – |
| | 豌豆 | 100 | 78.3 | 7.2 | 0.3 | 12.0 | 80 | 13 | 90 | 0.8 | 425 | 0.15 | 0.54 | 0.08 | 2.8 | 14 |
| | 豌豆(大) | 100 | 76.2 | 6.2 | 0.4 | 14.4 | 86 | 22 | 122 | 1.9 | – | 0.33 | 0.11 | 0.31 | 3.5 | 17 |
| | 豌豆苗 | 100 | 90.0 | 4.9 | 0.3 | 2.6 | 33 | – | – | – | – | 1.59 | 0.15 | 0.19 | 0.6 | 53 |
| | 蚕豆 | 100 | 77.1 | 9.0 | 0.7 | 11.7 | 89 | 15 | 217 | 1.7 | 448 | 0.15 | 0.33 | 0.18 | 2.9 | 12 |
| | 倭瓜(南瓜) | 100 | 91.9 | 0.6 | 0.1 | 5.7 | 26 | 10 | 32 | 0.5 | 287 | 0.57 | 0.04 | 0.03 | 0.7 | 5 |
| | 角瓜 | 100 | 94.7 | 0.8 | 0 | 3.3 | 16 | 27 | 22 | 0.2 | 190 | 0.65 | 0.02 | 0.02 | 0.2 | 3 |
| | 西葫芦 | 100 | 95.5 | 0.7 | 0 | 2.4 | 12 | 22 | 6 | 0.2 | 122 | 0.01 | 0.02 | 0.02 | 0.3 | 1 |
| | 冬瓜 | 100 | 96.5 | 0.4 | 0 | 2.4 | 11 | 19 | 12 | 0.3 | 136 | 0.01 | 0.01 | 0.02 | 0.3 | 16 |
| | 黄瓜(温室) | 100 | 96.2 | 0.8 | 0.2 | 2.0 | 13 | – | 31 | 0.2 | – | 0.06 | – | – | – | 4 |
| | 黄瓜(露天) | 100 | 96.9 | 0.6 | 0.2 | 1.6 | 11 | 19 | 29 | 0.3 | – | 0.13 | 0.04 | 0.04 | 0.3 | 6 |
| | 菜瓜 | 100 | 95.3 | 0.9 | 0 | 2.9 | 15 | 24 | 11 | 0.2 | 84 | 0.02 | 0.02 | 0.03 | 0.2 | 6 |
| | 稣瓜 | 100 | 96.7 | 0.4 | 0 | 2.5 | 11 | 27 | 9 | 0.2 | 130 | 0.13 | 0.02 | 0.02 | 0.1 | 5 |
| | 瓠瓜 | 100 | 94.8 | 0.6 | 0.1 | 3.1 | 16 | 12 | 17 | 0.3 | 124 | 0.02 | 0.02 | 0.03 | 0.4 | 12 |
| | 丝瓜 | 100 | 92.9 | 1.5 | 0.1 | 4.5 | 25 | 28 | 45 | 0.8 | 156 | 0.32 | 0.04 | 0.06 | 0.5 | 8 |
| | 蛇瓜 | 100 | 94.8 | 1.1 | 0.1 | 2.9 | 17 | – | – | – | 143 | – | – | – | – | – |
| | 苦瓜 | 100 | 94.0 | 0.9 | 0.2 | 3.2 | 18 | 18 | 29 | 0.6 | 200 | 0.08 | 0.07 | 0.04 | 0.3 | 84 |
| | 香瓜(白) | 100 | 92.4 | 0.4 | 0.1 | 6.2 | 27 | 29 | 10 | 0.2 | 47 | 0.03 | 0.02 | 0.02 | 0.3 | 13 |
| | 香瓜(青) | 100 | 95.2 | 0.5 | 0 | 3.5 | 16 | 39 | 9 | 0.4 | 150 | 0.28 | 0.02 | 0.02 | 0.4 | 7 |
| | 香瓜(黄) | 100 | 91.6 | 0.7 | 0 | 6.7 | 30 | 27 | 12 | 0.4 | 250 | 0.25 | – | 0.03 | 1.1 | – |
| | 茄子(紫皮) | 100 | 93.2 | 2.3 | 0.1 | 3.1 | 23 | 22 | 31 | 0.4 | 152 | 0.04 | 0.03 | 0.04 | 0.5 | 3 |
| | 茄子(绿皮) | 100 | 95.7 | 0.7 | 0.2 | 2.5 | 15 | – | – | – | – | – | – | – | – | – |
| | 番茄(西红柿,红) | 100 | 95.9 | 0.8 | 0.3 | 2.2 | 15 | 8 | 24 | 0.8 | 191 | 0.37 | 0.03 | 0.02 | 0.6 | 8 |
| | 番茄(粉) | 100 | 95.5 | 0.9 | 0.3 | 2.5 | 16 | 8 | 29 | 0.9 | – | 0.35 | 0.03 | 0.02 | 0.5 | 12 |
| | 番茄(黄) | 100 | 95.5 | 0.9 | 0.2 | 2.6 | 16 | 6 | 30 | 0.9 | 294 | 0.25 | 0.03 | 0.03 | 0.6 | 11 |

**续表**

| 类别 | 食物名称 | 质量(g) | 水分(g) | 蛋白质(g) | 脂肪(g) | 糖类(g) | 热能(kcal) | 钙(mg) | 磷(mg) | 铁(mg) | 钾(mg) | 胡萝卜素(mg) | 硫胺酸(mg) | 核黄素(mg) | 烟酸(mg) | 抗坏血酸(mg) |
|---|---|---|---|---|---|---|---|---|---|---|---|---|---|---|---|---|
| 蔬菜及其制品 | 番茄(红,温室) | 100 | 95.2 | 0.6 | 0.2 | 3.3 | 17 | – | 22 | 0.3 | – | 0.31 | – | – | – | 12 |
| | 辣椒(尖,青) | 100 | 92.4 | 1.6 | 0.2 | 4.5 | 26 | 12 | 40 | 0.8 | 300 | 0.73 | 0.04 | 0.03 | 0.3 | 185 |
| | 辣椒(尖红) | 100 | 85.5 | 1.9 | 0.3 | 11.6 | 5.7 | 20 | 49 | 1.2 | – | 1.43 | – | – | – | 171 |
| | 辣椒(干) | 100 | 7.8 | 15.0 | 8.2 | 61.0 | 378 | 85 | 380 | 1.7 | 1470 | 16.89 | 0.61 | 0.90 | 8.1 | 28 |
| | 柿子椒(青) | 100 | 93.9 | 0.9 | 0.2 | 3.8 | 21 | 11 | 27 | 0.7 | – | 0.36 | 0.04 | 0.04 | 0.7 | 89 |
| | 柿子椒(红) | 100 | 91.5 | 1.3 | 0.4 | 5.3 | 30 | 13 | 36 | 0.8 | – | 1.60 | 0.06 | 0.08 | 1.5 | 159 |
| | 秋葵 | 100 | 89.7 | 2.0 | 0.2 | 6.3 | 35 | – | – | – | – | – | – | – | – | – |
| | 酱芥菜头(大头菜) | 100 | 50.3 | 4.0 | 0 | 23.5 | 110 | 351 | 123 | 5.4 | 981 | – | 0.03 | 0.15 | 1.4 | – |
| | 腌芥菜头 | 100 | 74.0 | 2.0 | 0.1 | 6.0 | 33 | 147 | 41 | 3.4 | – | – | 0.03 | 0.09 | 0.7 | – |
| | 榨菜 | 100 | 73.8 | 4.1 | 0.2 | 9.2 | 55 | 280 | 130 | 6.7 | 1260 | 0.04 | 0.04 | 0.09 | 0.7 | – |
| | 酱萝卜 | 100 | 79.2 | 4.2 | 0 | 8.3 | 50 | – | – | – | 307 | – | – | – | – | – |
| | 腌萝卜 | 100 | 79.1 | 0.8 | 1.4 | 5.4 | 37 | 118 | 31 | 1.1 | – | 0.02 | 0.03 | 0.04 | 0.4 | – |
| | 萝卜干(混合) | 100 | 68.7 | 1.6 | 0.4 | 12.2 | 59 | 109 | 69 | 7.5 | 1388 | 0.44 | 0.07 | 0.08 | 1.2 | 2 |
| | 酱苤蓝丝 | 100 | 76.6 | 4.4 | 1.6 | 3.6 | 46 | 82 | 75 | 2.9 | – | – | 0.03 | 0.05 | 0.7 | – |
| | 糖醋大蒜 | 100 | 78.8 | 1.4 | 2.1 | 15.2 | 85 | 110 | 40 | 0.7 | – | – | 0.05 | 0.05 | 0.2 | – |
| | 腌芥菜 | 100 | 68.3 | 2.2 | 0.1 | 7.6 | 40 | – | – | – | – | – | – | – | – | – |
| | 腌雪里蕻 | 100 | 83.9 | 2.0 | 0.1 | 3.3 | 22 | 250 | 31 | 3.1 | 290 | 1.55 | 0.04 | 0.11 | 0.5 | – |
| | 冬菜 | 100 | 60.0 | 9.7 | 0.6 | 11.8 | 91 | 300 | 210 | 12.0 | 1240 | – | – | – | – | – |
| | 腌韭菜花 | 100 | 77.9 | 2.1 | 0.2 | 5.1 | 31 | 211 | 30 | 12.0 | – | 0.38 | 0.05 | 0.09 | 0.8 | – |
| | 酱黄瓜 | 100 | 68.5 | 4.9 | 0.1 | 13.5 | 75 | – | – | – | 408 | – | – | – | – | – |
| | 腌辣椒 | 100 | 72.5 | 1.7 | 1.5 | 5.4 | 38 | 84 | 39 | 5.2 | – | 0.05 | 0.04 | 0.06 | 0.9 | – |
| | 酱八宝菜(酱小菜) | 100 | 75.5 | 4.5 | 1.4 | 5.2 | 51 | 91 | 101 | 4.9 | – | 0 | 0.03 | 0.06 | 0.4 | – |
| | 虾油小菜 | 100 | 74.0 | 3 3 | 0.4 | 3.5 | 31 | – | – | – | – | – | – | – | – | – |

*营养成分按原料用量计算。

▲引自:Dunn;M D.,Fundamental of nutrition,1983。(下同)

+按配方用量计算。

**油菜是北京的地方名,在植物分类中属于白菜类,南方称为白菜。

(2)

| 类别 | 食物名称 | 质量(g) | 水分(g) | 蛋白质(g) | 脂肪(g) | 糖类(g) | 热能(kcal) | 钙(mg) | 磷(mg) | 铁(mg) | 钾(mg) | 维生素A(I.U.) | 硫胺素(mg) | 核黄素(mg) | 烟酸(mg) | 胆固醇(mg) |
|---|---|---|---|---|---|---|---|---|---|---|---|---|---|---|---|---|
| 鱼、贝、畜、禽及其制品 | 鲥鱼 | 100 | 64.7 | 16.9 | 17.0 | 0.4 | 222 | 33 | 216 | 2.1 | – | – | – | 0.14 | 4.0 | – |
| | 鮰鱼(块鱼) | 100 | 73.2 | 20.2 | 5.9 | – | 134 | 32 | 179 | 1.5 | 332 | – | – | 0.11 | 2.0 | 63 |
| | 斑鰶 | 100 | 75.5 | 17.7 | 5.3 | 0.2 | 119 | 83 | 196 | 1.6 | – | – | – | 0.20 | 2.2 | – |
| | 鳕鱼 | 100 | 82.6 | 16.5 | 0.4 | – | 70 | – | – | – | – | – | – | – | – | – |
| | 鳕鱼块 | 100 | 79.7 | 18.7 | 0.5 | – | 79 | – | – | – | – | – | – | – | – | – |
| | 鲨鱼 | 100 | 70.6 | 22.5 | 1.4 | 3.7 | 117 | 250 | 548 | 1.6 | – | – | – | 0.05 | 2.9 | – |
| | 明太鱼 | 100 | 79.0 | 18.0 | 1.6 | 0.2 | 87 | 151 | 167 | 1.8 | – | – | – | – | – | – |
| | 梭鱼 | 100 | 78.8 | 18.9 | 1.7 | – | 91 | 50 | 160 | 0.6 | – | – | 0.02 | 0.22 | 2.6 | 128 |
| | 鲻鱼 | 100 | 78.6 | 18.2 | 2.5 | – | 95 | 45 | 157 | 1.0 | – | – | 0.02 | 0.19 | 2.6 | – |
| | 鲈鱼 | 100 | 78.1 | 17.5 | 3.1 | 0.3 | 99 | 56 | 131 | 1.2 | – | – | 微量 | 0.23 | 1.7 | – |
| | 大黄鱼 | 100 | 81.1 | 17.6 | 0.8 | – | 78 | 33 | 135 | 1.0 | 227 | – | 0.01 | 0.10 | 0.8 | 79 |
| | 大黄鱼(咸) | 100 | 52.0 | 29.0 | 3.2 | – | 145 | 188 | 160 | 2.7 | – | – | – | 0.19 | 1.2 | – |
| | 小黄鱼 | 100 | 79.2 | 16.7 | 3.6 | – | 99 | 43 | 127 | 1.2 | 284 | – | 0.01 | 0.14 | 0.7 | – |
| | 小黄鱼(咸) | 100 | 26.3 | 49.4 | 4.6 | 0.7 | 242 | 385 | 345 | 6.7 | – | – | 微量 | 0.15 | 1.9 | – |
| | 黄姑鱼 | 100 | 77.1 | 19.3 | 3.2 | – | 106 | 67 | 167 | 1.7 | – | – | 微量 | 0.13 | 2.1 | – |
| | 真鲷 | 100 | 74.9 | 19.3 | 4.1 | 0.5 | 116 | 64 | 175 | 1.0 | – | – | 0.02 | 0.14 | 3.4 | – |
| | 带鱼 | 100 | 74.1 | 18.1 | 7.4 | – | 139 | 24 | 160 | 1.1 | 220 | – | 0.01 | 0.09 | 1.9 | 97 |
| | 带鱼(咸) | 100 | 50.0 | 24.4 | 11.5 | 0.2 | 202 | 132 | 113 | 1.0 | – | 483 | 0.01 | 0.18 | 1.6 | – |
| | 鲐鱼 | 100 | 70.4 | 21.4 | 7.4 | – | 152 | 20 | 226 | 2.0 | – | – | 0.03 | 0.29 | 9.7 | – |
| | 鲅鱼 | 100 | 77.0 | 19.1 | 2.5 | 0.2 | 100 | 22 | 209 | 1.0 | 453 | – | 0.02 | 0.20 | 4.0 | 82 |
| | 银鲳 | 100 | 76.0 | 15.6 | 6.6 | 0.2 | 123 | 19 | 240 | 0.3 | – | – | – | – | – | 68 |
| | 红娘鱼 | 100 | 79.6 | 17.2 | 1.7 | 0.3 | 85 | 117 | 168 | 1.3 | – | – | 0.01 | 0.09 | 2.1 | – |
| | 鲬鱼 | 100 | 78.6 | 18.5 | 2.0 | – | 92 | 64 | 181 | – | – | – | 0.01 | 0.16 | 1.9 | – |
| | 牙鲆(偏口,比目鱼) | 100 | 77.2 | 19.1 | 1.7 | 0.1 | 92 | 23 | 165 | 0.9 | – | – | 微量 | 0.09 | 2.8 | – |
| | 花布鲆(花鲆鱼,比目鱼) | 100 | 79.6 | 15.7 | 3.2 | 0.4 | 93 | 31 | 176 | 0.7 | – | – | 0.01 | 0.08 | 2.8 | – |
| | 舌鳎 | 100 | 83.5 | 13.7 | 1.2 | 0.7 | 68 | 27 | 135 | 1.0 | – | – | 0.03 | 0.11 | 1.7 | – |
| | 鲟鱼 | 100 | 78.7 | 18.1 | 1.9 | 0 | 90 | – | – | – | – | – | – | – | – | – |
| | 大马哈鱼 | 100 | 76.0 | 14.9 | 8.7 | 0 | 138 | 50 | 153 | 1.9 | – | – | 0.02 | 0.07 | 2.9 | 86 |
| | 银鱼 | 100 | 89.0 | 8.2 | 0.3 | 1.5 | 42 | 258 | 102 | 0.5 | – | – | 0.01 | 0.05 | 0.2 | – |

续表

| 类别 | 食物名称 | 质量(g) | 水分(g) | 蛋白质(g) | 脂肪(g) | 糖类(g) | 热能(kcal) | 钙(mg) | 磷(mg) | 铁(mg) | 钾(mg) | 维生素A(I.U.) | 硫胺素(mg) | 核黄素(mg) | 烟酸(mg) | 胆固醇(mg) |
|---|---|---|---|---|---|---|---|---|---|---|---|---|---|---|---|---|
| 鱼、贝、畜、禽及其制品 | 银鱼(干) | 100 | 8.1 | 72.1 | 13.0 | 0.5 | 407 | 761 | 1154 | 7.5 | – | – | 0.03 | 0.23 | 3.9 | – |
| | 青鱼 | 100 | 74.5 | 19.5 | 5.2 | 0 | 125 | 25 | 171 | 0.8 | – | – | 0.13 | 0.12 | 1.7 | 90 |
| | 草鱼 | 100 | 77.3 | 17.9 | 4.3 | 0 | 110 | 36 | 173 | 0.7 | 356 | – | 0.03 | 0.17 | 2.2 | 81 |
| | 鳡鱼 | 100 | 73.5 | 20.8 | 5.4 | 0 | 132 | 24 | 203 | 0.7 | – | – | 0.04 | 0.15 | 1.7 | – |
| | 白鲢 | 100 | 76.2 | 18.6 | 4.8 | 0 | 118 | 28 | 167 | 1.2 | 318 | – | 0.04 | 0.21 | 2.1 | 103 |
| | 黑鲢(鳙鱼) | 100 | 83.0 | 15.3 | 0.9 | 0 | 69 | 36 | 187 | 0.6 | 259 | – | 0.02 | 0.15 | 2.7 | 97 |
| | 鲤鱼 | 100 | 77.4 | 17.3 | 5.1 | 0 | 115 | 25 | 175 | 1.6 | 359 | – | 微量 | 0.10 | 3.1 | 83 |
| | 鲫鱼 | 100 | 85.0 | 13.0 | 1.1 | 0.1 | 62 | 54 | 203 | 2.5 | 276 | – | 0.06 | 0.07 | 1.4 | 93 |
| | 鲌鱼 | 100 | 76.7 | 18.6 | 4.6 | 0 | 116 | 37 | 166 | 1.2 | 291 | – | – | 0.07 | 1.3 | 76 |
| | 鲷鱼 | 100 | 77.0 | 19.3 | 3.2 | 0 | 106 | 67 | 167 | 1.7 | – | – | – | 0.13 | 2.1 | – |
| | 鲇鱼 | 100 | 64.1 | 14.4 | 20.6 | 0 | 243 | – | – | – | – | – | – | – | – | – |
| | 鳜鱼 | 100 | 77.1 | 18.5 | 3.5 | 0 | 106 | 79 | 143 | 0.7 | 245 | – | 0.01 | 0.10 | 1.9 | 96 |
| | 塘鳢鱼 | 100 | 82.2 | 15.9 | 0.5 | 0.2 | 69 | 109 | 232 | 1.9 | – | – | – | – | – | – |
| | 乌鳢 | 100 | 77.9 | 19.8 | 1.4 | 0 | 92 | 57 | 163 | 0.5 | – | – | 0.03 | 0.25 | 2.8 | – |
| | 泥鳅 | 100 | 73.5 | 22.6 | 2.9 | 0 | 117 | 51 | 154 | 3.0 | 140 | – | 0.08 | 0.16 | 5.0 | – |
| | 黄鳝 | 100 | 79.7 | 18.8 | 0.9 | 0 | 83 | 38 | 150 | 1.6 | 325 | – | 0.02 | 0.95 | 3.1 | 117 |
| | 云燕鱼干 | 100 | 14.6 | 54.2 | 6.6 | 3.4 | 290 | 264 | 1339 | 11.3 | – | – | – | 0.50 | 7.3 | – |
| | 鱼翅 | 100 | 14.0 | 83.5 | 0.3 | 0 | 337 | 146 | 194 | 15.2 | – | – | – | – | – | – |
| | 鱼肚(干) | 100 | 14.6 | 84.4 | 0.2 | 0 | 339 | 50 | 29 | 2.6 | 2 | – | – | – | – | – |
| | 鱼唇(干) | 100 | 14.9 | 61.8 | 0.2 | 5.0 | 269 | – | – | – | – | – | – | – | – | – |
| | 鱼松(带刺、骨) | 100 | 8.4 | 59.9 | 16.4 | 0 | 387 | 3970 | 2270 | – | – | – | – | – | – | 240 |
| | 鱼粉 | 100 | 9.2 | 55.6 | 11.0 | 0 | 320 | 7705 | 2982 | 47.5 | – | – | – | – | – | – |
| | 鲍鱼(干) | 100 | 74.9 | 19.0 | 3.4 | 1.5 | 113 | – | – | – | – | – | – | – | – | – |
| | 香螺 | 100 | 83.1 | 11.8 | 0.5 | 4.1 | 68 | 38 | 44 | 1.9 | 68 | – | – | – | – | – |
| | 田螺 | 100 | 81.0 | 10.7 | 1.2 | 3.8 | 69 | 1357 | 191 | 19.8 | 179 | – | – | – | – | – |
| | 蚶 | 100 | 88.9 | 8.1 | 0.4 | 2.0 | 44 | – | – | – | – | – | – | – | – | – |
| | 牡蛎 | 100 | 80.5 | 11.3 | 2.3 | 4.3 | 83 | 118 | 1.78 | 3.5 | 209 | 133 | 0.11 | 0.19 | 1.6 | – |
| | 淡菜 | 100 | 13.0 | 59.1 | 7.6 | 13.4 | 358 | 277 | 864 | 24.5 | 458 | – | – | 0.46 | 3.1 | – |
| | 扇贝 | 100 | 80.3 | 14.8 | 0.1 | 3.4 | 74 | – | – | – | – | – | – | – | – | – |

续表

| 类别 | 食物名称 | 质量 (g) | 水分 (g) | 蛋白质 (g) | 脂肪 (g) | 糖类 (g) | 热能 (kcal) | 钙 (mg) | 磷 (mg) | 铁 (mg) | 钾 (mg) | 维生素A(I.U.) | 硫胺素 (mg) | 核黄素 (mg) | 烟酸 (mg) | 胆固醇 (mg) |
|---|---|---|---|---|---|---|---|---|---|---|---|---|---|---|---|---|
| 鱼、贝、畜、禽及其制品 | 干贝 | 100 | 13.3 | 63.7 | 3.0 | 15.0 | 342 | 47 | 886 | 2.9 | – | – | – | – | – | – |
| | 海蚌筋 | 100 | 10.7 | 57.8 | 1.8 | 25.0 | 347 | 99 | 604 | 1.4 | – | – | 微量 | 0.03 | 3.2 | – |
| | 蛤蜊 | 100 | 80.0 | 10.8 | 1.6 | 4.6 | 76 | 37 | 82 | 14.2 | – | 400 | 0.03 | 0.15 | 1.7 | – |
| | 蛤蜊肉(干) | 100 | 12.7 | 51.3 | 6.4 | 21.7 | 350 | 278 | 758 | 26.4 | – | – | 微量 | 0.27 | 4.0 | – |
| | 蛏 | 100 | 88.0 | 7.1 | 1.1 | 2.5 | 48 | 133 | 114 | 22.7 | 143 | – | – | – | – | – |
| | 蛏干 | 100 | 10.5 | 48.2 | 1.3 | 18.7 | 279 | – | – | – | – | – | – | – | – | – |
| | 鱿鱼 | 100 | 80.0 | 15.1 | 0.8 | 2.4 | 77 | – | – | – | – | 230 | 0.08 | 0.09 | 2.4 | – |
| | 鱿鱼(干) | 100 | 16.4 | 66.7 | 7.4 | 3.0 | 345 | 100 | 1038 | 4.4 | 141 | – | – | – | – | – |
| | 墨鱼 | 100 | 84.0 | 13.0 | 0.7 | 1.4 | 64 | 14 | 150 | 0.6 | 150 | – | 0.01 | 0.06 | 1.0 | 275 |
| | 墨鱼(干) | 100 | 13.1 | 68.4 | 4.2 | 5.5 | 333 | 290 | 716 | 5.8 | – | – | – | – | – | – |
| | 海蜇 | 100 | 65.0 | 12.3 | 0.1 | 3.9 | 66 | 182 | 微量 | 9.5 | – | – | 0.01 | 0.04 | 0.2 | – |
| | 海参(干) | 10D | 5.0 | 76.5 | 1.1 | 13.2 | 369 | – | – | – | – | – | – | – | – | – |
| | 海参(水浸) | 100 | 83.0 | 14.9 | 0.9 | 0.4 | 69 | 357 | 12 | 2.4 | 70 | – | 0.01 | 0.02 | 0.1 | – |
| | 龙虾 | 100 | 79.2 | 16.4 | 1.8 | 0.4 | 83 | – | – | – | – | – | – | – | – | – |
| | 对虾 | 100 | 77.0 | 20.6 | 0.7 | 0.2 | 90 | 35 | 150 | 0.1 | 150 | 360 | 0.01 | 0.11 | 1.7 | 150 |
| | 青虾 | 100 | 81.0 | 16.4 | 1.3 | 0.1 | 78 | 99 | 205 | 1.3 | 127 | 260 | 0.01 | 0.07 | 1.9 | 158 |
| | 虾米 | 100 | 30.0 | 47.6 | 0.5 | 0 | 195 | 882 | 695 | 6.7 | 886 | – | 0.03 | 0.06 | 4.1 | 738 |
| | 虾皮 | 100 | 20.0 | 39.3 | 3.0 | 8.6 | 219 | 2000 | 1005 | 5.5 | – | – | 0.03 | 0.07 | 2.5 | 608 |
| | 虾子 | 100 | 17.0 | 44.9 | 2.0 | 24.2 | 294 | 244 | 801 | 69.8 | 283 | – | – | – | – | 896 |
| | 海螃蟹 | 100 | 80.0 | 14.0 | 2.6 | 0.7 | 82 | 141 | 191 | 0.8 | 177 | 230 | 0.01 | 0.51 | 2.1 | – |
| | 河螃蟹 | 100 | 71.0 | 14.0 | 5.9 | 7.4 | 139 | 129 | 145 | 13.0 | 259 | 5960 | 0.03 | 0.71 | 2.7 | 235 |
| | 蟹腿(肉干) | 100 | 15.0 | 72.2 | 5.2 | 0 | 336 | 307 | 748 | 4.4 | – | – | 微量 | 0.12 | 2.9 | – |
| | 甲鱼 | 100 | 79.3 | 17.3 | 4.0 | 0 | 105 | 15 | 94 | 2.5 | – | – | 0.62 | 0.37 | 3.7 | 77 |
| | 猪肉(肥瘦) | 100 | 29.3 | 9.5 | 59.8 | 0.9 | 580 | 6 | 101 | 1.4 | 162 | – | 0.53 | 0.12 | 4.2 | 92 |
| | 牛肉(肥瘦) | 100 | 68.6 | 20.1 | 10.2 | 0 | 172 | 7 | 170 | 0.9 | 378 | 0 | 0.07 | 0.15 | 6.0 | 128.5 |
| | 羊肉(肥瘦) | 100 | 58.7 | 11.1 | 28.8 | 0.8 | 307 | – | – | – | 249 | 0 | 0.07 | 0.13 | 4.9 | 119 |
| | 驴肉 | 100 | 71.4 | 18.6 | 0.7 | – | 81 | 10 | 144 | 13.6 | – | – | – | – | – | – |
| | 马肉 | 100 | 75.8 | 19.6 | 0.8 | – | 86 | 8 | 202 | 7.6 | – | – | – | – | – | – |
| | 兔肉 | 100 | 77.2 | 21.2 | 0.4 | 0.2 | 89 | 16 | 175 | 2.0 | – | – | – | – | – | 83 |

续表

| 类别 | 食物名称 | 质量 (g) | 水分 (g) | 蛋白质 (g) | 脂肪 (g) | 糖类 (g) | 热能 (kcal) | 钙 (mg) | 磷 (mg) | 铁 (mg) | 钾 (mg) | 维生素 A(I.U.) | 硫胺素 (mg) | 核黄素 (mg) | 烟酸 (mg) | 胆固醇 (mg) |
|---|---|---|---|---|---|---|---|---|---|---|---|---|---|---|---|---|
| 鱼、贝、畜、禽及其制品 | 猪头 | 100 | 45.3 | 13.4 | 41.3 | 0 | 425 | – | – | – | – | – | – | – | – | – |
| | 猪尾 | 100 | 17.4 | 4.8 | 77.1 | 0.4 | 715 | – | – | – | – | – | – | – | – | – |
| | 猪蹄 | 100 | 55.4 | 15.8 | 26.3 | 1.7 | 307 | – | – | – | – | – | – | – | – | – |
| | 猪蹄筋 | 100 | 19.5 | 75.1 | 1.8 | 2.0 | 325 | – | – | – | – | – | – | – | – | – |
| | 猪脑 | 100 | 78.7 | 10.2 | 8.0 | 0.8 | 124 | 137 | 315 | 1.6 | – | 0 | 0.14 | 0.19 | 2.8 | 3100 |
| | 猪舌 | 100 | 68.0 | 16.5 | 12.7 | 1.8 | 188 | – | – | – | 178 | 0 | 0.08 | 0.23 | 3.0 | 116 |
| | 猪心 | 100 | 75.1 | 19.1 | 6.3 | 0.7 | 133 | – | – | – | 134 | 0 | 0.34 | 0.52 | 5.7 | 158 |
| | 猪肝 | 100 | 71.4 | 21.3 | 4.5 | 1.4 | 131 | 11 | 270 | 25.0 | 230 | 8700 | 0.40 | 2.11 | 16.2 | 368 |
| | 猪肺 | 100 | 83.3 | 11.9 | 4.0 | 0 | 84 | 12 | 230 | 3.4 | – | – | 0.02 | 0.14 | 0.6 | 314 |
| | 猪肾 | 100 | 77.8 | 15.5 | 4.8 | 0.7 | 108 | – | – | – | 390 | 微量 | 0.38 | 1.12 | 4.5 | 405 |
| | 猪肚 | 100 | 80.3 | 14.6 | 2.9 | 1.4 | 90 | – | – | – | 225 | – | 0.05 | 0.18 | 2.5 | 159 |
| | 猪小肠 | 100 | 91.2 | 7.2 | 1.1 | 0.3 | 40 | 3 | 13 | 0.1 | – | – | – | – | – | – |
| | 猪大肠 | 100 | 76.8 | 6.9 | 15.6 | 0.1 | 168 | – | – | – | 83 | – | – | – | – | 180 |
| | 猪皮 | 100 | 46.3 | 26.4 | 22.7 | 4.0 | 326 | – | – | – | – | – | – | – | – | – |
| | 猪血 | 100 | 79.1 | 18.9 | 0.4 | 0.6 | 82 | – | – | – | 29 | – | – | – | – | – |
| | 牛脑 | 100 | 77.1 | 10.4 | 11.0 | 0.2 | 141 | 13 | 351 | 0.9 | – | 0 | 0.13 | 0.21 | 3.8 | 2670 |
| | 牛舌 | 100 | 71.4 | 18.5 | 9.0 | 0.1 | 155 | – | – | – | – | 0 | 0.07 | 0.15 | 4.8 | 102 |
| | 牛心 | 100 | 80.2 | 8.7 | 10.8 | – | 132 | 8 | 185 | 5.4 | – | – | 0.31 | 0.49 | 8.6 | 125 |
| | 牛肝 | 100 | 69.1 | 21.8 | 4.8 | 2.6 | 141 | 13 | 400 | 9.0 | 350 | 18300 | 0.39 | 2.30 | 16.2 | 257 |
| | 牛肺 | 100 | 79.7 | 16.4 | 3.2 | – | 94 | 7 | 81 | 6.7 | – | – | 0.01 | 0.14 | 1.1 | 234 |
| | 牛肾 | 100 | 81.6 | 12.8 | 3.7 | 1.0 | 89 | 17 | 198 | 11.4 | – | 340 | 0.34 | 1.75 | 5.1 | 340 |
| | 牛肚 | 100 | 80.5 | 14.8 | 3.7 | 0.5 | 95 | 22 | 84 | 0.9 | – | – | 0.04 | 0.20 | 3.6 | 132 |
| | 牛蹄筋 | 100 | 69.3 | 30.2 | 0.3 | 0 | 124 | – | – | – | – | – | – | – | – | – |
| | 牛血 | 100 | 80.9 | 17.3 | 0.5 | 0.5 | 76 | – | – | – | – | – | – | – | – | – |
| | 羊脑 | 100 | 76.0 | 11.0 | 11.4 | 0 | 147 | 21 | 358 | 6.7 | – | 0 | 0.14 | 0.27 | 3.5 | 209 |
| | 羊舌 | 100 | 71.6 | 12.0 | 14.5 | 1.2 | 183 | 19 | 119 | 14.4 | – | 0 | 0.08 | 0.28 | 4.2 | 147 |
| | 羊心 | 100 | 79.3 | 11.5 | 8.6 | 0 | 123 | 11 | 102 | 4.5 | – | – | 0.41 | 0.56 | 7.3 | 130 |
| | 羊肝 | 100 | 69.0 | 18.5 | 7.2 | 3.9 | 154 | – | – | – | 421 | 29900 | 0.42 | 3.57 | 18.9 | 323 |
| | 羊肺 | 100 | 75.9 | 20.2 | 2.8 | 0.9 | 110 | 17 | 66 | 9.3 | – | 0 | 0.03 | 0.45 | 1.2 | 215 |

续表

| 类别 | 食物名称 | 质量(g) | 水分(g) | 蛋白质(g) | 脂肪(g) | 糖类(g) | 热能(kcal) | 钙(mg) | 磷(mg) | 铁(mg) | 钾(mg) | 维生素A(I.U.) | 硫胺素(mg) | 核黄素(mg) | 烟酸(mg) | 胆固醇(mg) |
|---|---|---|---|---|---|---|---|---|---|---|---|---|---|---|---|---|
| 鱼、贝、畜、禽及其制品 | 羊肾 | 100 | 78.8 | 16.5 | 3.2 | 0.2 | 96 | 48 | 279 | 11.7 | – | 140 | 0.49 | 1.78 | 8.2 | 354 |
| | 羊肚 | 100 | 84.3 | 7.1 | 7.2 | 0.9 | 97 | 34 | 98 | 1.4 | – | 0 | 0.03 | 0.21 | 1.8 | 124 |
| | 羊血 | 100 | 82.2 | 16.4 | 0.5 | 0.1 | 71 | – | – | – | – | – | – | – | – | – |
| | 猪肉松 | 100 | 17.1 | 54.1 | 12.4 | 7.2 | 357 | 74 | 542 | 16.8 | | | – | – | – | 163 |
| | 叉烧肉 | 100 | 54.4 | 26.2 | 14.6 | 1.5 | 242 | 34 | 177 | 2.5 | – | – | – | – | – | – |
| | 火腿 | 100 | 23.3 | 16.4 | 51.4 | 0 | 528 | 88 | 146 | 3.0 | – | – | – | – | – | – |
| | 火腿（外国式） | 100 | 39.8 | 16.5 | 38.2 | 0.2 | 416 | – | – | – | – | – | – | – | – | – |
| | 酱牛肉 | 100 | 50.1 | 38.1 | 2.2 | 5.2 | 193 | 29 | 194 | 3.5 | – | – | – | – | – | – |
| | 牛肉汁 | 100 | 36.9 | 40.0 | 1.8 | 2.9 | 188 | 35 | 950 | 21.5 | – | – | – | – | – | – |
| | 猪肉香肠 | 28 | 15.7 | 3 | 8 | 微量 | 85 | 2 | 36 | 0.5 | 65 | – | 0.05 | 0.06 | 0.7 | – |
| | 猪午餐肉罐头 | 60 | 33 | 9 | 15 | 1 | 175 | 5 | 65 | 1.3 | 133 | 0 | 0.19 | 0.13 | 1.8 | – |
| | 威牛肉罐头 | 85 | 50.2 | 22 | 10 | 0 | 185 | 17 | 90 | 3.7 | – | – | 0.01 | 0.20 | 2.9 | – |
| | 鸡 | 100 | 74.2 | 21.5 | 2.5 | 0.7 | 111 | 11 | 190 | 1.5 | 340 | – | 0.03 | 0.09 | 8.0 | 117 |
| | 鸡肫 | 100 | 75.2 | 22.2 | 1.3 | 0 | 101 | 48 | 150 | 6.6 | – | – | 0.04 | 0.20 | 4.8 | 229 |
| | 鸡肝 | 100 | 75.1 | 18.2 | 3.4 | 1.9 | 111 | 21 | 260 | 8.2 | – | 50900 | 0.38 | 1.63 | 10.4 | 429 |
| | 鸡心 | 100 | 72.2 | 20.7 | 5.5 | 0.2 | 133 | 20 | 177 | 5.0 | – | – | 0.24 | 0.77 | 5.7 | – |
| | 野鸡 | 100 | 69.9 | 24.4 | 4.8 | – | 141 | 14 | 263 | 0.4 | – | – | – | – | – | – |
| | 火鸡 | 100 | 55.5 | 21.1 | 22.9 | – | 291 | | | | – | – | – | – | – | – |
| | 火鸡肫 | 100 | 62.7 | 20.5 | 14.5 | 1.2 | 217 | | | | – | – | – | – | – | – |
| | 火鸡肝 | 100 | 69.6 | 22.9 | 5.2 | 0.6 | 141 | | | | – | – | – | – | – | – |
| | 火鸡心 | 100 | 68.6 | 16.8 | 13.2 | 0.4 | 188 | | – | – | – | – | – | – | – | – |
| | 鸭 | 100 | 74.6 | 16.5 | 7.5 | 0.5 | 136 | – | – | – | – | – | 0.07 | 0.15 | 4.7 | 101 |
| | 鸭肫 | 100 | 76.1 | 20.2 | 1.8 | 1.0 | 101 | 47 | 140 | 5.3 | – | – | – | – | – | 180 |
| | 鸭肝 | 100 | 70.0 | 17.1 | 4.7 | 6.9 | 138 | 17 | 177 | 0.8 | – | 8900 | 0.44 | 1.28 | 9.1 | 515 |
| | 鸭舌 | 100 | 68.6 | 14.4 | 15.6 | 0.8 | 201 | – | – | – | – | – | – | – | – | – |
| | 鸭掌 | 100 | 76.2 | 13.7 | 9.8 | 0 | 143 | – | – | – | – | – | – | – | – | – |
| | 鹅 | 100 | 77.1 | 10.8 | 11.2 | 0 | 144 | 13 | 23 | 3.7 | – | – | – | – | – | – |
| | 鹅肫 | 100 | 73.8 | 19.6 | 5.8 | – | 131 | – | – | – | – | – | – | – | – | – |
| | 鹅肝 | 100 | 62.6 | 16.6 | 15.9 | 3.7 | 224 | 9 | 174 | 0.2 | – | – | – | – | – | – |

**续表**

| 类别 | 食物名称 | 质量(g) | 水分(g) | 蛋白质(g) | 脂肪(g) | 糖类(g) | 热能(kcal) | 钙(mg) | 磷(mg) | 铁(mg) | 钾(mg) | 维生素A(I. U.) | 硫胺素(mg) | 核黄素(mg) | 烟酸(mg) | 胆固醇(mg) |
|---|---|---|---|---|---|---|---|---|---|---|---|---|---|---|---|---|
| 乳及其制品 | 人乳 | 100 | 87.6 | 1.5 | 3.7 | 6.9 | 67 | 34 | 15 | 0.1 | – | 250 | 0.01 | 0.04 | 0.1 | – |
| | 牛乳 | 100 | 87.0 | 3.3 | 4.0 | 5.0 | 69 | 120 | 93 | 0.2 | 157 | 140 | 0.04 | 0.13 | 0.2 | 13 |
| | 水牛乳 | 100 | 82.2 | 4.7 | 7.5 | 4.8 | 106 | – | – | – | – | 160 | – | – | – | – |
| | 羊乳 | 100 | 86.9 | 3.8 | 4.1 | 4.3 | 69 | 140 | 106 | 0.1 | – | 80 | 0.05 | 0.13 | 0.3 | 34 |
| | 马乳 | 100 | 90.6 | 2.1 | 1.1 | 5.8 | 42 | – | – | – | – | – | – | – | – | – |
| | 乳酪(干酪) | 100 | 31.6 | 28.8 | 35.9 | 0.3 | 440 | 590 | 393 | 0.6 | – | 1280 | 0.08 | 0.50 | 0.2 | 11 |
| | 淡炼乳罐头(牛乳) | 100 | 74.0 | 7.8 | 7.5 | 9.0 | 135 | 240 | 195 | 0.2 | – | 400 | 0.10 | 0.36 | 0.2 | – |
| | 甜炼乳罐头(牛乳) | 100 | 28.0 | 8.2 | 9.2 | 52.7 | 326 | 290 | 228 | 0. 2 | – | 400 | 0.10 | 0.36 | 0.2 | – |
| | 全脂乳粉(牛乳) | 100 | 2.0 | 26.2 | 30.6 | 35.5 | 522 | 1030 | 883 | 0.8 | 140 | 1400 | 0.15 | 0.69 | 0.7 | 104 |
| | 脱脂乳粉(牛乳) | 100 | 3.0 | 36.0 | 1.0 | 52.0 | 361 | 1300 | 1030 | 0.6 | – | 40 | 0.35 | 1.96 | 1.1 | 28 |
| | 奶油 | 100 | 73.0 | 2.9 | 20.0 | 3.5 | 206 | 97 | 77 | 0.1 | – | 830 | 0.03 | 0.14 | 0.1 | 168 |
| | 黄油 | 100 | 14.0 | 0.5 | 82.5 | 0 | 745 | 15 | 15 | 0.2 | – | 2700 | 0 | 0.01 | 0.1 | 295 |
| | 牛奶巧克力 | 100 | – | 10.0 | 38.8 | 41.3 | 554 | 323 | 280 | 0.4 | – | 567 | 0.06 | 0.24 | 0.2 | – |
| | 杏仁巧克力 | 100 | – | 9.2 | 36.3 | 42.3 | 532 | 220 | 194 | 0.7 | – | 314 | 0.01 | 0.04 | 0.2 | – |
| | 巧克力(散装) | 100 | – | 5.5 | 27.4 | 65.9 | 532 | 95 | 192 | 3.4 | – | 85 | 0.03 | 0.13 | 0.5 | – |
| | 冰激凌(纸杯装) | 100 | – | 3.7 | 8.7 | 23.9 | 188 | 93 | 87 | 0.8 | – | 438 | 0.05 | 0.13 | 0.2 | 102 |
| | 冰棍(大雪糕) | 100 | – | 4.2 | 4.4 | 25.5 | 158 | 101 | 99 | 0.9 | – | 343 | 0.06 | 0.14 | 0.2 | – |
| | 奶油冰棍 | 100 | – | 1.3 | 1.4 | 16.0 | 82 | 54 | 36 | 0.3 | – | 56 | 0.02 | 0.05 | 0.1 | – |
| 蛋及其制品 | 鸡蛋 | 100 | 71.0 | 14.7 | 11.6 | 1.6 | 170 | 55 | 210 | 2.7 | 60 | 1440 | 0.16 | 0.31 | 0.1 | 680 |
| | 鸡蛋白 | 100 | 88.0 | 10.0 | 0.1 | 1.3 | 46 | 19 | 16 | 0.3 | – | 0 | 0 | 0.26 | 0.1 | – |
| | 鸡蛋黄 | 100 | 53.5 | 13.6 | 30.0 | 1.3 | 330 | 134 | 532 | 7.0 | – | 3500 | 0.27 | 0.35 | 微量 | 1705 |
| | 鸭蛋 | 100 | 70.0 | 8.7 | 9.8 | 10.3 | 164 | 71 | 210 | 3.2 | 60 | 1380 | 0.15 | 0.37 | 0.1 | 634 |
| | 鹅蛋 | 100 | 69.0 | 12.3 | 14.0 | 3.7 | 190 | 75 | 243 | 3.2 | – | – | – | 0.35 | 0.1 | 704 |
| | 鸽蛋 | 100 | 81.7 | 9.5 | 6.4 | 1.7 | 102 | 108 | 117 | 3.9 | – | – | – | – | – | – |
| | 鹌鹑蛋 | 100 | 72.9 | 12.3 | 12.3 | 1.5 | 166 | 72 | 238 | 2.9 | – | 1000 | 0.11 | 0.86 | 0.3 | 674 |
| | 鸡蛋粉(全蛋粉) | 100 | 1.9 | 42.2 | 34.5 | 13.4 | 533 | 186 | 710 | 9.1 | 486 | 4862 | 0.23 | 1.28 | 0.4 | 2302 |
| | 鸡蛋黄粉(蛋黄粉) | 100 | 3.0 | 31.7 | 53.0 | 8.8 | 639 | 340 | 1200 | 14.0 | – | 2509 | 0.38 | 1.10 | 0.3 | – |
| | 咸鸭蛋 | 100 | 65.6 | 11.3 | 13.3 | 3.4 | 179 | – | – | – | – | 1480 | 0.18 | 0.38 | 0.1 | 742 |
| | 松花蛋 | 100 | 71.7 | 13.1 | 10.7 | 2.2 | 158 | 58 | 200 | 0.9 | – | 940 | 0.02 | 0.21 | 0.1 | 649 |

＊营养成分按原料用量计算。

(3)

| 类别 | 食物名称 | 质量(g) | 水分(g) | 蛋白质(g) | 脂肪(g) | 糖类(g) | 热能(kcal) | 钙(mg) | 磷(mg) | 铁(mg) | 钾(mg) | 胡萝卜素(mg) | 硫胺素(mg) | 核黄素(mg) | 烟酸(mg) | 维生素D(mg) |
|---|---|---|---|---|---|---|---|---|---|---|---|---|---|---|---|---|
| 婴幼儿食品 | 代乳糕“5410” | 100 | 5.0 | 18.8 | 13.6 | 58.1 | 430 | 661 | 419 | 5.6 | – | 0.35 | 0.09 | 0.66 | 1.4 | 0 |
| | 代乳粉“鹿头” | 100 | 6.0 | 17.1 | 10.2 | 62.9 | 412 | 653 | 338 | 4.8 | – | 0.20 | 0.47 | 0.76 | 1.4 | 0 |
| | 调制奶粉 | 100 | – | 22.5 | 18.0 | 52.7 | 463 | 543 | 557 | 4.2 | – | 0.48 | 0.34 | 0.36 | 1.0 | 0 |
| | 淡味糕 | 100 | – | 8.9 | 1.6 | 73.9 | 346 | 602 | 483 | 2.5 | – | – | 0.34 | 0.79 | 2.1 | 0 |
| | 糕干粉 | 100 | 7.6 | 5.6 | 5.1 | 79.0 | 386 | 508 | 540 | 1.7 | – | 0.12 | 0.15 | 0.06 | 1.2 | 0 |
| | 钙奶香糕 | 100 | 8.4 | 5.3 | 4.4 | 79.9 | 380 | 470 | 141 | 2.7 | – | 0.04 | 0.20 | 0.65 | 1.1 | 0 |
| | 维钙香糕 | 100 | 9.7 | 4.2 | 2.9 | 81.0 | 367 | 623 | 102 | 2.8 | – | 0 | 0.13 | 1.03 | 1.1 | 500 |
| | 上海宝宝乐 | 100 | 5.3 | 20.1 | 9.9 | 55.0 | 437.6 | 350 | 550 | 6.2 | – | – | – | – | – | – |

＊引自:《食品与发酵工业》,1985(4)。

(4)

| 类别 | 食物名称 | 质量(g) | 水分(g) | 蛋白质(g) | 脂肪(g) | 糖类(g) | 热能(kcal) | 钙(mg) | 磷(mg) | 铁(mg) | 钾(mg) | 胡萝卜素(mg) | 硫胺素(mg) | 核黄素(mg) | 烟酸(mg) | 抗坏血酸(mg) |
|---|---|---|---|---|---|---|---|---|---|---|---|---|---|---|---|---|
| 菌藻类及其他 | 蘑菇(鲜) | 100 | 93.3 | 2.9 | 0.2 | 2.4 | 23 | 8 | 66 | 1.3 | 328 | – | 0.11 | 0.16 | 3.3 | 4 |
| | 蘑菇(干) | 100 | 11.3 | 38.0 | 1.5 | 24.5 | 264 | – | – | – | 4660 | – | – | – | – | – |
| | 口蘑 | 100 | 16.8 | 35.6 | 1.4 | 23.1 | 247 | 100 | 1620 | 32.0 | – | – | – | – | – | – |
| | 圆蘑 | 100 | 10.2 | 7.8 | 2.3 | 69.0 | 328 | 21 | 220 | 3.2 | – | – | 0.12 | 7.09 | 6.7 | – |
| | 香菇 | 100 | 18.5 | 13.8 | 1.8 | 54.0 | 284 | – | – | – | 1960 | – | 0.07 | 1.13 | 18.9 | – |
| | 冬菇 | 100 | 10.8 | 16.2 | 1.8 | 60.2 | 322 | 76 | 280 | 8.9 | 1320 | – | 0.16 | 1.59 | 23.4 | – |
| | 羊肚菌 | 100 | 13.6 | 24.5 | 2.6 | 39.7 | 280 | – | – | – | – | – | – | – | – | – |
| | 酵母(干) | 100 | 4.4 | 47.6 | 1.7 | 37.6 | 356 | 106 | 1893 | 18.2 | – | 0 | 6.56 | 3.35 | 45.2 | – |
| | 银耳(白木耳) | 100 | 10.4 | 5.0 | 0.6 | 78.3 | 339 | 380 | – | – | 987 | – | 0.002 | 0.14 | 1.5 | – |
| | 木耳(黑木耳) | 100 | 10.9 | 10.6 | 0.2 | 65.5 | 306 | 357 | 201 | 185.0 | 773 | 0.03 | 0.15 | 0.55 | 2.7 | – |
| | 发菜 | 100 | 13.8 | 20.3 | 0 | 56.4 | 307 | 2560 | – | 200.0 | 213 | – | – | – | – | – |
| | 葛仙米 | 100 | 8.4 | 18.5 | 0.1 | 58.3 | 308 | – | – | – | 181 | – | – | – | – | – |
| | 海带 | 100 | 12.8 | 8.2 | 0.1 | 56.2 | 258 | 1177 | 216 | 150.0 | – | 0.57 | 0.09 | 0.36 | 1.6 | – |
| | 昆布 | 100 | 12.6 | 9.0 | 0.2 | 57.5 | 268 | 3320 | – | 86.0 | – | – | – | – | – | – |
| | 紫菜 | 100 | 10.3 | 28.2 | 0.2 | 48.5 | 309 | 343 | 457 | 33.2 | 1640 | 1.23 | 0.44 | 2.07 | 5.1 | 1 |
| | 苔菜 | 100 | 6.9 | 16.1 | 1.1 | 38.9 | 230 | – | – | – | – | – | – | – | – | – |
| | 海藻 | 100 | 11.3 | 4.2 | 0.8 | 56.9 | 252 | 7270 | – | 92.0 | 488 | – | – | – | – | – |
| | 琼脂 | 100 | 22.4 | 1.0 | 0 | 73.4 | 298 | 0 | 7.7 | 295 | – | – | – | – | – | – |

续表

| 类别 | 食物名称 | 质量(g) | 水分(g) | 蛋白质(g) | 脂肪(g) | 糖类(g) | 热能(kcal) | 钙(mg) | 磷(mg) | 铁(mg) | 钾(mg) | 胡萝卜素(mg) | 硫胺素(mg) | 核黄素(mg) | 烟酸(mg) | 抗坏血酸(mg) |
|---|---|---|---|---|---|---|---|---|---|---|---|---|---|---|---|---|
| 菌藻类及其他 | 猪油(炼制) | 100 | 1.0 | 0 | 99.0 | 0 | 891 | 0 | 0 | 0 | 0 | 0 | 0 | 0.01 | 0.1 | 0 |
| | 植物油* | 100 | 0 | 0 | 100.0 | 0 | 900 | 0 | 0 | 0 | 0 | 0.03 | 0 | 0.04 | 0 | 0 |
| | 团粉(芡粉) | 100 | 13.0 | 0 | 0 | 86.6 | 346 | 48 | 12 | 1.9 | 15 | – | – | – | – | – |
| | 白砂糖 | 100 | 0 | 0.3 | 0 | 99.0 | 397 | 32 | 微量 | 1.9 | – | – | – | – | – | – |
| | 绵白糖 | 100 | 2.6 | 0.6 | 0 | 88.9 | 358 | 9 | 7 | 1.1 | – | – | – | – | – | – |
| | 红糖 | 100 | 4.4 | 0.4 | 0 | 93.5 | 376 | 90 | 微量 | 4.0 | – | – | – | 0.09 | 0.6 | 0 |
| | 麦芽糖 | 100 | 12.8 | 0.2 | 0.2 | 82.0 | 331 | – | – | – | – | 0 | 0.10 | 0.17 | 2.1 | – |
| | 蜂蜜 | 100 | 20.0 | 0.3 | 0 | 79.5 | 319 | 5 | 16 | 0.9 | – | 0 | 微量 | 0.04 | 0.2 | 4 |
| | 桂花(糖腌) | 100 | 63.0 | 0.6 | 0.1 | 26.6 | 110 | – | – | – | – | – | – | – | – | – |
| | 香糟 | 100 | 53.0 | 16.2 | 2.4 | 24.0 | 182 | – | – | – | – | – | – | – | – | – |
| | 黄酱 | 100 | 63.1 | 10.4 | 3.0 | 9.3 | 106 | 67 | 131 | 5.5 | 521 | – | 0.03 | 0.19 | 1.7 | 0 |
| | 干黄酱 | 100 | 46.7 | 14.2 | 5.2 | 11.2 | 148 | 96 | 188 | 7.0 | 829 | – | 0.04 | 0.27 | 2.4 | 0 |
| | 甜面酱 | 100 | 50.8 | 7.3 | 2.1 | 27.3 | 157 | 51 | 127 | 4.5 | 192 | – | 0.08 | 0.17 | 3.4 | 0 |
| | 豆瓣酱 | 100 | 52.8 | 10.7 | 9.0 | 12.9 | 175 | 99 | 165 | 7.9 | 456 | – | 0.06 | 0.24 | 1.5 | 0 |
| | 豆瓣辣酱 | 100 | 59.0 | 10.5 | 6.0 | 10.9 | 140 | – | 156 | 8.0 | – | – | 0.01 | 0.11 | 0.8 | 0 |
| | 芝麻酱 | 100 | 0 | 20.0 | 52.9 | 15.0 | 616 | 870 | 530 | 58.0 | 140 | 0.03 | 0.24 | 0.20 | 6.7 | 0 |
| | 酱油(一般) | 100 | 66.9 | 2.0 | 0 | 17.2 | 77 | 97 | 31 | 5.0 | – | 0 | 0.01 | 0.13 | 1.5 | 0 |
| | 酱油(一级) | 100 | 59.4 | 3.8 | 0 | 20.4 | 97 | – | – | – | 636 | – | – | – | – | – |
| | 酱油(二级) | 100 | 61.2 | 2.4 | 0 | 20.1 | 90 | – | – | – | 473 | – | – | – | – | – |
| | 白酱油 | 100 | 64.7 | 5.8 | 0 | 7.8 | 54 | – | – | – | – | – | – | – | – | – |
| | 醋 | 100 | 94.8 | – | – | 0.9 | 4 | 65 | 135 | 1.1 | 74 | 0 | 0.03 | 0.05 | 0.7 | 0 |
| | 味精 | 100 | 3.4 | * | 0.9 | 16.9 | – | 73 | 206 | 1.5 | 450 | – | – | – | – | – |
| | 辣椒酱 | 100 | 83.8 | 0.5 | 0.5 | 8.3 | 40 | 36 | 24 | 8.1 | – | – | – | – | – | – |
| | 辣椒粉 | 100 | 12.8 | 13.4 | 15.3 | 25.5 | 293 | – | – | – | – | 15.80 | – | – | – | – |
| | 花椒 | 100 | 12.5 | 25.7 | 7.1 | 35.1 | 307 | 536 | 292 | 4.3 | 1146 | – | – | – | – | – |
| | 芥末 | 100 | 5.1 | 26.4 | 36.3 | 22.9 | 524 | 410 | 613 | 20.9 | – | 0.63 | 0.44 | 0.31 | 7.3 | – |
| | 五香面 | 100 | 6.3 | 5.1 | 11.9 | 43.8 | 304 | 803 | 214 | 49.0 | – | 0.03 | 0.02 | 0.44 | 1.4 | – |
| | 咖喱粉 | 100 | 10.4 | 9.5 | 8.0 | 40.9 | 274 | 906 | 421 | 136 | 2199 | 0.76 | 0.03 | 0.40 | 2.3 | – |

*包括花生油、豆油、菜籽油、芝麻油。

注:①附录三除另有说明外,根据中国医学科学院卫生研究所“食物成分表”常见品种按可食部分编成,供参考。

②植物性食品中没有维生素A,只有胡萝卜素,它在身体内能转变成维生素A,但它在体内被利用的程度可因食物组成不同而异;动物性食品中有的不但含维生素A同时还含胡萝卜素,如蛋、虾、蟹等,动物性食品胡萝卜素的利用率较高,可把胡萝卜素按每0.6微克(μg)相当于1国际单位(I.U.)维生素A折合。在动物性食物成分表内维生素A的总量用国际单位表示。

③符号“－”表示空缺,大多是该项成分未经测定或无可靠数字。

④1kcal＝4.186kJ。

附录二

## 我国推荐的每日膳食中营养素供给量

### （中国营养学会 1988 年 10 月修订）

（1）

| 类别 | 体重(kg) | | 能量(kcal 或 MJ) | | 蛋白质(g) | | 脂肪(脂肪能量占总能量的百分比,%) | 钙(mg) | 铁(mg) | 锌(mg) | 硒(μg) |
|---|---|---|---|---|---|---|---|---|---|---|---|
| 婴儿 | 男 | 女 | 不分性别 | | | | 不分性别 | 不分性别 | 不分性别 | 不分性别 | 不分性别 |
| 初生~6个月 | 6.7 | 6.2 | 120/kg 体重 | | 2~4/kg 体重 | | 45 | 400 | 10 | 3 | 15 |
| 7~12个月 | 9.0 | 8.4 | 100/kg 体重 | | | | 30~40 | 600 | 10 | 5 | 15 |
| 儿童 | | | 男 | 女 | 男 | 女 | | | | | |
| 1岁~ | 9.9 | 9.2 | 1100(4.6) | 1050(4.4) | 35 | 35 | | 600 | 10 | 10 | 20 |
| 2岁~ | 12.2 | 11.7 | 1200(5.0) | 1150(4.8) | 40 | 40 | | 600 | 10 | 10 | 20 |
| 3岁~ | 14.0 | 13.4 | 1350(5.7) | 1300(5.4) | 45 | 45 | | 800 | 10 | 10 | 20 |
| 4岁~ | 15.6 | 15.2 | 1450(6.1) | 1400(5.9) | 50 | 45 | | 800 | 10 | 10 | 40 |
| 5岁~ | 17.4 | 16.8 | 1600(6.7) | 1500(6.3) | 55 | 50 | | 800 | 10 | 10 | 40 |
| 6岁~ | 19.8 | 19.1 | 1700(7.1) | 1600(6.7) | 55 | 55 | →25~30 | 800 | 10 | 10 | 40 |
| 7岁~ | 22.0 | 21.0 | 1800(7.5) | 1700(7.1) | 60 | 60 | | 800 | 10 | 10 | 50 |
| 8岁~ | 23.8 | 23.2 | 1900(8.0) | 1800(7.5) | 65 | 60 | | 800 | 10 | 10 | 50 |
| 9岁~ | 26.4 | 25.8 | 2000(8.4) | 1900(8.0) | | | | 800 | 10 | 10 | 50 |
| | | | | | | | | 1000 | 12 | 15 | 50 |
| | | | | 2100(8.8) | 70 | 70 | | 1000 | 12 | 15 | 50 |
| 12岁~ | 35.5 | 37.2 | 2300(9.6) | 2200(9.2) | 75 | 75 | | 1000 | 12 | 15 | 50 |
| 少年 | 男 | 女 | 男 | 女 | 男 | 女 | | | 男 女 | | |
| 13岁~ | 42.0 | 42.4 | 2400(10.0) | 2300(9.6) | 80 | 80 | →25~30 | 1200 | 15 20 | 15 | 50 |
| 16岁~ | 54.2 | 48.3 | 2800(11.7) | 2400(10.0) | 90 | 80 | | 1000 | 15 20 | 15 | 50 |

**续表**

| 类　别 | 体重(kg) | 能量(kcal 或 MJ) | | 蛋白质(g) | | 脂肪(脂肪能量占总能量的百分比,%) | 钙(mg) | 铁(mg) | | 锌(mg ) | 硒(μg ) |
|---|---|---|---|---|---|---|---|---|---|---|---|
| 成年 | 男 女 | 男 | 女 | 男 | 女 | 不分性别 | 不分性别 | 男 | 女 | 不分性别 | 不分性别 |
| 18 岁～ | 63(参考值) 53(参考值) | | | | | | | | | | |
| 极轻劳动 | | 2400(10.0) | 2100(8.8) | 70 | 65 | | 800 | 12 | 18 | 15 | 50 |
| 轻 | | 2600(10.9) | 2300(9.6) | 80 | 70 | | 800 | 12 | 18 | 15 | 50 |
| 中 | | 3000(12.6) | 2700(11.3) | 90 | 80 | | 800 | 12 | 18 | 15 | 50 |
| 重 | | 3400(14.2) | 3000(12.6) | 100 | 90 | | 800 | 12 | 18 | 15 | 50 |
| 极重 | | 4000(16.7) | － | 110 | － | 20～25 | 800 | 12 | － | 15 | 50 |
| 孕妇(4～6 个月) | | | +200(+0.8) | | +15 | | 1000 | | 28 | 20 | 50 |
| 孕妇(7～9 个月) | | | +200(+0.8) | | +25 | | 1500 | | 28 | 20 | 50 |
| 乳母 | | | +800(+3.3) | | 25 | | 1500 | | 28 | 20 | 50 |
| 老年前期 | | 男 | 女 | 男 | 女 | 不分性别 | 不分性别 | 不分性别 | | 不分性别 | 不分性别 |
| 45 岁～ | | | | | | | | | | | |
| 极轻劳动 | | 2200(9.2) | 1900(8.0) | 70 | 65 | | 800 | 12 | | 15 | 50 |
| 轻 | | 2400(10.0) | 2100(8.8) | 75 | 70 | | 800 | 12 | | 15 | 50 |
| 中 | | 2700(11.3) | 2400(10.0) | 80 | 75 | | 800 | 12 | | 15 | 50 |
| 重 | | 3000(12.6) | － | 90 | － | | 800 | 12 | | 15 | 50 |
| 老年 | | | | | | | | | | | |
| 60 岁～ | | | | | | 20～25 | | | | | |
| 极轻劳动 | | 2000(8.4) | 1700(7.1) | 70 | 60 | | 800 | 12 | | 15 | 50 |
| 轻 | | 2200(9.2) | 1900(8.0) | 75 | 65 | | 800 | 12 | | 15 | 50 |
| 中 | | 2500(10.5) | 2100(8.8) | 80 | 70 | | 800 | 12 | | 15 | 50 |
| 70 岁～ | | | | | | | | | | | |
| 极轻 | | 1800(7.5) | 1600(6.7) | 65 | 55 | | 800 | 12 | | 15 | 50 |
| 轻 | | 2000(8.4) | 1800(7.5) | 70 | 60 | | 800 | 12 | | 15 | 50 |
| 80 岁以上 | | 1600(6.7) | 1400(5.9) | 60 | 55 | | 800 | 12 | | 15 | 50 |

（2）

| 类别 | 碘(μg) | 视黄醇当量(μg) | 维生素 D(mg) | 维生素 E(mg) | 硫胺素(mg) | 核黄素(mg) | 烟酸(mg) | 抗坏血酸(mg) |
|---|---|---|---|---|---|---|---|---|
| 婴儿 | 不分性别 | 不分性别 | 不分性别 | 不分性别 | 不分性别 | 不分性别 | 不分性别 | 不分性别 |
| 初生~6个月 | 40 | 200 | 10 | 3 | 0.4 | 0.4 | 4.0 | 30 |
| 7~12个月 | 50 | 200 | 10 | 4 | 0.4 | 0.4 | 4.0 | 30 |
| 儿童 | | | | | | | | |
| 1岁 | 70 | 300 | 10 | 4 | 0.6 | 0.6 | 6 | 30 |
| 2岁 | 70 | 400 | 10 | 4 | 0.7 | 0.7 | 7 | 35 |
| 3岁 | 70 | 500 | 10 | 4 | 0.8 | 0.8 | 8 | 40 |
| 4岁 | 70 | 500 | 10 | 6 | 0.8 | 0.8 | 8 | 40 |
| 5岁 | 70 | 750 | 10 | 6 | 0.9 | 0.9 | 9 | 45 |
| 6岁 | 70 | 750 | 10 | 6 | 1.0 | 1.0 | 10 | 45 |
| 7岁 | 120 | 750 | 10 | 7 | 1.0 | 1.0 | 10 | 45 |
| 8岁 | 120 | 750 | 10 | 7 | 1.1 | 1.1 | 11 | 45 |
| 9岁 | 120 | 750 | 10 | 7 | 1.1 | 1.1 | 11 | 45 |
| 10岁 | 120 | 750 | 10 | 7 | 1.2 | 1.2 | 12 | 50 |
| 11岁 | 120 | 750 | 10 | 8 | 1.3 | 1.3 | 13 | 50 |
| 12岁 | 120 | 750 | 10 | 8 | 1.3 | 1.3 | 13 | 50 |
| | 不分性别 | 不分性别 | 不分性别 | 不分性别 | 男　女 | 男　女 | 男　女 | 不分性别 |
| 少年 | | | | | | | | |
| 13岁 | 150 | 800 | 10 | 10 | 1.6　1.5 | 1.6　1.5 | 16　15 | 60 |
| 16~ | 150 | 800 | 5 | 10 | 1.8　1.6 | 1.8　1.6 | 18　16 | 60 |
| 成年 | 不分性别 | 不分性别 | 不分性别 | 不分性别 | 男　女 | 男　女 | 不分性别 | 不分性别 |
| 18~ | | | | | | | | |
| 极轻劳动 | 150 | 800 | 5 | 10 | 1.2　1.1 | 1.2　1.1 | 12　11 | 60 |
| 轻 | 150 | 800 | 5 | 10 | 1.3　1.2 | 1.3　1.2 | 13　12 | 60 |
| 中 | 150 | 800 | 5 | 10 | 1.5　1.4 | 1.5　1.4 | 15　14 | 60 |
| 重 | 150 | 800 | 5 | 10 | 1.7　1.6 | 1.7　1.6 | 17　16 | 60 |
| 极重 | 150 | 800 | 5 | 10 | 2.0　– | 2.0　– | 20　– | 60 |
| 孕妇(第4~6个月) | 175 | 1000 | 10 | 12 | 1.8 | 1.8 | 18 | 80 |
| 孕妇(第7~9个月) | 175 | 1000 | 10 | 12 | 1.8 | 1.8 | 18 | 80 |
| 乳母 | 200 | 1200 | 10 | 12 | 2.1 | 2.0 | 21 | 100 |
| 老年前期 | 不分性别 | 不分性别 | 不分性别 | 不分性别 | 男　女 | 男　女 | 不分性别 | 不分性别 |
| 45~ | | | | | | | | |
| 极轻劳动 | 150 | 800 | 5 | 12 | 1.2 | 1.2 | 12 | 60 |
| 轻 | 150 | 800 | 5 | 12 | 1.2 | 1.2 | 12 | 60 |
| 中 | 150 | 800 | 5 | 12 | 1.3 | 1.3 | 13 | 60 |
| 重 | 150 | 800 | 5 | 12 | 1.5 | 1.5 | 15 | 60 |

续表

| 类 别 | 碘(μg) | 视黄醇当量(μg) | 维生素 D(mg) | 维生素 E(mg) | 硫胺素(mg) | 核黄素(mg) | 烟酸(mg) | 抗坏血酸(mg) |
|---|---|---|---|---|---|---|---|---|
| 老年 | | | | | | | | |
| 60 岁~ | | | | | | | | |
| 极轻劳动 | 150 | 800 | 10 | 12 | 1.2 | 1.2 | 12 | 60 |
| 轻 | 150 | 800 | 10 | 12 | 1.2 | 1.2 | 12 | 60 |
| 中 | 150 | 800 | 10 | 12 | 1.3 | 1.3 | 13 | 60 |
| 70 岁~ | | | | | | | | |
| 极轻 | 150 | 800 | 10 | 12 | 1.0 | 1.0 | 10 | 60 |
| 轻 | 150 | 800 | 10 | 12 | 1.2 | 1.2 | 12 | 60 |
| 80 岁以上 | 150 | 800 | 10 | 12 | 1.0 | 1.0 | 10 | 60 |

(3)

**每日膳食中微量元素和电解质的安全和适宜的摄入量**

| 类别 | 镁 | 铜 | 锰 | 氟 | 铬 | 钼 | 钠 | 钾 | 氯 |
|---|---|---|---|---|---|---|---|---|---|
| 婴儿 | | | | | | | | | |
| 初生~6 个月 | 50 | 0.5~0.7 | 0.5~0.7 | 0.1~0.5 | 0.01~0.04 | 0.03~0.06 | 115~350 | 350~925 | 275~700 |
| 6~12 个月 | 70 | 0.7~1.0 | 0.7~1.0 | 0.2~1.0 | 0.02~0.06 | 0.04~0.08 | 250~750 | 425~1275 | 400~1200 |
| 儿童 | | | | | | | | | |
| 1 岁以上 | 150 | 1.0~1.5 | 1.0~1.5 | 0.5~1.5 | 0.02~0.08 | 0.05~0.10 | 325~975 | 550~1650 | 500~1500 |
| 4 岁以上 | 200 | 1.5~2.0 | 1.5~2.0 | 1.0~2.5 | 0.03~0.12 | 0.06~0.15 | 450~1350 | 775~2325 | 700~2100 |
| 7 岁以上 | 250 | 2.0~2.5 | 2.0~3.0 | 1.5~2.5 | 0.05~0.20 | 0.10~0.30 | 600~1800 | 1000~3000 | 925~2775 |
| 青少年 | | | | | | | | | |
| 男 11 岁以上 | 350~400 | 2.0~3.0 | 2.5~5.0 | 1.5~2.5 | 0.05~0.20 | 0.15~0.50 | 900~2700 | 1525~4575 | 1400~4200 |
| 女 | 300 | 2.0~3.0 | 2.5~5.0 | 1.5~2.5 | 0.05~0.20 | 0.15~0.50 | 900~2700 | 1525~4575 | 1400~4200 |
| 成年 | | | | | | | | | |
| 男 | 350 | 2.0~3.0 | 2.5~5.0 | 1.5~4.0 | 0.05~0.20 | 0.15~0.50 | 1100~3300 | 1875~5625 | 1700~5100 |
| 女 | 300 | 2.0~3.0 | 2.5~5.0 | 1.5~4.0 | 0.05~0.20 | 0.15~0.50 | 1100~3300 | 1875~5625 | 1700~5100 |
| 孕妇 | +150 | | | | | | | | |
| 乳母 | +150 | | | | | | | | |

注:①推荐的每日膳食中营养素供给量是依据我国目前的膳食模式拟订的,即膳食中动物性食品供给的能量约为总摄入能量的 10% 左右,动物性食品和大豆供给的蛋白质约为总摄入蛋白质的 20% 左右。

②1~18 岁儿童青少年体重,引自《中国九市儿童青少年体格发育调查研究资料汇编》(1985),九市儿童体格发育调查研究协作组,首都儿科研究所。

③能量单位为 kcal,括号内数字的单位为 MJ。1000kcal = 4.184MJ。

## 附录三

### 卫生部公布的《关于进一步规范保健食品原料管理的通知》(摘要)

卫生部2002年3月5日公布《关于进一步规范保健食品原料管理的通知》中,对药食同源物品、可用于保健食品的物品和保健食品禁用物品做出具体规定。三种物品名单如下。

1. 既是食品又是药品的物品名单(按笔画顺序排列)

丁香、八角茴香、刀豆、小茴香、小蓟、山药、山楂、马齿苋、乌梢蛇、乌梅、木瓜、火麻仁、代代花、玉竹、甘草、白芷、白果、白扁豆、白扁豆花、龙眼肉(桂圆)、决明子、百合、肉豆蔻、肉桂、余甘子、佛手、杏仁(甜、苦)、沙棘、牡蛎、芡实、花椒、黑小豆、阿胶、鸡内金、麦芽、昆布、枣(大枣、酸枣、黑枣)、罗汉果、郁李仁、金银花、青果、鱼腥草、姜(生姜、干姜)、枳椇子、枸杞子、栀子、砂仁、胖大海、茯苓、香橼,香薷、桃仁、桑叶、桑葚、橘红、桔梗、益智仁、荷叶、莱菔子、莲子、高良姜、淡竹叶、淡豆豉、菊花、菊苣、黄芥子、黄精、紫苏、紫苏籽、葛根、黑芝麻、黑胡椒、槐米、槐花、蒲公英、蜂蜜、榧子、酸枣仁、鲜白茅根、鲜芦根、蝮蛇、橘皮、薄荷、薏苡仁、薤白、覆盆子、藿香。

2. 可用于保健食品的物品名单(按笔画顺序排列)

人参、人参叶、人参果、三七、土茯苓、大蓟、女贞子、山茱萸、川牛膝、川贝母、川芎、马鹿胎、马鹿茸、马鹿骨、丹参、五加皮、五味子、升麻、天门冬、大麻、太子参、巴戟天、木香、木贼、牛蒡子、牛蒡根、车前子、车前草、北沙参、平贝母、玄参、生地黄、生何首乌、白及、白术、白芍、白豆蔻、石决明、石斛(需提供可使用证明)、地骨皮、当归、竹茹、红花、红景天、西洋参、吴茱萸、怀牛膝、杜仲、杜仲叶、沙苑子、牡丹皮、芦荟、苍术、补骨脂、诃子、赤芍、远志、麦门冬、龟甲、佩兰、侧柏叶、制人黄、制何首乌、刺五加、刺玫果、泽兰、泽泻、玫瑰花、玫瑰茄、知母、罗布麻、苦丁茶、金荞麦、金樱子、青皮、厚朴、厚朴花、姜黄、枳壳、枳实、柏子仁、珍珠、绞股蓝、胡芦巴、茜草、荜茇、韭菜子、首乌藤、香附、骨碎补、党参、桑白皮、桑枝、浙贝母、益母草、积雪草、淫羊藿、菟丝子、野菊花、银杏叶、黄芪、湖北贝母、番泻叶、蛤蚧、越橘、槐实、蒲黄、蒺藜、蜂胶、酸角、墨旱蓬、熟大黄、熟地黄、鳖甲。

3. 保健食品禁用物品名单(按笔画顺序排列)

八角莲、八里麻、千金子、山莨菪、川乌、广防风、马桑叶、马钱干、六角莲、天仙子、巴豆、水银、长春花、甘遂、生天南星、生半夏、生白附子、白降丹、石蒜、关木通、农吉痢、夹竹桃、朱砂、米壳(罂粟壳)、红升丹、红豆杉、红茴香、红粉、羊角拗、羊踯躅、丽江山慈姑、京大戟、昆明山海棠、河豚、闹羊花、青娘虫.鱼藤、洋地黄、洋金花、牵牛子、砒石(白砒、红砒、砒霜)、草乌、香加皮(杠柳皮)、骆驼蓬、鬼臼、莽草、铁棒槌、铃兰、雪上一枝蒿、黄花夹竹桃、斑蝥、硫磺、雄黄、雷公藤、颠茄、藜芦、蟾酥。

# 附录四

## 单位换算及日常用器容量

1. 热能单位换算方法

lkcal（千卡）=4.186KJ（千焦耳）

1kJ（千焦耳）=0.239kcal（千卡）

1000kcal（千卡）=4.186MJ（兆焦耳）

1MJ（兆焦耳）=239kcal（千卡）

2. 视黄醇当量换算方法

1μg 视黄醇当量=1μg 视黄醇=6μgβ-胡萝卜素

1μgβ-胡萝卜素=0.167μg 视黄醇当量

1IU（国际单位）维生素 A=0.3 视黄醇当量

1 茶匙≈5 毫升

1 汤匙油≈10 克

1 汤匙酱油≈12 克

1 汤匙藕粉≈7 克

1 汤匙白糖≈9 克

1 汤匙面粉≈15 克

1 量杯≈200 毫克

1 磅≈454 克

1 汤匙水≈12 毫升

1 汤匙牛奶≈14 毫升

1 汤匙食盐≈9.5 克

1 汤匙≈3 茶匙≈15 毫升

## 附录五

### 平衡膳食食谱

**膳食谱一：**

甲：

早餐：

八宝粥、大米粥、肉丁包、芹菜柿子椒、鸡蛋一个、咸菜。

用料：

糯米25g、枣6g、核桃5g、花生15g、大米20g、猪肉5g、面75g、鸡蛋50g、芹菜50g、柿子椒50g、花生油2g、糖5g、咸菜2g、酱油1g。

午餐：

红烧鸡块香菇、肉丝小白菜豆干、素炒圆白菜、米饭、馒头、冬瓜汤。

用料：

鸡95g、香菇4g、猪肉15g、小白菜217g、豆干7g、圆白菜90g、冬瓜30g、面50g、米50g、花生油19g、盐3.8g、酱油2.3g、淀粉2.4g、葱2.5g、姜2g。

晚餐：

红烧鳕鱼、素炒空心菜、绿豆小米粥、馒头、肉末芹菜。

用料：

鳕鱼100g、猪肉15g、芹菜133g、空心菜95g、面75g、绿豆10g、小米15g、花生油19g、盐3.8g、淀粉2.4g、酱油2.2g、葱2.5g、姜2g。

膳食结构：

谷类310g，豆制品7g，肉类35g，鸡鸭鱼虾195g，蛋类50g，豆类10g，坚果类20g，蔬菜674g，菌类4g，油脂40g，其他32g。

营养素及能量：

蛋白质120g，脂肪81.02g，碳水化合物285.8g，纤维15.1g，热量2352千卡。

矿物质：

钾2690mg，钠5960mg，钙1049mg，镁394mg，磷1358mg，锌13.79mg，铜1.51mg，铁23mg锰3.83mg，铝18.40mg，硒135μg，钴23.9μg，铬90μg，钼223μg，镍298μg。

乙：

早餐：

八宝粥、大米粥、肉丁包、芹菜柿子椒、鸡蛋一个、咸菜。

用料：

糯米25g、枣6g、核桃5g、花生15g、大米20g、猪肉5g、面75g、鸡蛋50g、芹菜50g、柿子椒50g、花生油2g、糖5g、咸菜3g、酱油1 g。

午餐：

红烧鸡块香菇、肉丝小白菜豆干、素炒圆白菜、米饭、馒头、冬瓜汤。

用料：

鸡 95g、香菇 4g、猪肉 15g、小白菜 217g、豆干 7g、圆白菜 90g、冬瓜 30g、面 50g，米饭 50g、花生油 19g、盐 2.8g、淀粉 2.4g、姜 2g、酱油 2.3g、葱 2.5g。

晚餐：

红烧牛肉土豆、肉片焖扁豆、素炒空心菜、绿豆小米粥、馒头。

用料：

牛肉 100g、土豆 60g、猪肉 15g、扁豆 15g、空心菜 95g、绿豆 10g、小米 15g、面 75g、花生油 19g、盐 2.8g、酱油 2.3g、姜 2g、淀粉 2.4g、葱 2.5g。

膳食结构：

谷类 310g，豆制品 7g，干豆类 10g，坚果类 20g，肉类 135g，鸡鸭鱼虾 95g，蛋类 50g，蔬菜 616g，菌类 4g，油脂 40g，其他 32g。

营素养及能量：

蛋白质 117g，脂肪 85.1g、碳水化合物 301g，纤维 20.6g，热量 2437.9 千卡。

矿物质：

钾 2450mg，钠 6530mg，钙 1174mg，镁 413mg，磷 1322mg，锌 13.5mg，铜 1.6mg，铁 24.6mg，锰 3.8mg，铝 23.2mg，硒 108μg，钴 23.9μg，铬 156μg，钼 321.6μg，镍 257μg。

丙：

早餐：

八宝粥、大米粥、肉丁包、芹菜柿子椒、鸡蛋一个、咸菜。

用料：

糯米 25g、枣 6g、核桃 5g、花生 15g、大米 20g、猪肉 5g、面 75g，鸡蛋 50g、芹菜 50g、柿子椒 50g、花生油 2g、糖 5g、咸菜 3g、酱油 1g。

午餐：

炒面肉丝香肠黄瓜、火腿冬瓜、素炒圆白菜豆干、米饭、馒头、冬瓜汤。

用料：

面 100g、香肠 15g、黄瓜 75g、猪肉 35g、火腿 15g、豆干 7g、冬瓜 144g、圆白菜 90g、米饭 50g、花生油 19g、盐 3.8g、酱油 2.3g、姜 2g、淀粉 2.4g、葱 2.5g。

晚餐：

红烧鳕鱼、素炒空心菜、绿豆小米粥、馒头、肉末芹菜。

用料：

鲤鱼 100g、猪肉 15g，芹菜 133g、空心菜 95g、面 75g、绿豆 10g、小米 15g、花生油 19g、盐 2.8g、酱油 2.3g、姜 2g、淀粉 2.4g、葱 2.5g。

膳食结构：

谷类 310g，豆制品 7g，豆类 10g，坚果类 20g，肉类 85g，鸡鸭鱼虾 100g，蛋类 50g，蔬菜 646g，油脂 40g，其他 32g。

营养素及能量：

蛋白质 105.2g，脂肪 81.0g，碳水化合物 276.3g，纤维 22.6g，热量 2255 千卡。

矿物质：

钾 2840mg，钠 6420mg，钙 957mg，镁 410mg，磷 1008mg，锌 9.2mg，铜 1.4mg，铁 21.2mg，锰 3.2mg，铝 13.6mg，硒 136μg，钴 17.1μg，铬 92.3μg，钼 305.7μg，镍 129μg。

丁：

早餐：

八宝粥、大米粥、肉丁包、芹菜柿子椒、鸡蛋一个、咸菜。

用料：

糯米 25g、枣 6g、核桃 5g、花生 15g、大米 20g、猪肉 5g、面 75g、鸡蛋 50g、芹菜 50g、柿子椒 50g、花生油 2g、糖 5g、咸菜 3g、酱油 1g。

午餐：

炒面肉丝香肠黄瓜、火腿冬瓜、素炒圆白菜豆干、米饭、馒头、冬瓜汤。

用料：

面 50g、香肠 15g、黄瓜 75g、猪肉 35g、火腿 15g、豆干 7g、冬瓜 144g、圆白菜 90g、米 50g、花生油 19g、盐 3.8g、酱油 2.3g、淀粉 2.4g、姜 2g、葱 2.5g。

晚餐：

红烧牛肉土豆、肉片焖扁豆、素炒空心菜、绿豆小米粥、馒头。

用料：

牛肉 100g、土豆 60g、猪肉 15g、扁豆 15g、空心菜 95g、绿豆 10g、小米 15g、面 75g、花生油 19g、盐 3.8g、酱油 2.3g，淀粉 2.4g、姜 2g、葱 2.5g。

膳食结构：

谷类 310g，豆制品 7g，肉类 185g，蛋类 50g，豆类 10g，坚果类 20g，蔬菜 588g，油脂 40g，其他 32g。

营养素及能量：

蛋白质 109.6g，脂肪 87.0g，碳水化合物 291.5g. 纤维 28.1g，热量 2387.4 千卡。

矿物质：

钾 2870mg，钠 6718mg，钙 716mg，镁 373mg，磷 1029mg，锌 11.6mg，铜 1.46mg，铁 22.4mg，锰 4.0mg，铝 11.2mg，硒 123μg，钴 143μg，铬 168μg，钼 298.9μg，镍 183μg。

**膳食谱二：**

甲：

早餐：

豆浆、大米粥、蛋糕、馒头、鸡蛋一个、火腿、冬瓜、圆白菜粉丝、酱豆腐。

用料：

豆浆 200g、大米 25g、面 50g、糖 20g、鸡蛋 50g、圆白菜 50g、冬瓜 100g、粉丝 5g、火腿 50g、酱

豆腐 5g、花生油 6g、酱油 1g。

午餐：

三鲜海参、肉丝苦瓜、素烧豆腐、海带汤、小窝头、米饭。

用料：

梅参 65g、火腿 15g、冬笋 27g、猪肉 15g、苦瓜 87g、海带（干）2g、干玉米面 25g、大米 100g、豆腐 150g，花生油 18g，盐 3.8g、淀粉 2.4g、姜 2g、酱油 2.3g、葱 2.5g。

晚餐：

肉丝香菇面、炒小白菜、玉米面饼、绿豆粥、馒头。

用料：

猪肉 65g、香菇 3g、小白菜 102g、玉米面 25g、绿豆 4g、花生油 18g、盐 3.5g、酱油 2.3g、葱 2.5g、淀粉 2.4g、姜 2g、大米 25g、面 50g。

膳食结构：

谷类 300g，豆制品 89g，肉类 145g，鸡鸭鱼虾 65g，蛋类 50g，蔬菜 375g，豆类 4g，藻类（干）2g，菌类 3g，油脂 42g，其他 43g。

营养素及能量：

蛋白质 100.6g，脂肪 40.39g，碳水化合物 286.8g，纤维 8.8g，热量 1913.11 千卡。

矿物质：

钾 1670mg，钠 6770mg、钙 759mg，镁 357mg，磷 925mg，锌 10.82mg，铜 1.4mg，铁 27.0mg，锰 3.0mg，铝 16.1mg，硒 110μg，钴 14.8μg，铬 44.1μg，钼 155.0μg，镍 162μg。

乙：

早餐：

豆浆、大米粥、蛋糕、馒头、鸡蛋一个、火腿、冬瓜、圆白菜粉丝、酱豆腐。

用料：

豆浆 200g、大米 25g、面 40g、糖 20g、鸡蛋 50g、圆白菜 50g、冬瓜 100g、粉丝 5g、火腿 50g，酱豆腐 5g、花生油 6g、酱油 1g。

午餐：

三鲜海参、肉丝苦瓜、素烧豆腐、海带汤、小窝头、米饭。

用料：

海参 65g、火腿 15g、冬笋 27g、猪肉 15g、苦瓜 87g、海带（干）2g、玉米面 25g、大米 100g、豆腐 150g、花生油 18g、盐 3.8g、淀粉 2.4g、姜 2g、酱油 2.3g、葱 2.5g。

晚餐：

柿子椒、肉丝鲜豇豆、炒小白菜、玉米面饼、大米绿豆粥、馒头。

用料：

猪肉 65g、柿子椒 80g、猪肉 15g、鲜豇豆 16g、小白菜 102g、玉米面 25g、绿豆 4g、花生油 18g、盐 3.8g、酱油 2.2g、淀粉 2.4g、姜 2g、葱 2.5g、大米 25g、面 50g。

膳食结构：

谷类290g,豆制品80g,肉类160g,鸡鸭鱼虾65g,蛋类50g,干豆类4g,蔬菜471g,藻类(干)2g,油脂42g,其他27g。

营养素及能量:

蛋白质106.0g,脂肪49.77g,碳水化合物264.8g,纤维10.8g,热量1931.13千卡。

矿物质:

钾1970mg,钠5880mg,钙902mg,镁394mg,磷862mg,锌11.5mg,铜1.4mg,铁27.7mg,锰2.8mg,铝21.3mg,硒6401μg,钴15.7μg,铬54.2μg,钼218.8μg,镍165μg。

丙:

早餐:

豆腐脑、蒸火腿、大米粥、小火烧、肉末雪里蕻、拌圆白菜胡萝卜、鸡蛋一个、馒头。

用料:

豆腐脑200g、火腿25g、大米22g、面75g、猪肉7g、雪里蕻4g、花生油2g、鸡蛋50g、胡萝卜20g、圆白菜40g。

午餐:

北京包子、素炒圆白菜、酸辣汤。

用料:

猪肉20g、大白菜137g、面100g、圆白菜110g、葱6g、酱油6g、香油5g、盐5g、木耳2g、黄花2g、鸡蛋38g、花生油19g、淀粉8g、姜2g。

晚餐:

清炖鸡、肉末芹菜、素炒油菜、葱花卷、小米绿豆粥、米饭、馒头。

用料:

鸡肉99g、猪肉15g、芹菜125g、油菜136g、大米50g、面25g、小米17g、绿豆7g、香油1.5g、花生油19g、酱油2.7g、盐4g、鸡蛋50g、淀粉2.4g、葱5g、姜2g。

膳食结构:

谷类289g,豆制品50g,干豆类7g,肉类77g,蛋类93g,鸡鸭鱼虾99g,蔬菜583g,菌类2g,油脂40g,其他34.1g。

营养素及能量:

蛋白质113.9g,脂肪56.35g,碳水化合物260g,纤维10.3g,热量2002.75千卡。

矿物质:

钾2110mg,钠8160mg,钙1435mg,镁303mg,磷1380mg,锌16.5mg,铜1.4mg,铁26.1mg,锰4.2mg,铝25.7mg,硒105.2μg,钴13.9μg铬92.7μg,钼159μg,镍107.7μg。

丁:

早餐:

豆腐脑、蒸火腿、大米粥、小火烧、肉末雪里蕻、拌圆白菜胡萝卜、鸡蛋一个、馒头。

用料:

豆腐脑200g、火腿25g、大米22g、面75g、猪肉7g、雪里蕻4g、花生油2g、鸡蛋50g、胡萝卜

20g、圆白菜40g。

午餐：

北京包子、素炒圆白菜、酸辣汤。

用料：

猪肉30g、大白菜137g、面100g、圆白菜110g、葱6g、酱油6g、香油5g、盐5g、木耳2g、黄花2g、鸡蛋38g、花生油19g、淀粉8g、姜2g。

晚餐：

盐爆里脊、肉丝柿子椒、素炒油菜、葱花卷、小米绿豆粥、米饭、馒头。

用料：

猪肉50g、黄瓜25g、胡萝卜8g、猪肉15g、柿子椒63g、油菜136g、面25g、大米50g、小米17g、绿豆7g、香油1.5g、花生油19g、葱6g、酱油2.7g、淀粉2.5g、姜2g、盐4g。

膳食结构：

谷类289g，豆制品50g，瘦肉127g，蛋类88g，豆类7g，蔬菜555g，菌类2g，油脂46.5g，其他34.1g。

营养素及能量：

蛋白质116.0g，脂肪76.94g，碳水化合物257g，纤维8.7g，热量2184.46千卡。

矿物质：

钾1610mg，钠5800mg，钙945mg，镁303mg，磷909mg，锌7.9mg，铜1.2mg，铁22.3mg，锰3.4mg，铝29.2mg，硒118.7μg，钴15.7μg，铬133.5μg，钼134.5μg，镍118.7μg。

**膳食谱三：**

甲：

早餐：

豆浆、大米粥、豆沙酥皮点心、蒸泥肠、拌菠菜粉、胡萝卜芹菜黄豆、鸡蛋一个、馒头。

用料：

豆浆200g、大米28g、糖5g、面26g、红豆10g、大油5g、花生油2g、菠菜25g、粉丝5g、泥肠25g、胡萝卜12g、芹菜16g、黄豆9g、鸡蛋50g、面25g。

午餐：

红烧猪蹄、肉丝豆芽青蒜、素炒圆白菜、虾皮菠菜汤、米饭、馒头。

用料：

猪蹄83g、猪肉15g、绿豆芽150g、青蒜11g、圆白菜124g、虾皮1g、菠菜7g、大米50g、面50g、香油1.5g、花生油18g、酱油2.7g、鸡蛋4g、淀粉2.4g、盐3.8g、葱5g、姜2g。

晚餐：

虾仁豌豆面、素烧豆腐、玉米面粥、摊酸奶饼。

用料：

虾仁25g、豌豆36g、西红柿65g、面100g、豆腐150g、玉米面23g、糖7g、面10g、酸奶13g、鸡

蛋 9g、香油 1.5g、花生油 18g、酱油 2.7g、盐 3.8g、淀粉 2.4g、葱 5g、姜 2g。

膳食结构：

谷类 281g，豆制品 75g，豆类 19g，肉类 123g，鸡鸭鱼虾 25g，奶类 13g，蛋类 58g，蔬菜 460g，油脂 46g，其他 34.8g。

营养素及能量：

蛋白质 108.5g，脂肪 55.16g，碳水化合物 267.6g，纤维 10.9g，热量 2000.04 千卡。

矿物质：

钾 1490mg，钠 5620mg，钙 1186mg，镁 330mg，磷 1329mg，锌 8.7mg，铜 1.3mg，铁 23mg，锰 4.1mg，铝 17.1mg，硒 106.2μg，钴 12.4μg，铬 62.32μg，钼 209.6μg，镍 210μg。

乙：

早餐：

豆浆、大米粥、豆沙酥皮点心、蒸泥肠、拌菠菜粉、胡萝卜芹菜黄豆、鸡蛋一个、馒头。

用料：

豆浆 200g、糖 5g、大米 22g、面 26g、红豆 10g、大油 5g、花生油 2g、菠菜 25g、粉丝 5g、泥肠 25g、胡萝卜 12g、芹菜 16g、黄豆 9g、鸡蛋 50g、面 25g。

午餐：

红烧猪蹄、肉丝豆芽青蒜、素炒圆白菜、虾皮菠菜肠、米饭、馒头。

用料：

猪蹄 83g、猪肉 15g、绿豆芽 150g、青蒜 11g、圆白菜 124g、虾皮 1g、菠菜 7g、大米 50g、面 50g、香油 1.5g、花生油 18g、酱油 2.7g、鸡蛋 4g、淀粉 2.4g、盐 3.8g、葱 5g、姜 2g。

晚餐：

烩蛋饺、肉丝菠菜粉、素烧豆腐、玉米面粥、摊酸奶饼、米饭。

用料：

鸡蛋 50g、猪肉 40g、菠菜 142g、粉丝 20g、豆腐 150g、玉米面 23g、面 10g、糖 7.5g、酸奶 13g、大米 50g、花生油 18g、香油 1.5g、酱油 2.7g. 淀粉 2.4g、葱 5g、姜 2g、盐 4.5g。

膳食结构：

谷类 256g，豆制品 75g，豆类 19g，肉类 178g，鸡鸭鱼虾 1g，奶类 13g，蛋类 104g，蔬菜 501g，油脂 46g，其他 58.5g。

营养素及能量：

蛋白质 120.6g，脂肪 93.61g，碳水化合物 255.2g，纤维 12.8g，热量 2345.69 千卡。

矿物质：

钾 1860mg，钠 7000mg，钙 1253mg，镁 398mg，磷 1545mg，锌 9.3mg，铜 1.6mg，铁 26.3mg，锰 4.0mg，铝 28.4mg，硒 95.8μg，钴 14.4μg，铬 g5.8μg，钼 204.4μg，镍 201.5μg。

丙：

早餐：

豆浆、大米粥、豆沙酥皮点心、蒸泥肠、拌菠菜粉、胡萝卜芹菜黄豆、鸡蛋一个。

用料:

豆浆200g、大米22g、面25g、大油58g、花生油22g、菠菜25g、粉丝5g、泥肠25g、胡萝卜12g、芹菜16g、黄豆9g、鸡蛋50g。

午餐:

肉丝蒜薹、肉丝魔芋丝、素炒圆白菜、虾皮菠菜汤、米饭、馒头。

用料:

猪肉40g、蒜薹75g、猪肉15g、魔芋120g、圆白菜124g、虾皮1g、菠菜7g、大米50g、面50g、香油1.5g、花生油18g、酱油2.7g、淀粉2.4g、鸡蛋4g、盐3.8g、葱5g、姜2g。

晚餐:

虾仁豌豆面、素烧豆腐、玉米面粥、摊酸奶饼。

用料:

虾仁25g、豌豆36g、西红柿65g、面100g、豆腐150g、玉米面23g、糖7.5g、面10g、酸奶13g、鸡蛋9g、香油1.5g、花生油18g、酱油2.7g,盐3.8g、淀粉2.4g、葱5g、姜2g。

膳食结构:

谷类280g,豆制品75g,豆类9g,肉类80g,鸡鸭鱼虾26g、奶类13g,蛋类63g,蔬菜494g,油脂46g,其他30.3g。

营养素及能量:

蛋白质86.8g,脂肪58.88g,碳水化合物269.8g,纤维11.4g,热量1956.32千卡。

矿物质:

钾1680mg,钠5550mg,钙679mg,镁359mg,磷1195mg,锌8.2mg,铜1.5mg,铁21.4mg,锰2.5mg,铝18.7mg,硒98.5μg,钴14.7μg,铬54.7μg,钼216.3μg,镍183.9μg。

丁:

早餐:

豆浆、大米粥、豆沙酥皮点心、蒸泥肠、拌菠菜粉、胡萝卜芹菜黄豆、鸡蛋一个。

用料:

豆浆200g、大米22g、面25g、红豆10g、糖5g、大油5g、花生油2g、菠菜25g、粉丝5g、泥肠25g、胡萝卜12g、芹菜16g、黄豆9g、鸡蛋50g。

午餐:

肉丝蒜薹、肉丝魔芋丝、素炒圆白菜、虾皮菠菜汤、米饭、馒头。

用料:

猪肉40g、蒜薹75g、猪肉15g、魔芋120g、圆白菜124g、虾皮1g、菠菜7g、大米50g、面50g、香油1.5g、花生油18g、酱油2.7g、淀粉2.4g、鸡蛋4g、盐2.8g、葱5g、姜2g。

晚餐:

烩蛋饺、肉丝菠菜粉、素烧豆腐、玉米面粥、摊酸奶饼、米饭。

用料:

鸡蛋50g、猪肉40g、猪肉15g、菠菜142g、粉丝30g、豆腐150g、玉米面23g、面10g、糖7.5g、

酸奶 13g、大米 50g、花生油 18g、香油 1.5g、酱油 2.7g、淀粉 2.4g、葱 5g、姜 2g、盐 4.5g。

膳食结构：

谷类 230g，豆制品 75g，豆类 9g，肉类 135g，鸡鸭鱼虾 51g，奶类 13g，蛋类 104g，蔬菜 535g，油脂 46g，其他 39g。

营养素及能量：

蛋白质 103.1g，脂肪 79.96g，碳水化合物 254.3g，纤维 11.7g，热量 2149.24 千卡。

矿物质：

钾 1780mg，钠 6550mg，钙 739mg，镁 535mg，磷 1337mg，锌 16.2mg，铜 1.8mg，铁 23.6mg，锰 6.4mg，铝 27.8mg，硒 98.2μg，钴 14.4μg，铬 74.8μg，钼 209μg，镍 177.7μg。

**膳食谱四：**

甲：

早餐：

大米粥、肉丝面条、炸虾片、果酱排、鸡蛋一个、素炒油菜、胡萝卜豆芽。

用料：

大米 25g、猪肉 5g、面 80g、虾片 3g、糖 5g、苹果酱 10g、花生油 5g、胡萝卜 9g、绿豆芽 45g、油菜 65g、鸡蛋 50g。

午餐：

煎熏带鱼、牛肉丝葱头、素炒大白菜、肉丸菠菜汤、米饭、馒头。

用料：

带鱼 100g、牛肉 15g、葱头 122g、大白菜 132g、猪肉 5g、萤菜 11g、大米 50g、面 50g、香油 1.5g、花生油 18g，酱油 2.7g、鸡蛋 4g、淀粉 2.4g、盐 3.8g、葱 5g、姜 2g。

晚餐：

砂锅肉丸香菇粉、肉丝土豆丝、素炒芹菜白干、小米粥、果酱包、米饭、馒头。

用料：

猪肉 40g、香菇 5g、粉丝 10g、白菜 78g、猪肉 15g、土豆 100g、芹菜 75g、白干 25g、胡萝卜 22g、小米 23g、面 25g、大米 50g、果酱 7g、香油 1.5g、花生油 18g、酱油 2.7g、鸡蛋 4g、淀粉 2.4g、盐 3.8g、葱 5g、姜 2g。

膳食结构：

谷类 303g，豆制品 25g，肉类 80g，鸡鸭鱼虾 100g，蛋类 38g、蔬菜 673g，菌类 5g，油脂 44g、其他 42.8g。

营养素及能量：

蛋白质 88.61g，脂肪 52.05g，碳水化合物 297.5g，纤维 9.0g，热量 2012.89 千卡。

矿物质：

钾 1590mg，钠 7580mg，钙 608mg，镁 351mg，磷 1034mg、锌 9.9mg，铜 1.2mg，铁 17mg，锰 3.6mg，铝 20.7mg，硒 125.9μg，钴 12.7μg，铬 70.2ug，钼 200.2μg，镍 133.2μg。

乙：

早餐：

大米粥、肉丝面条、炸虾片、果酱排、鸡蛋一个、素炒油菜、胡萝卜豆芽。

用料：

大米 25g、猪肉 5g、面 80g、虾片 3g、糖 5g、苹果酱 l0g、花生油 5g、胡萝卜 9g、绿豆芽 45g、油菜 65g、鸡蛋 50g。

午餐：

煎熏带鱼、牛肉丝葱头、素炒大白菜、肉丸菠菜汤、米饭、馒头。

用料：

带鱼 100g、牛肉 15g、葱头 122g、大白菜 132g、猪肉 5g、菠菜 11g、大米 50g、面 50g,香油 1.5g、花生油 18g、酱油 2.7g、鸡蛋 4g、淀粉 2.4g、盐 3.9g、葱 5g、姜 2g。

晚餐：

肉片鲜蘑油菜、肉末胡萝卜、素炒芹菜白干、小米粥、果酱包、米饭、馒头。

用料：

猪肉 40g、鲜蘑 24g、油菜 108g、猪肉 15g、胡萝卜 162g、芹菜 75g、白干 25g、胡萝卜 22g、小米 23g、大米 50g、果酱 7g、面 25g、香油 1.5g、花生油 18g、鸡蛋 4g、淀粉 2.4g、盐 2.8g、葱 5g、姜 2g。

膳食结构：

谷类 303g,豆制品 25g,肉类 80g,鸡鸭鱼虾 100g,蛋类 58g,蔬菜 765g,菌类 24g,油脂 44g,其他 42.8g。

营养素及能量：

蛋白质 86.91g,脂肪 42.34g,碳水化合物 278.2g,纤维 11.5g,热量 1841.5 千卡。

矿物质：

钾 1590mg,钠 6800mg,钙 681mg,镁 290mg,磷 1035mg,锌 8.3mg,铜 1.2mg,铁 14.7mg,锰 2.9mg,铝 12.4mg,硒 104.2μg,钴 10μg,铬 79.8μg,钼 168.3μg,镍 84.3μg。

丙：

早餐：

大米粥、肉丝面条、炸虾片、果酱排、鸡蛋一个、素炒油菜,胡萝卜豆芽。

用料：

大米 25g、猪肉 5g、面 80g、虾片 2g、糖 5g、苹果酱 10g、花生油 5g、胡萝卜 9g、绿豆芽 45g,油菜 65g、鸡蛋 50g。

午餐：

清炖排骨海带、肉片油菜、素炒大白菜、肉丸菠菜汤、米饭、馒头。

用料：

排骨 92g、海带(干)7g、猪肉 15g、油菜 136g、大白菜 132g,猪肉 5g、菠菜 11g、大米 50g、面 50g、香油 1.5g、花生油 18g、酱油 2.7g、鸡蛋 4g、淀粉 2.4g、盐 3.8g、葱 5g、姜 2g。

晚餐：

砂锅肉丸香菇粉、肉丝土豆丝、素炒芹菜白干、小米粥、果酱包、米饭、馒头。

用料：

猪肉40g、香菇5g、粉丝10g、白菜78g、猪肉15g、土豆100g、芹菜75g、白干25g、胡萝卜22g、小米23g、面25g、果酱7g、大米50g、香油1.5g、花生油18g、酱油2.7g、鸡蛋4g、淀粉2.4g、盐3.8g、葱5g、姜2g。

膳食结构：

谷类303g，豆制品25g，肉类172g，蛋类58g，蔬菜687g，菌类5g，藻类（干）7g，油脂44g，其他42.8g。

营养素及能量：

蛋白质77.73g，脂肪58.88g，碳水化合物239.8g，纤维12.9g，热量1800.04千卡。

矿物质：

钾1920mg，钠6810mg，钙846mg，镁354mg，磷939mg，锌12.6mg，铜1.1mg，铁20.3mg，锰4.8mg，铝26mg，硒50μg，钴16.5μg，铬55.7μg，钼150.9μg，镍98.8μg。

丁：

早餐：

大米粥、肉丝面条、炸虾片、果酱排、鸡蛋一个、素炒油菜、胡萝卜豆芽。

用料：

大米25g、猪肉5g、面80g、虾片3g、糖5g、苹果酱10g、花生油5g、胡萝卜9g、绿豆芽45g、油菜65g、鸡蛋50g。

午餐：

清炖排骨海带、肉片油菜、素炒大白菜、肉丸菠菜汤、米饭、馒头。

用料：

排骨92g、海带（干）7g、猪肉15g、油菜136g、大白菜132g猪肉5g、菠菜11g、大米50g、面50g、香油15g、花生油18g、酱油2.7g、鸡蛋4g、淀粉2.4g、盐3.8g、葱5g、姜2g。

晚餐：

肉片鲜蘑小油菜、肉末胡萝卜、素炒芹菜白干、小米粥、果酱包、米饭、馒头。

用料：

猪肉40g、鲜蘑24g、油菜108g、猪肉15g、胡萝卜162g、芹菜75g、白干25g、胡萝卜22g、小米23g、大米50g、果酱7g、面25g、香油1.5g、花生油18g、鸡蛋4g、淀粉2.4g、盐3.8g、葱5g、姜2g。

膳食结构：

谷类303g，豆制品25g，肉类172g，蛋类58g，蔬菜779g，菌类24g，藻类（干）7g，油脂44g，其他42.8g。

营养素及能量：

蛋白质81.25g，脂肪46.09g，碳水化合物277.7g，纤维10.2g，热量1850.61千卡。

矿物质：

钾1540mg，钠5560mg，钙792mg，镁468mg，磷910mg，锌13mg，铜1.2mg，铁20.4mg，锰5.8mg，铝20.7mg，硒81.5μg，钴12.3μg，铬121.1μg，钼169.5μg，镍88.5μg。

**膳食谱五：**

甲：

早餐：

八宝粥、大米粥、肉末卷龙、蒸泥肠、鸡蛋一个、拌鲜豇豆、牛奶、馒头。

用料：

大米53g、红豆10g、葡萄干5g、花生10g、红枣11g、白糖13g、果脯2g、核桃仁6g、牛奶20g、鸡蛋50g、鲜豇豆100g、香油2g，猪肉9g、葱4g、面55g、泥肠20g。

午餐：

扒笋鸡、肉片焖扁豆、素炒黄瓜、肉丝黄瓜汤、馒头。

用料：

鸡93g、猪肉20g、扁豆66g、黄瓜130g、猪肉3g、白干5g、黄瓜12g、香菇9g、面100g、淀粉2.4g、鸡蛋4g、糖1.5g、花生油16g、盐3.8g、葱5g、酱油2.3g，香油1.5g、姜2g。

晚餐：

清炖牛肉西红柿圆白菜、肉丝柿子椒、素炒鲜豇豆、糖发糕、二米粥、米饭。

用料：

牛肉150g、西红柿55g、圆白菜84g、猪肉40g、柿子椒38g、鲜豇豆95g、糖5.5g、面33g、大米100g、小米5g、淀粉2.4g、鸡蛋4g、花生油16g、香油1.5g、酱油2.3g、葱5g、姜2.5g、盐3.8g。

膳食结构：

谷类346g，豆制品5g，豆类10g，坚果类16g，肉类242g，鸡鸭鱼虾93g，奶类30g，蛋类58g，蔬菜599g，菌类9g，油脂37g，其他55g。

营养素及能量：

蛋白质109.5g，脂肪53.55g，碳水化合物332.8g，纤维9.3g，热能2251.15千卡。

矿物质：

钾2223mg，钠4353mg，钙664mg，镁338mg，锌11.91mg，铜1.78mg，铁9.44mg，锰3.18mg，铝35.35mg，硒75.5μg，钴80μg、铬71.1μg，钼329μg，镍147μg。

乙：

早餐：

八宝粥、大米粥、肉末卷龙、蒸泥肠、鸡蛋一个、拌鲜豇豆、牛奶、馒头。

用料：

大米53g、红豆10g、葡萄干5g、花生10g、红枣11g、白糖12g、果脯2g、核桃仁6g、牛奶30g、鸡蛋50g、鲜豇豆100g、猪肉9g、葱3g、面55g、泥肠20g。

午餐：

扒笋鸡、肉片焖扁豆、素炒黄瓜、肉丝黄瓜汤、馒头。

用料：

鸡 93g、猪肉 20g、扁豆 66g、黄瓜 130g、猪肉 3g、黄瓜 12g、白干 5g、香菇 9g、面 100g、淀粉 2.4g、鸡蛋 4g、糖 1.5g、花生油 16g、盐 3.8g、葱 5g、酱油 2.3g、香油 1.5g、姜 2g。

晚餐：

肉丝鲜蘑豌豆、肉末芹菜、素炒鲜豇豆、糖发糕、二米粥、米饭。

用料：

猪肉 40g、鲜蘑 60g、豌豆 56g、猪肉 20g、芹菜 50g、鲜豇豆 95g、糖 5.5g、面 33g、大米 73g、小米 14g、淀粉 2.4g、鸡蛋 4g、花生油 16g、香油 1.5g、酱油 2.3g、葱 5g、姜 2g、盐 3.8g。

膳食结构：

谷类 328g，豆制品 5g，坚果类 16g，豆类 10g，肉类 112g，鸡鸭鱼虾 93g，奶类 30g，蛋类 58g，蔬菜 526g，菌类 69g，油脂 35g，其他 55g。

营养素及能量：

蛋白质 98.32g，脂肪 57.80g，碳水化合物 320.9g，纤维 10.3g，热量 2197.08 千卡。

矿物质：

钾 1644mg，钠 3499mg，钙 592mg，镁 470mg，锌 10.74mg，铜 1.83mg，铁 10.57mg，锰 3.33mg，铝 34.00mg，硒 88.μg，钴 16.68μg，铬 80.22μg，钼 327μg，镍 220μg。

丙：

早餐：

八宝粥、大米粥、肉末卷龙、蒸泥肠、鸡蛋一个、拌鲜豇豆、牛奶、馒头。

用料：

大米 53g、红豆 10g、葡萄干 5g、花生 10g、红枣 11g、白糖 13g、果脯 2g、核桃仁 6g、牛奶 30g、鸡蛋 50g、鲜豇豆 50g、猪肉 7g、葱 3g、面 55g、泥肠 20g。

午餐：

熘肝尖黄瓜、海米冬瓜、素炒黄瓜、肉丝黄瓜香菜汤、馒头。

用料：

猪肝 50g、黄瓜 75g、海米 2.5g、冬瓜 100g、黄瓜 75g、猪肉 3g、黄瓜 12g、香菜 1g、面 100g、花生油 16g、酱油 2.3g、鸡蛋 4g、淀粉 2.4g、盐 3.8g、葱 5g、姜 2g、香油 1.5g、糖 1.5g。

晚餐：

炖牛肉西红柿圆白菜、肉丝柿子椒、素炒鲜豇豆、糖发糕、二米粥、米饭。

用料：

牛肉 150g、西红柿 55g、圆白菜 84g、猪肉 40g、柿子椒 38g、鲜豇豆 75g、糖 5.5g、面 33g、大米 100g、小米 15g、淀粉 2.4g、鸡蛋 4g、花生油 16g、香油 1.5g、酱油 2.3g、葱 5g、姜 2g、盐 3.8g。

膳食结构：

谷类 356g，坚果类 16g，豆类 10g，肉类 220g，肝脏 50g，鸡鸭鱼虾 2.5g，奶类 20g，蛋类 8g，蔬菜 582g，油脂 25g，其他 55g。

营养素及能量：

蛋白质 96.93g，脂肪 47.47g，碳水化合物 330.8g，纤维 8.4g，能量 2138.15 千卡。

矿物质：

钾 1601mg，钠 4052mg，钙 649mg，镁 340mg，锌 12.52mg，铜 1.78mg，铁 9.44mg，锰 3.18mg，铝 35.35mg，硒 94.9μg，钴 15.12μg，铬 79.50μg，钼 408μg，镍 141μg。

丁：

早餐：

八宝粥、大米粥、肉末卷龙、蒸泥肠、鸡蛋一个、拌鲜豇豆、牛奶、馒头。

用料：

大米 53g、红豆 10g、葡萄干 58g、花生 10g、红枣 11g、白糖 13g、果脯 2g、核桃仁 6g、牛奶 30g、鸡蛋 50g、鲜豇豆 50g、猪肉 78g、葱 3g、面 55g、泥肠 20g。

午餐：

熘肝尖黄瓜、海米冬瓜、素炒黄瓜、肉丝黄瓜香菜汤、馒头。

用料：

猪肝 50g、黄瓜 75g、海米 2.5g、冬瓜 100g、黄瓜 75g、猪肉 3g、黄瓜 12g、香菜 1g、面 100g、花生油 16g、酱油 2.3g、鸡蛋 4g、淀粉 2.4g、盐 3.8g、葱 5g、姜 2g、香油 1.5g、糖 1.5g。

晚餐：

肉丝鲜蘑豌豆、肉末芹菜、素炒鲜豇豆、糖发糕、二米粥、米饭。

用料：

猪肉 40g、鲜蘑 60g、豌豆 56g、猪肉 20g、芹菜 50g、鲜豇豆 100g、糖 5.5g、面 33g、大米 73g、小米 4g、淀粉 2.4g、鸡蛋 4g、花生油 16g、香油 1.5g、酱油 2.3g、葱 5g、姜 2g、盐 3.8g。

膳食结构：

谷类 318g，坚果类 16g，豆类 10g，肉类 152g，肝脏 50g，鸡鸭鱼虾 2.5g，奶类 20g，蛋类 58g，蔬菜 536g，菌类 60g，油脂 35g，其他 55g。

营养素及能量：

蛋白质 76.24g，脂肪 51.30g，碳水化合物 315.1g，纤维 19g，热量 2027.06 千卡。

矿物质：

钾 1531mg，钠 3971mg，钙 560mg，镁 360mg，锌 11.24mg，铜 1.92mg，铁 24.20mg，锰 3.54mg，铝 34.90mg，硒 96.1μg，钴 16.25μg，铬 69.5μg，钼 399μg，镍 164μg。

**膳食谱六：**

甲：

早餐：

牛奶、大米粥、蛋糕、鸡蛋一个、熏干黄瓜、咸菜。

用料：

牛奶 100g、白糖 15g、鸡蛋 70g、大米 25g、面 50g、黄瓜 82g、熏干 26g、花生油 6g、咸菜 3g。

午餐：

清炒虾仁黄瓜、肉丝鲜豇豆、炒空心菜、冬瓜海米汤、小窝头、米饭、馒头。

用料：

虾仁50g、黄瓜66g、猪肉20g、鲜豇豆92g、空心菜60g、冬瓜16g、海米2g、香菜1g、大米58g、玉米面14g、面35g、淀粉2.4g、鸡蛋4g、花生油16g、香油1.5g、盐2.8g、酱油2.3g、葱5g、姜2g、糖1.5g。

晚餐：

小馄饨、素炒扁豆、二米粥、果酱包。

用料：

猪肉50g、面90g、紫菜5g、扁豆76g、面22g、果酱4g、小米15g、大米5g，淀粉2.4g、鸡蛋4g、花生油16g、香油1.5g、盐3.8g、酱油2.3g、葱5g、姜2g、糖1.2g、虾皮5g。

膳食结构：

谷类327g，豆制品26g，肉类70g，鸡鸭鱼虾57g，奶类100g，蛋类78g，蔬菜407g，藻类5g，油脂41g，其他42g。

营养素及能量：

蛋白质73.35g，脂肪46.92g，碳水化合物295.2g，纤维5.3g，热量l896.48千卡。

矿物质：

钾1313mg，钠4131mg，钙900mg，镁369mg，锌8.52mg，铜1.21mg，铁11.1mg，锰2.81mg，铝31.04mg、硒86.1μg，钴16.04μg、铬72.76μg，钼295ug，镍104μg。

乙：

早餐：

牛奶、大米粥、蛋糕、鸡蛋一个、熏干黄瓜、咸菜。

用料：

牛奶100g、白糖15g、鸡蛋70g、大米25g、面50g、黄瓜82g、熏干26g、花生油6g、咸菜2g。

午餐：

清炒虾仁黄瓜、肉丝鲜豇豆、炒空心菜、冬瓜海米汤、小窝头、米饭、馒头。

用料：

虾仁50g、黄瓜66g、猪肉20g、鲜豇豆92g、空心菜60g、冬瓜16g、海米2g、香菜1g、大米58g、玉米面14g、面35g、淀粉2.4g、鸡蛋4g、花生油16g、香油1.5g、盐3.8g、酱油2.3g、葱5g、姜2g、糖5g。

晚餐：

拼盘、肉片炒茄子、素炒扁豆、二米粥、果酱包、米饭、馒头。

用料：

酱牛肉50g、松花蛋30g、黄瓜27g、猪肉20g、茄子84g、扁豆76g、面32g、大米58g、小米15g、果酱4g、淀粉2.4g、鸡蛋4g、花生油16g、香油1.5g、盐3.8g、酱油2.3g、葱5g、姜2g、糖1.5g。

膳食结构：

谷类287g,豆制品26g,肉类90g,鸡鸭鱼虾53g,奶类190g,蛋类108g,蔬菜51g,油脂41g,其他42g。

营养素及能量:

蛋白质96.49g,脂肪70.74g,碳水化物229.8g,纤维6.5g,热量1941.82千卡。

矿物质:

钾1538mg,钠4113mg,钙827mg,镁396mg,锌10.74mg,铜1.80mg,铁9.90mg,锰3.87mg,铝29.53mg,硒81.6μg;钴12.41μg,铬77.44μg、钼272μg,镍111μg。

丙:

早餐:

牛奶、大米粥、蛋糕、鸡蛋一个、熏干黄瓜、咸菜。

用料:

牛奶100g、白糖15g、鸡蛋70g、大米25g、面50g、黄瓜82g、熏干26g、花生油6g、咸菜3g。

午餐:

粉蒸肉、肉丝苦瓜小椒、炒空心菜、冬瓜海米汤、小窝头、米饭、馒头。

用料:

猪肉71g、米粉25g、苦瓜75g、小椒10g、空心菜60g、冬瓜16g、海米2g、香菜1g、大米72g、面35g、玉米面14g、淀粉2.4g、鸡蛋4g、花生油16g、香油1.2g、盐3.8g、酱油2.2g、葱5g、姜2g、糖1.5g。

晚餐:

小馄饨、素炒扁豆、二米粥、果酱包。

用料:

猪肉50g、面50g、紫菜5g、扁豆76g、面32g、果酱4g、小米15g、大米8g、淀粉2.4g、鸡蛋4g、花生油16g、香油1.5g、盐3.8g、酱油2.3g、葱5g、姜2g、糖1.5g、虾皮5g。

膳食结构:

谷类327g,豆制品26g,肉类141g,鸡鸭鱼虾5g,奶类100g,蛋类78g,蔬菜334g,藻类5g,油脂41g,其他42g。

营养素及能量:

蛋白质76.76g,脂肪86.73g,碳水化合物307.8g,纤维14.9g,热量2318.81千卡。

矿物质:

钾1183mg,钠4035mg,钙670mg,镁346mg,锌9.08mg,铜1.61mg,铁11.97mg,锰3.89mg,铝31.11mg,硒55.0μg,钴10.57μg,铬57.01μg,钼175μg,,镍97.7μg。

丁:

早餐:

牛奶、大米粥、蛋糕、鸡蛋一个、熏干黄瓜、咸菜。

用料:

牛奶100g、白糖15g、鸡蛋70g、大米25g、面50g、黄瓜82g、熏干26g、花生油6g、咸菜3g。

午餐：

粉蒸肉、肉丝苦瓜小椒、炒空心菜、冬瓜海米汤、小窝头、米饭、馒头。

用料：

猪肉 71g、米粉 25g、苦瓜 75g、小椒 10g、空心菜 60g、冬瓜 16g、海米 2g、香菜 1g、大米 73g、面 35g、玉米面 14g、淀粉 2.4g、鸡蛋 4g、花生油 16g、香油 1.5g、盐 3.8g、酱油 2.3g、葱 5g、姜 2g、糖 1.5g。

晚餐：

拼盘、肉片炒茄子、素炒扁豆、二米粥、果酱包、米饭、馒头。

用料：

酱牛肉 50g、松花蛋 30g、黄瓜 27g、猪肉 20g、茄子 84g、扁豆 76g、面 32g、大米 58g、小米 15g、果酱 4g、淀粉 2.4g、鸡蛋 4g、花生油 16g、香油 1.5g、盐 3.8g、酱油 2.3g、葱 5g、姜 2g、糖 1.5g。

膳食结构：

谷类 327g，豆制品 26g，肉类 161g，奶类 100g，蛋类 108g，蔬菜 445g，油脂 41g，其他 42g。

营养素及能量：

蛋白质 95.68g，脂肪 60.32g，碳水化合物 283.9g，纤维 13.7g，热量 2061.2 千卡。

矿物质：

钾 1689mg，钠 5013mg，钙 703mg，镁 345mg，锌 10.44mg，铜 3.56mg，铁 18.76mg，锰 3.81mg，铝 30.53mg，硒 72.8μg，钴 10.44μg，铬 64.48μg，钼 166μg，镍 110μg。

**膳食谱七：**

甲：

早餐：

豆浆、牛奶、大米粥、蒸火腿、鸡蛋一个、炸油条、冬瓜、咸菜。

用料：

豆浆 200g、牛奶 50g、大米 25g、火腿 26g、鸡蛋 50g、面 50g、花生油 12g、糖 8g、咸菜 3g、冬瓜 75g。

午餐：

水饺、拌茄泥、汤。

用料：

猪肉 62g、西葫芦 175g、面 96g、葱 10g、茄子 105g、淀粉 2.4g、花生油 16g、葱 5g、香油 1.5g、酱油 2.3g、盐 3.8g、姜 5g、糖 15g。

晚餐：

红烧草鱼、肉片黄瓜木耳、粉丝、绿豆大米粥、枣合叶饼、米饭。

用料：

草鱼 100g、猪肉 20g、黄瓜 25g、木耳 2g、粉丝 23g、面 39g、枣 3g、大米 87g、绿豆 8g、淀粉 2.4g、

鸡蛋 4g、花生油 16g、香油 1.5g、盐 3.8g、酱油 2.3g、葱 5g、姜 2g、糖 1.5g。

膳食结构：

谷类 297g，豆制品 25g，肉类 108g，鸡鸭鱼虾 100g，奶类 50g，蛋类 54g，蔬菜 407g，菌类 2g，油脂 47g，其他 54g。

营养素及能量：

蛋白质 94.75g，脂肪 92.09g，碳水化合物 289.5g，纤维 6.0g，热量 2365.81 千卡。

矿物质：

钾 1617mg，钠 4979mg，钙 590mg，镁 280mg，锌 11.19mg，铜 4.59mg，铁 13.34mg，锰 3.19mg，铝 56m17mg，硒 106.3μg，钴 15.1μg，铬 79.50μg，钼 408μg，镍 141μg。

乙：

早餐：

豆浆、牛奶、大米粥、蒸火腿、鸡蛋一个、炸油条、冬瓜、咸菜。

用料：

豆浆 200g、牛奶 50g、大米 25g、火腿 26g、鸡蛋 50g、面 50g、花生油 12g、糖 8g、咸菜 3g、冬瓜 75g。

午餐：

水饺、拌茄泥、汤。

用料：

猪肉 62g、西葫芦 175g、面 96g、葱 10g、茄子 105g、淀粉 2.4g、花生油 16g、白干 15g、葱 5g、香油 1.5g、酱油 2.3g、盐 3.8g、姜 5g、糖 1.5g。

晚餐：

清炖鸡口蘑、肉丝柿子椒、粉丝、绿豆大米粥、枣合叶饼、米饭。

用料：

母鸡 90g、鲜蘑 38g、猪肉 20g、柿子椒 60g、粉丝 23g、面 39g、大米 87g、绿豆 8g、枣 3g、淀粉 2.4g、鸡蛋 4g、花生油 16g、香油 1.5g、酱油 2.3g、盐 3.8g、葱 5g、姜 2g、糖 1.5g。

膳食结构：

谷类 297g，豆制品 25g，肉类 108g，鸡鸭鱼虾 90g，奶类 50g，蛋类 54g，豆类 8g，蔬菜 442g，菌类 38g，油脂 47g，其他 54g。

营养素及能量：

蛋白质 98.95g，脂肪 79.87g. 碳水化物 291.3g，纤维 6.5g，热能 2279.83 千卡。

矿物质：

钾 1396mg，钠 4514mg，钙 635mg，镁 371mg，锌 9.98mg，铜 1.31mg，铁 14.56mg，锰 3.19mg，铝 62.32mg，硒 79.1μg，钴 14.99μg，铬 73.60μg，钼 164μg，镍 114μg。

丙：

早餐：

豆浆、牛奶、大米粥、蒸火腿、鸡蛋一个、炸油条、冬瓜、咸菜。

用料：

豆浆200g、牛奶50g、大米25g、火腿26g、鸡蛋50g、面50g、花生油12g、糖8g、咸菜3g、冬瓜75g。

午餐：

红烧排骨、肉片圆白菜、拌茄泥、米饭、馒头、汤。

用料：

排骨90g、猪肉20g、圆白菜140g、茄子105g、大米83g、面25g、淀粉2.4g、鸡蛋4g、花生油16g、酱油2.3g、盐3.8g、葱5g、姜2g、糖1.5g、香油1.5g。

晚餐：

红烧草鱼、肉片黄瓜木耳、粉丝、绿豆大米粥、枣合叶饼、米饭。

用料：

草鱼100g、猪肉20g、黄瓜25g、木耳2g、粉丝23g、面39g、枣3g、大米87g、绿豆8g、淀粉2.4g、鸡蛋4g、花生油16g、香油1.5g、盐3.8g、酱油2.3g、葱5g、姜2g、糖1.5g。

膳食结构：

谷类309g，豆制品25g，肉类156g，鸡鸭鱼虾100g、奶类50g，蛋类58g，浅色蔬菜359g，菌类2g，油脂47g，其他57g。

营养素及能量：

蛋白质103.8g，脂肪73.16g，碳水化合物338.5g，纤维14.6g，热量2427.64千卡。

矿物质：

钾1729mg，钠5306mg，钙834mg，镁373mg，锌12.39mg，铜1.29mg，铁15.90mg，锰3.63mg，铝56.07mg，硒76.5μg，钴11.43μg，铬69.34μg，钼175μg，镍115μg。

丁：

早餐：

豆浆、牛奶、大米粥、蒸火腿、鸡蛋一个、炸油条、冬瓜、咸菜。

用料：

豆浆200g、牛奶50g、大米25g、火腿26g、鸡蛋50g、面50g、花生油12g、糖8g、咸菜3g、冬瓜75g。

午餐：

红烧排骨、肉片圆白菜、拌茄泥、米饭、馒头、汤。

用料：

排骨90g、猪肉20g、圆白菜140g、茄子105g、大米83g、面25g、淀粉2.4g、鸡蛋4g、花生油1g、酱油2.3g、盐3.8g、葱5g、姜2g、糖1.5g、香油1.5g。

晚餐：

清炖鸡口蘑、肉丝柿子椒、粉丝、绿豆大米粥、枣合叶饼、米饭。

用料：

母鸡90g、鲜蘑38g、猪肉20g、柿子椒60g、粉丝23g、面39g、大米87g、绿豆8g、枣3g、淀粉2.4g、鸡蛋4g、花生油16g、香油1.5g、酱油2.3g、盐3 8g、葱5g、姜2g、糖1.5g。

膳食结构：

谷类309g，豆制品25g，肉类156g，鸡鸭鱼虾90g，奶类50g，蛋类58g，豆类8g，蔬菜394g，菌类38g，油脂47g，其他54g。

营养素及能量：

蛋白质105.3g，脂肪75.87g，碳水化合物339.5g，纤维14g，热量2462.03千卡。

矿物质：

钾1553mg，钠4517mg，钙551mg，镁246mg，锌13.53mg，铜1.38mg，铁15.93mg，锰3.62mg，铝61.37mg，硒83.7μg，钴12.07μg，铬78.30μg，钼184μg，镍116μg。

**膳食谱八：**

甲：

早餐：

牛奶、大米粥、肉丁包、鸡蛋一个、花生米黄瓜圆白菜、馒头。

用料：

牛奶200g、大米25g、猪肉8g、葱5g、香油2g、花生油8g、花生米21g、黄瓜10g，圆白菜113g、面59g、鸡蛋50g、糖1.5g、盐1g。

午餐：

红烧猪蹄、肉片扁豆、素炒胡萝卜、虾皮黄瓜汤、小窝头、米饭、馒头。

用料：

猪蹄44g、猪肉20g、扁豆81g、胡萝卜113g、虾皮2g、黄瓜13g、白干5g、面54g、玉米面15g、大米40g、淀粉24g、鸡蛋4g、花生油16g、香油1.5g、酱油2.3g、盐3.8g、糖1.5g、姜2g、葱5g。

晚餐：

担担面、素烧冬瓜、玉米面粥、葱花饼。

用料：

面77g、榨菜27g、猪肉40g、冬瓜131g、玉米面20g、面15g、葱3g、淀粉2.4g、鸡蛋4g、花生油16g、香油1.5g、酱油2.3g、盐3.8g、葱8g、糖1.5g、姜2g。

膳食结构：

谷类305g，豆制品5g，肉类112g，鸡鸭鱼虾2g，奶类200g，蛋类58g，坚果类21g，蔬菜486g，油脂45g，其他49.5g。

营养素及能量：

蛋白质103.2g，脂肪75.32g，碳水化合物291.2g，纤维13.6g，热量2255.48千卡。

矿物质：

钾1724mg，钠6928mg，钙968mg，镁336mg，锌11.07mg，铜1.5mg，铁18.16mg，锰3.29mg，铝35.53mg，硒68.1μg，钴11.81μg，铬57.10μg，钼305μg，镍85.6μg。

乙：

早餐：

牛奶、大米粥、肉丁包、鸡蛋一个、花生米黄瓜圆白菜、馒头。

用料：

牛奶200g、大米25g、猪肉8g、葱5g、香油2g、花生油8g、花生米21g、黄瓜10g、圆白菜113g、面59g、鸡蛋50g、糖1.5g、盐1g。

午餐：

红烧猪蹄、肉片扁豆、素炒胡萝卜、虾皮黄瓜汤、小窝头、米饭、馒头。

用料：

猪蹄45g、猪肉20g、扁豆81g、胡萝卜113g、虾皮2g、黄瓜13g、白干5g、面55g、玉米面15g、大米40g、淀粉2.4g、鸡蛋4g、花生油16、香油1.5g、酱油2.3g盐3.8g、糖1.5g、姜2g、葱5g。

晚餐：

煎牛肉饼葱头、肉片黄瓜、素烧冬瓜、玉米面粥、葱花饼。

用料：

牛肉65g、葱头10g、猪肉20g、黄瓜100g、冬瓜131g、玉米面20g、面57g、大米47g、淀粉2.4g、鸡蛋4g、花生油16g、香油1.5g、姜2g、酱油2.3g、糖1.5g、盐3.8g、葱8g。

膳食结构：

谷类318g，豆制品5g，肉类158g，鸡鸭鱼虾2g，奶类200g，蛋类58g，蔬菜593g，油脂45g，其他22.5g。

营养及能量：

蛋白质125.4g，脂肪80.15g，碳水化合物302.2g，纤维23.1g，热量2434.45千卡。

矿物质：

钾1913mg，钠6408mg，钙989mg，镁352mg，锌13.06mg，铜1.33mg，铁18.08mg，锰2.82mg，铝34.07mg，硒80.8μg，钴11.62μg，铬72.07μg，钼314μg，镍85.2μg。

丙：

早餐：

牛奶、大米粥、肉丁包、鸡蛋一个、花生米黄瓜圆白菜、馒头。

用料：

牛奶200g、大米25g、葱5g、香油2g、花生油8g、花生米21g、黄瓜10g、圆白菜113g、面59g、鸡蛋 30g、糖 1.5g、盐 1g。

午餐：

熘肉片黄瓜木耳、肉丝土豆丝、素炒胡萝卜、虾皮黄瓜汤、小窝头、米饭、馒头。

用料：

猪肉 40g、黄瓜 40g、木耳 5g、猪肉 20g、土豆 55g、胡萝卜 113g、虾皮 2g、黄瓜 13g、白干 5g、玉米面 15g、面 50g、大米 40g、淀粉 2.4g、鸡蛋 4g、花生油 16g、香油 1.5g、酱油 2.3g、盐 3.8g、葱 5g、姜 2.5g、糖 1.5g。

晚餐：

担担面、素烧冬瓜、玉米面粥、葱花饼。

用料：

面 77g、榨菜 27g、猪肉 40g、冬瓜 131g，玉米面 20g、面 15g、淀粉 2.4g、鸡蛋 4g、花生油 16g、香油 1.5g、酱油 2.3g、盐 3.8g，葱 8g、糖 1.5g、姜 2.5g。

膳食结构：

谷类 301g，豆制品 5g，鸡鸭鱼虾 2g，奶类 200g，蛋类 58g，蔬菜 501g，菌类 5g，油脂 45g，其他 49.5g。

营养素及能量：

蛋白质 87.42g，脂肪 68.31g，碳水化合物 292.7g，纤维 19.7g，热量 2135.27 千卡。

矿物质：

钾 1718mg，钠 5158mg，钙 785mg，镁 301mg，锌 10.94mg，铜 1.26mg，铁 16.65mg，锰 3.25mg，铝 35.05mg，硒 71.2μg，钴 13.66μg，铬 83.35μg，钼 236μg，镍 73.2μg。

丁：

早餐：

牛奶、大米粥、肉丁包、鸡蛋一个、花生米黄瓜圆白菜、馒头。

用料：

牛奶 200g、大米 25g、猪肉 8g、葱 5g、香油 2g、花生油 8g、花生米 21g、黄瓜 10g、圆白菜 113g、面 59g、鸡蛋 50g、糖 1.5g、盐 1g。

午餐：

熘肉片黄瓜木耳、肉丝土豆丝、素炒胡萝卜、虾皮黄瓜汤、小窝头、米饭、馒头。

用料：

猪肉 60g、黄瓜 40g、木耳 5g、土豆 55g、胡萝卜 113g、虾皮 2g、黄瓜 13g、白干 5g、玉米面 10g、面 50g、大米 40g、淀粉 2.4g、鸡蛋 4g、花生油 16g、香油 1.5g、酱油 2.3g、盐 3.8g、葱 5g、姜 2.5g、糖 1.5g。

晚餐：

煎牛肉饼葱头、肉片黄瓜、素烧冬瓜、玉米面粥、葱花饼。

用料：

牛肉 65g、葱头 10g、猪肉 20g、黄瓜 100g、冬瓜 131g、玉米面 20g、面 57g、大米 47g、淀粉 2.4g、鸡蛋 4g、花生油 16g、香油 1.5g、姜 2.5g、酱油 2.3g、糖 1.5g、盐 3.8g、葱 8g。

膳食结构：

谷类 308g，豆制品 5g，肉类 153g，鸡鸭鱼虾 2g，奶类 200g，蛋类 58g，坚果类 21g，蔬菜 608g，菌类 5g，油脂 45g，其他 22.5g。

营养素及能量：

蛋白质 92.72g，脂肪 61.41g，碳水化合物 299.3g，纤维 20.8g，热量 2120.77 千卡。

矿物质：

钾 2560mg，钠 5440mg，钙 1282mg，镁 427mg，锌 16 mg，铜 1.9mg，铁 19.7mg，锰 3.9mg，铝 44.4mg，硒 86.6μg，钴 19.2μg，铬 94.g，钼 381.1g，镍 117.3μg。

**膳食谱九：**

甲：

早餐：

牛奶、蒸茶肠、黄桥烧饼、鸡蛋一个、土豆丝胡萝卜丝、大米粥。

用料：

牛奶 100g、茶肠 22g、面 60g、鸡蛋 5g、香油 5g，土豆 25g、胡萝卜 25g、葱 5g、盐 1g、花生油 2g、大米 25g、糖 10g。

午餐：

天津包子、素炒鲜豇豆、西红柿蛋汤。

用料：

猪肉 46g、面 118g、葱 76g、鲜豇豆 71g、西红柿 25g、鸡蛋 10g、淀粉 2.4g、花生油 16g、香油 1.5g、酱油 2.3g、盐 3.8g、葱 5g、姜 2.5g、糖 1.5g。

晚餐：

红烧黄鱼、肉末豆腐、素炒西葫芦、绿豆大米粥、豆沙包、馒头、米饭。

用料：

黄鱼 100g、猪肉 20g、豆腐 100g、西葫芦 80g、绿豆 8g，红豆 10g、大米 70g、面 37g、淀粉 2.4g、鸡蛋 4g，花生油 16g、香油 1.5g、酱油 2.3g、盐 3.8g、葱 5g、姜 2.5g、糖 5g。

膳食结构：

谷类 310g，豆制品 33.3g，肉类 88g，鸡鸭鱼虾 100g，奶类 100g，豆类 18g，蛋类 54g，蔬菜 322g，油脂 42g，其他 34.5g。

营养素及能量：

蛋白质 106.5g，脂肪 59.87g，碳水化合物 299.1g，纤维 5.1g，热量 2161.23 千卡。

矿物质：

钾 2400mg，钠 6380mg，钙 1055mg，镁 419mg，锌 13.8mg，铜 3.1mg，铁 29.5mg，锰 4.7ug，铝 34.6mg，硒 165.4μg，钴 24.3μg，铬 125.3μg，钼 360.5μg，镍 275μg。

乙：

早餐：

牛奶、蒸茶肠、黄桥烧饼、鸡蛋一个、土豆丝胡萝卜丝、大米粥。

用料：

牛奶 100g、茶肠 22g、面 60g、鸡蛋 50g、大油 5g、土豆 25g、胡萝卜 25g、葱 5g、盐 1g、花生油 2g、大米 25g、糖 10g。

午餐：

天津包子、素炒鲜豇豆、西红柿蛋汤。

用料：

猪肉 46g、面 118g、葱 76g、鲜豇豆 71g、西红柿 25g、鸡蛋 11g、淀粉 2.4g、花生油 16g、香油 1.5g、酱油 2.3g、盐 3.8g、姜 2.5g、糖 1.5g。

晚餐：

白切鸡、虾皮圆白菜、素炒西葫芦、绿豆大米粥、豆沙包、米饭、馒头。

用料：

鸡 90g、虾皮 2g、圆白菜 100g、西葫芦 80g、绿豆 8g、红豆 10g、面 37g、大米 70g、淀粉 2.4g、鸡蛋 4g、花生油 16g、香油 1.5g、酱油 2.3g、盐 3.8g、葱 5g、姜 2.5g、糖 5g。

膳食结构：

谷类 310g，肉类 68g，鸡鸭鱼虾 92g，奶类 100g，蛋类 65g，豆类 18g，蔬菜 422g，油脂 42g，其他 34.5g。

营养素及能量：

蛋白质 103.5g，脂肪 91.28g，碳水化合物 299.3g，纤维 5.9g，热量 3432.72 千卡。

矿物质：

钾 2210mg，钠 5960mg，钙 1053mg，镁 393mg，锌 15.9mg，铜 2.3mg，铁 26.9mg，锰 4.2mg，铝 34.5mg，硒 119.9μg，钴 24.8μg，铬 119.9μg，钼 290.1μg，镍 237.4μg。

丙：

早餐：

牛奶、蒸茶肠、黄桥烧饼、鸡蛋一个、土豆丝、胡萝卜、大米粥。

用料：

牛奶 109g、茶肠 22g、面 60g、鸡蛋 50g、香油 5g、土豆 25g、胡萝卜 25g、葱 5g、盐 1g、花生油 2g、大米 25g、糖 10g。

午餐：

炖肉香菇、肉片西红柿茄子、素炒鲜豇豆、西红柿蛋汤、大米饭。

用料：

猪肉 125g、香菇 6g、猪肉 20g、西红柿 25g、茄子 130g、鲜豇豆 75g、西红柿 25g、鸡蛋 11g、大米 100g、淀粉 2.4g、花生油 16g、香油 1.5g、酱油 2.3g、盐 3.8g、葱 5g、姜 2 .5g、糖 11.5g。

晚餐：

红烧黄鱼、肉末豆腐、素炒西葫芦、绿豆大米粥、豆沙包、馒头、米饭。

用料：

黄鱼 100g、猪肉 20g、豆腐 100g、西葫芦 80g、绿豆 8g、红豆 10g、糖 5g、大米 70g、面 50g、淀粉 2.4g、鸡蛋 4g、花生油 16g、香油 1.5g、酱油 2.3g、盐 3.8g、葱 5g、姜 2.5g。

膳食结构：

谷类 305g，豆制品 33.3g，肉类 187g，鸡鸭鱼虾 100g，奶类 100g，蛋类 65g，豆类 18g，蔬菜 405g，菌类 6g，油脂 42g，其他 34.5g。

营养素及能量：

蛋白质 110.7g，脂肪 79.93g，碳水化合物 333.1g，纤维 10.8g，热量 2494.57 千卡。

矿物质：

钾 2400mg，钠 6740mg，钙 1049mg，镁 411mg，锌 15mg，铜 2.8mg，铁 30.3mg，锰 1.6mg，铝 38.9mg，硒 171.31μg，钴 26.9μg，铬 114.2μg，钼 324μg，镍 268.4μg。

丁：

早餐：

牛奶、蒸茶肠、黄桥烧饼、鸡蛋一个、土豆丝胡萝卜丝、大米粥。

用料：

牛奶 100g、茶肠 22g、面 60g、鸡蛋 50g、大油 5g、土豆 25g、胡萝卜 25g、葱 5g、盐 1g、花生油 2g、大米 25g、糖 10g。

午餐：

炖肉香菇、肉片西红柿茄子、素炒鲜豇豆、西红柿蛋汤、大米饭。

用料：

猪肉 145g、香菇 6g、西红柿 25g、茄子 130g、鲜豇豆 75g、鸡蛋 11g、大米 100g、淀粉 2.4g、花生油 16g、香油 1.5g、酱油 2.3g、盐 3.8g、葱 5g、姜 2.5g、糖 1.5g。

晚餐：

自切鸡、虾皮圆白菜、素炒西葫芦、绿豆大米粥、豆沙包、米饭、馒头。

用料：

鸡 90g、虾皮 2g、圆白菜 100g、西葫芦 80g、绿豆 8g、红豆 10g、糖 5g、面 50g、大米 70g、淀粉 2.4g、鸡蛋 4g、花生油 16g、香油 1.5g、酱油 2.3g、盐 3.8g、葱 5g、姜 2.5g。

膳食结构：

谷类 305g，肉类 167g，鸡鸭鱼虾 92g，奶类 100g，蛋类 65g，豆类 18g，蔬菜 505g，菌类 6g，油脂 42g，其他 34.5g。

营养素及能量：

蛋白质 110.7g，脂肪 76.96g，碳水化合物 292.6g，纤维 12.4g，热量 2303.04 千卡。

矿物质：

钾 2.060mg，钠 5340mg，钙 1275mg，镁 567mg，锌 14.3mg，铜 1.9mg，铁 23.3mg，锰 4.1mg，铝 40.3mg，硒 134.4μg，钴 22.4μg，铬 81.8μg，钼 303.2μg，镍 300.9μg。

**膳食谱十：**

甲：

早餐：

豆浆、牛奶、酱牛肉、大米粥、核桃酥、鸡蛋一个、黄瓜、豆腐。

用料：

豆浆 200g、牛奶 50g、酱牛肉 21g、大米 26g、面 61g、核桃 5g、鸡蛋 50g、糖 6g、黄瓜 52g、豆腐 30g、盐 1g、花生油 2g。

午餐：

清炒虾仁西红柿、肉丝黄瓜小椒、素炒圆白菜、刀削面西红柿汤、馒头、米饭。

用料：

虾仁 50g、西红柿 72g、猪肉 20g、苦瓜 50g、小椒 5g、圆白菜 48g、面 55g、大米 50g、淀粉 2.4g、鸡蛋 4g、花生油 16g、香油 1.5g、酱油 2.3g、盐 3.8g、葱 5g、姜 2.5g、糖 1.5g、西红柿 1.6g。

晚餐：

小烧肉面、素炒鲜豇豆、酸奶饼、玉米面粥。

用料：

猪肉 100g、面 95g、鲜豇豆 78g、酸奶 10g、糖 6.5g、鸡蛋 15g、玉米面 18g、淀粉 2.4g、花生油 16g、香油 1.5g、酱油 2.3g、盐 3.8g、葱 5g、姜 2.5g。

膳食结构：

谷类 305g、豆制品 35g，肉类 141g，鸡鸭鱼虾 50g，奶类 60g，蛋类 69g，坚果类 5g，蔬菜 336g，油脂 37g，其他 32g。

营养素及能量：

蛋白质 74.88g，脂肪 78.85g，碳水化合物 270.8g，纤维 2.6g，热量 1822.37 千卡。

矿物质：

钾 1630mg，钠 4770mg，钙 817mg，镁 381mg，锌 14 8mg，铜 1.35mg，铁 18.3mg，锰 3.4mg，铝 37.9mg，硒 88.7μg，钴 17.2μg，铬 60.8μg，钼 325.1μg，镍 134.89μg。

乙：

早餐：

豆浆、牛奶、酱牛肉、大米粥、核桃酥、鸡蛋一个、黄瓜豆腐。

用料：

豆浆 200g、牛奶 50g、酱牛肉 21g、大米 26g、面 51g、鸡蛋 20g、核桃 5g，糖 6g、黄瓜 52g、豆腐 30g、盐 1g、花生油 2g。

午餐：

清炒虾仁西红柿、肉丝苦瓜小椒、素炒圆白菜、刀削面西红柿汤、馒头、米饭。

用料：

虾仁 50g、西红柿 72g、猪肉 20g、苦瓜 50g、小椒 5g、圆白菜 48g、面 55g、大米 50g、淀粉 2.4g、鸡蛋 4g、花生油 16g、香油 1.5g、酱油 2.3g、盐 3.8g、葱 5g、姜 2g、糖 1.5g。

晚餐：

西红柿鸡蛋、肉片炒茄子、素炒鲜豇豆、酸奶饼、玉米面粥、米饭、馒头。

用料：

西红柿 120g、鸡蛋 100g、猪肉 20g、茄子 114g、鲜豇豆 78g、酸奶 10g、糖 6.5g、玉米面 18g、大米 32g、面 50g、淀粉 2.4g、花生油 16g、香油 1.5g、酱油 2.3g、盐 3.8g、葱 5g、姜 5g。

膳食结构：

谷类 292g，豆制品 35g，肉类 61g，鸡鸭鱼虾 50g，奶类 60g，蛋类 154g，坚果类 5g，蔬菜 452g，油脂 37g，其他 32g。

营养素及能量：

蛋白质 82.50g，脂肪 43.26g，碳水化合物 252.8g，纤维 4.0g，热量 1730.54 千卡。

矿物质：

钾 1750mg，钠 4840mg，钙 756mg，镁 337mg，锌 16.4mg，铜 1.4mg，铁 29.4mg，锰 3.6mg，铝 38.7mg，硒 87.7μg，钴 16.7μg，铬 68.5μg，钼 330.2μg，镍 156.2μg。

丙：

早餐：

豆浆、牛奶、酱牛肉、大米粥、核桃酥、鸡蛋一个、黄瓜豆腐。

用料：

豆浆 200g、牛奶 50g、酱牛肉 21g、大米 26g、面 61g、核桃 5g、鸡蛋 50g、糖 6g、黄瓜 52g、豆腐 30g、盐 1g、花生油 2g。

午餐：

蒸白菜肉卷、肉片扁豆、素炒圆白菜、刀削面西红柿汤、大米饭、馒头。

用料：

猪肉 50g、圆白菜 13g、猪肉 20g、扁豆 62g、圆白菜 48g、西红柿 16g、大米 50g、面 55g、淀粉 2.4g、鸡蛋 4g、花生油 16g、香油 1.5g、酱油 2.3g、盐 3.8g、葱 5g、姜 2.5g、糖 1.5g。

晚餐：

小烧肉面、素炒鲜豇豆、酸奶饼、玉米面粥。

用料：

猪肉100g、面95g、鲜豇豆78g、酸奶10g、糖6.5g、鸡蛋15g、玉米面18g、淀粉2.4g、花生油16g、香油1.5g、酱油2.3g、盐3.8g、葱5g、姜2.5g。

膳食结构：

谷类305g，豆制品35g，肉类191g，奶类60g，蛋类69g，坚果类5g，蔬菜289g，油脂37g，其他32g。

营养素及能量：

蛋白质80.30g，脂肪55.07g，碳水化合物271.2g，纤维12.6g，热量1901.63千卡。

矿物质：

钾2410mg，钠5390mg，钙989mg，镁434mg，锌16.5mg，铜16mg，铁25.8mg，锰3.9mg，铝41.1mg，硒87.4μg，钴17.8μg，铬84.7μg，钼457.9μg，镍161.2μg。

丁：

早餐：

豆浆、牛奶、酱牛肉、大米粥、核桃酥、鸡蛋一个、黄瓜豆腐。

用料：

豆浆200g、牛奶50g、酱牛肉21g、大米29g、面91g、鸡蛋50g、核桃5g、糖6g、黄瓜53g、豆腐30g、盐1g、花生油2g。

午餐：

蒸白菜肉卷、肉片扁豆、素炒圆白菜、刀削面、西红柿汤、大米饭、馒头。

用料：

猪肉50g、白菜18g、猪肉20g、扁豆62g、圆白菜48g、西红柿16g、大米50g、面55g、淀粉2.4g、鸡蛋4g、花生油16g、香油1.5g，酱油2.3g、盐3.8g、葱5g、姜2g、糖1.5g。

晚餐：

西红柿鸡蛋、肉片炒茄子、素炒鲜豇豆、酸奶饼、玉米面饼、米饭、馒头。

用料：

西红柿120g、鸡蛋100g、猪肉20g、茄子114g、鲜豇豆78g、牛奶10g、糖6.5g、玉米面18g、大米32g、面50g、淀粉2.4g、生油18g、香油1.5g、酱油2.3g、盐3.8g、葱5g、姜5g、鸡蛋5g。

膳食结构：

谷类292g，豆制品35g，肉类111g，奶类60g，蛋类159g，坚果类5g，蔬菜405g，油脂37g，其他32g。

营养素及能量：

蛋白质93.24g，脂肪51.17g，碳水化合物254.8g，纤维114g，热量1852.69千卡。

矿物质：

钾 2400mg，钠 5990mg，钙 885mg，镁 337mg，锌 16 9mg，铜 1.6mg，铁 23.5mg，锰 4.1mg，铝 43mg，硒 96.2μg，钴 14.6μg，铬 84.9μg，钼 488μg，镍 152.8μg。

## 附录六

### 食疗保健食谱

（一）畜 禽 类

1. 六味牛肉脯

（1）用料：胡椒 15g，荜拨 15g，陈皮 6g，草果 6g，砂仁 6g，高良姜 6g，牛肉 2500g，生姜 100g，葱 50g，食盐 75g。

（2）制作方法：

①将牛肉剔去筋膜，洗净后，入沸水锅氽至色变，捞出放冷后，切成大块。

②将胡椒、荜拨、陈皮、草果、砂仁、高良姜研成粉，再把生姜、葱绞汁，拌和上面的药粉，加食盐调成糊状。

③将牛肉块用调好的药糊拌匀后，码入坛内封口，腌制 2 日后取出，再入烤炉中烧熟成脯即成。

（3）功效：暖脾和胃、理气宽中，适用于脾胃久冷、不思饮食等症。

2. 当归生姜羊肉汤

（1）用料：当归 30g，生姜 30g，羊肉 500g。

（2）制作方法：

①当归、生姜用清水洗净后顺切成大片；羊肉（去骨）剔去筋膜，入沸水锅内焯去血水后，捞出晾凉，切成约 5cm 长、2cm 宽、1cm 厚的条备用。

②取净锅（最好是砂锅）放入清水适量，然后将切成条的羊肉下入锅内，再下当归和生姜，在旺火上烧沸后，打去浮沫，改用文火炖约 1.5 小时至羊肉熟烂即可。

（3）功效：此为治血虚有寒的名方。对血虚有寒而腹中冷痛、妇女产后虚寒腹痛或虚寒性痛经皆有较好的疗效。

3. 白果排骨

（1）用料：猪排骨 500g，白果 10 ~ 20 粒，葱、姜、料酒、麻油、白糖、淀粉适量。

（2）制作方法：

①先将白果去壳，用凉水放陶瓷器皿内浸泡，泡透后放入砂锅开水里，敞开锅盖，煮熟后捞出再放入水中浸泡 24 小时。

②排骨剁 4 ~ 5cm 长的块，用冷水洗净，开水焯透捞出。

③砂锅内添汤放入排骨，加上适量葱、姜、料酒，在旺火上炖至八成熟；另取一锅放入麻油、白糖炒至微黄，加入一碗开水烧开，倒入排骨，开锅后打去浮沫，用小火煨 15 分钟，加入白果仁 10 ~ 20 粒，待排骨炖烂后，收汁出锅即成。

（3）功效：此药膳具有“上敛肺金除咳逆、下行湿浊化痰涎”的功能。

4. 栗仁闷鸡块

(1)用料:鲜栗子仁150g,净雏鸡500g,花生油500g(约耗75g),葱段、姜片、大料、香叶、酱油、精盐、味精、料酒、香油、湿淀粉、清汤各适量。

(2)制作方法:

①将鸡去掉腚尖、爪尖、翅尖、嘴尖,从脊背开刀,剁成4cm见方的块,用酱油抓匀煨好,用十成热油下勺一冲,捞出沥尽油。

②炒勺加油烧热,用葱、姜爆锅,加入鸡块、料酒、酱油,添清汤、栗子仁、大料、香叶烧开,撇净浮沫,改用微火煨。待鸡块酥烂时,加精盐、味精,拣去香叶、大料,用淀粉勾浓溜芡,淋入香油翻勺盛出即可。

(3)功效:栗子能补肝肾、益脾胃,鸡肉益五脏强筋骨。常用本菜能促进身体生长发育,增进身体健康。本品是肝肾虚弱、头晕、腰痛及贫血病患者的理想食品。

5. 扒鸭

(1)用料:净雏鸭10只(15000g),天麻10g、丁香10g、陈皮10g、桂皮10g、香叶、花椒、大料、蜂蜜、花生油、葱段、姜片、精盐、味精、料酒、酱卤汁、清汤各适量。

(2)制作方法:

①用纱布把天麻、丁香、陈皮、桂皮、香叶、花椒、大料、葱、姜包成料包。

②将鸭去掉翅尖,拍断鸭脯骨。翅膀顺刀口穿进,从鸭嘴里拉出别好;另一只翅膀顺关节骨向后别好。用洁布擦净鸭身上的水分,均匀抹上蜂蜜。大锅放花生油用七成热油将鸭子逐个炸成金黄色,捞出沥尽油。

③锅里添加适量酱卤汁和清汤,加入料包烧开,再放入鸭子、精盐、味精、料酒,改用微火。待鸭子酥烂时捞出摆在大盆内,放入料包、卤汁撇去浮油,过滤倒入鸭盆里即成。

(3)功效:祛风散寒、舒筋通络、理气健胃、燥湿化痰,对脾胃气滞、脘腹冷痛、消化不良者可起到治疗作用。

(二)水 产 品 类

1. 扒芦笋鲍鱼

(1)用料:罐头鲍鱼200g,罐头芦笋12根,鸽蛋12个,大葱油、香菜叶、精盐、味精、料酒、鸡油、湿淀粉、清汤各适量。

(2)制作方法:

①勺内添加清汤,放入芦笋、精盐、味精、料酒,用微火煨透,三棵一组装在盘周围。

②将鸽蛋磕入抹过油的酒盅里,加入适量精盐,点缀上香菜叶,上屉蒸熟取出,用小刀挖出,三个一组分别摆在芦笋空处。

③将鲍鱼切成柳叶片。

④炒勺加大葱油烧热,烹料酒,添清汤、鲍鱼原汁、精盐、味精、料酒、鲍鱼片烧沸,改用微火煨,撇尽浮沫,用淀粉勾浓溜芡,加鸡油,起勺盛在芦笋盘中间即可。

(3)功效:补肝肾、益精髓、养阴补血、明目、清肺胃、解郁热。芦笋有抗癌功效,是肾虚阳痿、精血不足、脾胃虚弱、胃热干呕、口干烦热者的理想滋补强壮品。

2. 枸杞山药焖甲鱼

(1)用料:活甲鱼750g,枸杞15g,山药15g,花生油750g(约耗150g),葱段、姜片、大料、酱油、香油、精盐、料酒、绵白糖、湿淀粉、清汤各适量。

(2)制作方法:

①将枸杞、山药洗净,分别置于小碗内,加适量清水上屉蒸熟取出备用。

②甲鱼宰杀流尽血,放沸水中烫一下捞出。刮去外皮,取盖去内脏洗净,剁成4厘米大的块,用酱油喂好,用十成热油小勺炸成金黄色捞出,控净油。

③勺内加底油,用葱、姜爆锅,加料酒、酱油,添清汤、大料、精盐、白糖、甲鱼烧开,撇去浮沫,加入山药改用微火焖,待甲鱼酥烂时再放入枸杞、味精调好味,用淀粉勾浓溜芡,加香叶油翻勺盛出即可。

(3)功效:枸补肾益精、养阴明目,山药补脾胃,两者合用效果加倍。本品适用于阴虚之头晕目花、肝肾虚损引起的腰腿酸软、肾虚、遗精症患者。

3. 天麻鱼头(8份)

(1)用料:天麻25g,川芎10g,茯苓10g,鲜鲤鱼1250g,酱油25g,绍酒45g,食盐15g,白糖5g,味精1g,胡椒粉3g,麻油25g,葱10g,生姜15g,湿淀粉50g,清汤适量。

(2)制作方法:

①鲜鲤鱼去鳞,剖腹除去内脏和鳃后冲洗干净,从鱼背部劈开,每一半砍成三四节,每节上剞三五刀,分8份分别盛在八个蒸碗内。

②将川芎、茯苓切成片,放入二泔水(淘米水)中。再将天麻加入一同浸泡4~6小时,捞出天麻放在米饭上蒸透,趁热切成薄片待用。

③将天麻薄片分成8等份,每份约3g分别夹入各份鱼块中,然后放入绍酒、姜、葱,对上适量的清汤,上笼蒸30分钟。

④鱼蒸好后,拣去葱、姜片,将鱼连天麻一起扣入碗中。原汤倒入炒勺里,调入白糖、酱油、食盐、味精、胡椒粉、麻油、湿淀粉、清汤,烧沸打去浮沫,浇在各份鱼的上面即成。

(3)功效:天麻、川芎、茯苓同用既能平肝、熄风止痛,又能滋养、镇静安神,与鲤鱼等配合,补虚作用颇为明显。本品对于肝风眩晕头痛,神经性偏正头痛,肢体麻木,神经衰弱导致的头痛、头昏、失眠等均有辅助治疗之效。

(三)蛋乳类

1. 大蒜炒鸡蛋

(1)用料:去皮大蒜瓣100g,鸡蛋200g,花生油、葱花、香菜、精盐、料酒、清汤各适量。

(2)制作方法:

①将蒜瓣切成片。鸡蛋磕入碗内,加精盐,用筷子打均匀。

②炒勺加油烧滑，放入鸡蛋液用手勺推炒，加入大蒜片，继续翻炒，再放入少许清汤、料酒、葱花、香菜。翻勺盛出即可。

(3)功效：健脾胃。大蒜能杀虫、解毒，尤其蛋黄油能健脑补脑，提高、增强记忆力。本品对于体虚少食、细菌性痢疾、营养不良患者，既可增强食欲又有食疗之效。

2. 晕药炒鸭蛋

(1)用料：小晕药20g，绿壳鸭蛋2个，食盐0.5g，菜油25g。

(2)制作方法：

①将晕药淘洗干净，沥净水，细切成碎粒，放入碗内；另将鸭蛋打破倒入其中，放入食盐，用筷子搅匀。

②炒锅置中火上烧热后，倒入菜油，烧至六七成热时，便把搅匀后的鸭蛋倒入锅内油煎，待煎至两面成金黄色即可起锅装盘。

(3)功效：晕药有清热利湿、凉血解毒、益气祛风之功，与鸭蛋煎食，更能扶正祛邪，用于气虚、气血两虚之眩晕及气虚耳聋等症。

注：晕药为蓼科植物火炭母草。

(四)野 味 类

1. 麻雀肉饼

(1)用料：麻雀5只，猪瘦肉200g，绍酒、豆粉、白糖各适量。

(2)制作方法：

①将麻雀用水溺死，除去毛、头、爪和内脏，洗净切块；猪瘦肉洗净，切块。将麻雀肉和猪瘦肉共剁成泥，放入碗内，加入豆粉、白糖、食盐、黄酒、拌匀，做成圆饼。

②将圆饼置蒸笼内蒸熟即成，趁热服用。

(3)功效：补肾壮阳，适用于中老年人阳气衰败、脏腑虚损、精神萎靡、体倦乏力等症。

2. 胡椒根炖蛇肉

(1)用料：胡椒根100g，蛇肉250g，绍酒、生姜、葱、花椒、食盐各适量。

(2)制作方法：

①将胡椒根洗净，切成长3cm的段，蛇肉洗净，剥去皮，除去头、尾和内脏，切成长2cm的段。两者放入铝锅内，加水适量，放入葱、生姜、花椒、食盐、绍酒。

②将铝锅置旺火上烧沸，改用文火炖熬蛇肉至熟即成。

(3)功效：补阴益髓、养血生肌、清热、凉血、散淤，适用于气血虚弱、腰膝酸软、四肢乏力等症。

3. 叉烧鹿肉

(1)用料：鹿瘦肉2500g，豆腐乳10块，甜面酱、葱段、葱姜丝、绵白糖、五香粉、酱油、味精、料酒、花椒、大料各适量。

(2)制作方法：

①将肉切成1.7cm宽、1.7cm厚的长条。

②将酱油、豆腐乳、精盐、味精、绵白糖、五香粉、葱姜丝放入碗内抓匀，再放入肉条、料酒、花椒、大料拌匀，煨3小时。

③把肉逐条挂在铁钩上，上烤炉翻烤，待烤至色泽均匀至熟取出。食用时外带甜面酱、大葱即可。

(3)功效：补脾胃、益气养血、温肾壮阳，适宜于脾胃虚弱、肾虚寒、阳痿遗精、久病体弱者。

(五)蔬 菜 类

1. 大蒜烧茄子

(1)用料：大蒜25g，茄子500g，食盐2g，白糖5g，酱油10g，味精1g，生姜5g，葱白10g，干淀粉10g，菜油50g，清汤200g。

(2)制作方法：

①将鲜茄子撕去蒂把，用清水洗净，剖成两瓣，在每瓣的表面切约1cm宽的十字花刀，然后切成约4cm长、2cm宽的长方块。姜、葱洗后切成姜末、葱花；大蒜去净表皮洗净切成两瓣，待用。

②炒锅置旺火上烧热后，倒入菜油，加热至油泡散尽冒青烟时离开火口，待油温稍降后，将茄子逐块放入锅中，翻炒，再下入姜末、酱油、食盐、蒜瓣及清汤，烧沸后，用文火焖10分钟。翻匀，撒入葱花，再用白糖、淀粉加水调成芡，收汁和匀，加入味精起锅装盘即成。

(3)功效：茄子能清血热、散淤肿、利水湿、止疼痛，大蒜可暖脾胃、行气滞、解邪毒。大蒜烧茄子，不仅有鲜美的鱼香味，而且有凉血止血、消肿定痛的功效。

2. 鱼腥草拌莴笋

(1)用料：鲜鱼腥草100g，莴笋500g，食盐2g，生姜6g，葱白10g，酱油15g，醋10g，味精0.5g，麻油15g，大蒜10g。

(2)制作方法：

①将鱼腥草择去杂质、老根，淘洗干净，用沸水略焯后捞出，加1g食盐拌和腌渍待用。

②鲜莴笋摘去叶子剥去皮，冲洗之后，先切成3～4cm的节再切成0.5cm的粗丝，用食盐1g腌渍沥水待用。

③生姜、葱白、大蒜择洗后，切成姜末、蒜末、葱花待用。

④莴笋丝放在盘内，加入鱼腥草，再放入酱油、味精、食盐1g、麻油、醋、姜末、葱花、蒜米和匀入味即成。

(3)功效：鱼腥草、莴笋功效相似，能清热、解毒、利湿、排脓。本品用于肿痈胸痛、咳吐脓痰、肺热咳嗽、带下量多、质粘气臭、膀胱湿热、小便黄散、热痛等症。

(六)菌 藻 类

1. 灵芝银耳

(1)用料：水发菌灵芝6g，水发银耳50g，冬笋10g，油菜10g，火腿5g，精盐1.5g，绍酒5g，花椒水 5g,味精 2g,高汤 500g。

(2)制作方法:

①将灵芝切成薄片,冬笋、油菜、火腿切成小象眼片。

②勺内放入高汤,加入精盐、绍酒、花椒水、银耳、菌灵芝、冬笋、油菜、火腿。烧开后,撇去浮沫,放入味精,盛入碗中即成。

(3)功效:补肺益肾、健脾安神,适用于神经衰弱失眠、食欲不振等症。

2. 虫草猴头蘑

(1)用料:虫草 6g,水发猴头蘑 200g,鸡蛋 5 个,鸡脯肉 100g,猪肥膘肉 20g,鸡蛋清 3 个,水发海米末 1.5g,火腿末 15g,香菜末 5g,精盐 2.5g,绍酒 5g,味精 2g,猪油 50g,花椒油 10g,葱 10g,姜 2.5g,湿淀粉 20g,鸡汤 200g。

(2)制作方法:

①将虫草洗净,除去杂质。把猴头蘑切成薄片,用一个蛋清和湿淀粉拌匀。勺内放入油,油热时,放入拌好的猴头蘑和虫草,滑好捞出,摆在碗内,加精盐、味精、绍酒,上屉蒸 10 分钟取出。

②把 5 个鸡蛋煮熟,捞入凉水中,泡 5 分钟剥去壳,切成橘子瓣形(每个蛋切 6 块)取下蛋黄。鸡脯肉和肥膘肉剁成泥,放入味精、精盐、姜末、葱末、蛋汤、鸡蛋清(2 个)调好,抹在每个荷花蛋上,再放上海米末,用火腿、香菜末点缀一下,上屉蒸熟取出。将蒸好的猴头蘑扣在盘当中,再把蒸好的荷花蛋摆在猴头蘑周围。

③勺内放入油,油热时,用 葱、姜块炝锅,添上鸡汤,放入精盐、味精、绍酒,捞出葱、姜块,用湿淀粉勾芡,淋上花椒油,浇在猴头蘑和花蛋上即成。

(3)功效:补肺益肾、止咳平喘,适用于腰膝酸软、喘咳气短、神疲少食、阳痿遗精、自汗、劳嗽、痰血等症。

(七)果品类

1. 川贝酿梨

(1)用料:雪梨 8 个,川贝 12g,糯米 100g,蜜饯冬瓜条 100g,冰糖 180g,白矾适量。

(2)制作方法:

①川贝打碎,白矾约 10g 溶化成水(约 2000ml)待用。

②糯米蒸成米饭,冬瓜条切成大小颗粒。

③将梨子削去皮后,从带把处切下一段(不宜过多,以能伸进小勺为度)。用小勺挖出梨核,浸没在白矾水内,以防变色,然后在沸水中烫一下,捞入凉水内冲凉,捞出沥干水分;糯米饭、冬瓜条与冰糖的一半量和匀,装入梨内;再把川贝分成 8 等份逐个装入梨子内,盖上梨把,盛入盘中,沸水上笼蒸约 40 分钟至梨烂。

④烧开清水 200ml,下入剩下的冰糖溶化收浓汁,待梨出笼后逐个浇在梨子面上即成。

(3)功效:川贝清热化痰、润肺止咳,雪梨与川贝同功,脆甜多汁,再加冰糖、糯米、冬瓜条更能增津液、养肺阴、止干渴。本品用于虚劳咳嗽、痰中带血、肺热咳嗽、胸闷、吐痰黄稠等症。

2. 原汁椰子盅

(1)用料:椰子1个(750g),西瓜1个(750g),木瓜250g,椰蓉150g,胡萝卜1个,绿樱桃2个,香菜适量。

(2)制作方法:

①将椰子去外部老皮洗净,在椰子上用雕刻刀雕成椰子树图案,从蒂部2/5处用叉刀取下盖顶,椰子汁倒入盆内待用。

②将胡萝卜雕成6朵花,西瓜用叉刀取下面盖。将椰蓉切成方丁,西瓜、木瓜用模具挖成圆球,放入椰子汁盘内调匀。

③西瓜盖摆入盘中间,雕好的椰子盅放在西瓜盖上,装入制好的水果和椰汁,放入樱桃,然后在椰子盖和椰子盅周围分别摆上雕好的胡萝卜花,再点缀上香菜即可。

(3)功效:润肺止咳、清热解毒、增乳汁、养颜助容,促进大脑发育、延缓脑细胞衰老以及提高智力,适用于肺热咳嗽、暑热烦闷、妇女产后乳汁少、智力减退等症。

(八)粮食类

1. 薏米大枣粥

(1)用料:薏仁米200g,大红枣100g,粳米150g。

(2)制作方法:

①将大枣择去蒂梗,洗净去核,切成细末。

②薏仁米、粳米洗净,放入小锅里,添清水,用旺火烧沸后改用慢火。再加入大枣煮至热烂成粥即可。

(3)功效:薏仁米利尿清热、化湿健脾,大枣能补中益气、补脾胃、益气血。本品对于脾胃虚寒、少食便溏、气血不足、尿路感染者具有一定的治疗作用。

2. 八宝饭

(1)用料:薏仁米50g,白扁豆50g,莲子肉50g,红枣20个,核桃肉50g,龙眼肉50g,糖青梅25g,糯米500g,白糖100g。

(2)制作方法:

①将薏仁米、白扁豆、莲子肉用温水泡发4小时,洗净,放入高压锅(或铝锅)内煮至烂熟。

②红枣洗净,水泡发;核桃肉炒熟;龙眼肉,糖青梅装入盆内。

③糯米淘洗干净,放盆内加水适量,置旺火上蒸熟。

④取大碗1只,内涂猪油,碗底将糖青梅、龙眼肉、红枣、核桃仁、莲子肉、白扁豆、薏仁米摆放成菊花、梅花或自己所喜欢的图案,然后放入糯米饭,上笼蒸20分钟,反扣在大圆盘内即成。

(3)功效:健脾、养胃、滋肾,适用于体弱少食、消渴、神经衰弱、便溏、浮肿等症。

3. 粟米饭

(1)用料:粟米150g,红糖少许。

(2)制作方法:

①将粟米淘洗干净,放入铝锅内,加水适量,盖好盖,置旺火上烧沸,用文火焖煮 30 ~ 40 分钟即成。

②也可将粟米装入盆内,加水适量,上笼蒸 30 ~ 40 分钟即成。

(3)功效:益肾补虚,适用于女子产后肾气不足、精血受损等症。

# 主要参考文献

1. 薛建平,《食物营养与健康》,中国科学技术大学出版社,2004
2. 王昕、李建桥、吕子珍,《饮食健康与食品文化》,化学工业出版社,2003
3. 劳动和社会保障部教材办公室,《 营养与食疗》,劳动社会保障出版社,2004
4. 赵霖,《中国人怎么吃》,军事医学科学出版社 ,1998
5. 卢一,《烹饪营养卫生学》,四川出版集团,四川人民出版社,2004
6. 刘海玲,《饮食营养与健康》,化学工业出版社,2005
7. 陈晓晓,《食疗保健》,轻工业出版社,2000
8. 黄兆胜,《中华养生药膳大全》,广东旅游出版社,2004
9. 劳动和社会保障部教育培训中心,《营养配餐员(中级技能)》,劳动社会保障出版社
10. 蔡东联主编,《实用营养学》,人民卫生出版社,2005
11. 武汉医学院主编,《营养与食品卫生学》,人民卫生出版社,1981
12. 赵霖主编,《营养配餐基础知识》,中国劳动社会保障出版社,2003
13. 骆淑波、彭景主编,《烹饪营养与卫生》,东北财经出版社,2004
14. 劳动部教材办公室,《饮食营养与卫生》,中国劳动出版社,1994
15. 刘国芸主编,《饮食营养与卫生》,中国商业出版社,2002
16. 彭景主编,《烹饪营养学》,中国轻工业出版社,2000
17. 黑龙江商学院旅游烹饪系,《饮食卫生学》,黑龙江科学技术出版社,1992
18. 黑龙江商学院旅游烹饪系,《饮食营养学》,黑龙江科学技术出版社,1993
19. 金龙飞编著,《食品与营养学》,中国轻工业出版社,2000
20. 于守洋主编,《中国保健食品指南》,黑龙江科学技术出版社,1996
21. 陈炳卿,《营养与食品卫生学》,人民卫生出版社,2000
22. 刘铭主编,《烹饪营养学》,中国商业出版社,1989
23. A. H. 恩斯明格等,美国,《食物营养百科全书》,农业出版社,1989

# 读者反馈意见

亲爱的读者:

感谢您对《烹饪营养与食疗》的学习和热爱! 为了今后能给您提供更优质的服务,请您抽出宝贵时间填写下面意见反馈表,以便我们更好地对本教材做进一步的改进。同时如果您在使用本教材的过程中遇到了什么问题,或者有什么好的建议,也请您来信、来电告诉我们。

地址:北京市丰台区科学城南极星大厦 108 室

电话:010 - 61229894/ 83794403

电子邮箱:caikai6223@263. net

**教材名称:《烹饪营养与食疗》**

**个人资料:**

姓名:____________年龄:__________所在院校/专业____________________

文化程度:______________通讯地址:_________________________________

联系电话:______________电子信箱:_________________________________

**您使用本书是作为:**□指定教材、□选用教材、□辅导教材

**您对封面设计的满意度:**

□很满意、□满意、□一般、□不满意　改进建议__________________________

**您对本书印刷质量的满意度:**

□很满意、□满意、□一般、□不满意　改进建议__________________________

**您对本书的总体满意度:**

从语言质量角度看:□很满意、□满意、□一般、□不满意

从科技含量角度看:□很满意、□满意、□一般、□不满意

**本书最令您满意的是:**

□指导明确、□内容充实、□讲解详尽、□实例丰富

**您认为本书在哪些地方应进行修改?(可附页)**

_____________________________________________________________________

_____________________________________________________________________

**您希望本书在哪些方面需进行改进?(可附页)**

_____________________________________________________________________

_____________________________________________________________________